KB194490

MSG
쇼크

흥분한 뇌를 잠재우는 조용한 식단의 기적

FAT, STRESSED, AND SICK

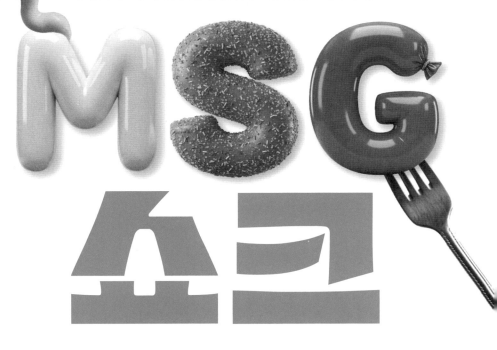

MSG 쇼크

캐서린 리드 · 바버라 프라이스 지음 | 문선진 옮김

일러두기

1. 외래어 표기는 국립국어원의 표기법을 따랐으나, 이미 널리 통용되는 용례가 있는 경우 그에 따랐다.

2. 본문의 주석은 모두 지은이의 것이며, 본문 내에 '옮긴이'로 표시한 주석은 옮긴이의 것이다.

3. 단행본은 겹화살괄호(《 》), 정기간행물과 논문, 노래 제목은 홑화살괄호(〈 〉)로 표기했다.

4. 국내에 출간된 단행본은 번역서명으로 표기했고, 국내에 출간되지 않은 단행본은 원서명과 번역한 제목을 함께 실었다.

5. 사생활 보호를 위해 자전적인 이야기에 등장하는 인물의 이름과 세부 사항을 바꾸었으며, 에피소드에 포함된 대화는 기억을 바탕으로 재구성했다.

서문

많은 과학적 발견이 우연히 이루어졌다는 사실에 놀라지 않을 수 없다. 저명한 과학 소설 작가이자 생화학자 아이작 아시모프 Isaac Asimov는 "과학에서 새로운 발견을 알리는 가장 흥미로운 표현은 '유레카!'가 아니라 '그거 재미있네'이다"라고 말한 바 있다. 이 책도 우연이 이끈 결과물이다. 시작은 자폐증 부모들의 온라인 커뮤니티 속 흥미로운 댓글이었다. 결국 그 발언을 계기로 캐서린은 딸의 자폐증 증상과 식단 사이의 관계를 발견했다.

예리한 관찰력을 가진 캐서린은 겉으로는 전혀 관련 없어 보이는 사건과 즉흥적인 대화 사이에서 다소 황당해 보이는 가설을 세웠다. 식단에서 글루타메이트glutamate를 제거하면 딸의 자폐증 증상이 나아지리라는 것이었다. 생화학자인 캐서린은 그 근거를 세심하게 이어가며 연구를 진행했다. 결과적으로 그녀는 가설이 사실임을 알아냈을 뿐만 아니라 더 거대한 추론에 도달했다. 1970년대부터 주로 가공식품에 첨가되어 퍼진, 전례를 찾아보기 어려운 양의 글루탐산나트륨MSG, monosodium glutamate이 현재 미국의 건강 위기를

5

가중하는 요인일 가능성이 크다는 사실 말이다.

내가 이 책에 참여하게 된 것도 우연한 만남 덕분이다. 반려견과 함께 산타크루즈산맥의 산책로를 따라 오르다가 마침 산에서 내려오던 캐서린의 남편, 미치를 만났다. 우연히 마주친 낯선 이들이 가볍게 인사를 나누듯, 미치와 나도 잠시 멈춰 서서 이야기를 나누었다. 그것이 캐서린과의 만남으로 이어졌고, 협업의 계기가 되었다.

캐서린과 이 책을 작업한 후, 음식을 바라보는 나의 시각은 완전히 달라졌다. 플라스틱으로 포장되고 상자에 담겨 건조된 식품, 캔에 든 가공식품으로 가득 찬 마트 진열장을 바라볼 때면 전과는 다른 감정이 엄습한다. 깔끔한 포장 안의 내용물이 실제로 먹고 싶은 것이라기보다는 한때 살아 있던 무언가를 무균 처리한 잔여물처럼 느껴지는 것이다. 요즘은 시판되는 식품이 과연 한때 살아 있던 생물이 맞는지조차 의심스럽다.

가공식품의 시대, 식품은 실험실에서 만들어진다. 일련의 화학물질과 원재료를 혼합해 형태를 만들며, 화학적으로 제조된 첨가물을 추가해 계속 그 식품을 찾도록 만든다. 이런 상황이 다소 어둡게 느껴진다면 신선한 농산물 코너를 거니는 것이 얼마나 큰 안도감을 주는지 떠올려보자!

과일과 채소는 그 자체의 모양과 크기, 색깔, 냄새로 현재 상태를 즉시 알아볼 수 있다. 본연의 껍질로 덮여 잎맥이 드러나는 이파리와 줄기가 있고, 햇볕을 받아 영글었으며, 구석에는 여전히 흙

이 묻은 채다. 캐서린이 설명해 주기 전까지만 해도 나는 자연식품 whole food(자연에서 자란 그대로의 원료로, 가공되거나 정제되지 않은 원재료 본연의 맛과 영양을 담은 식품-옮긴이)의 생생한 아름다움과 그것이 가져다주는 건강상의 엄청난 이점을 제대로 인지하지 못했다.

이 책을 만드는 과정에서 벌어진 일들을 생각하면 우연이란 과연 무엇인지 곰곰이 생각하게 된다. 생화학자이자 한 아이의 엄마가 우연히 커뮤니티 댓글을 보고 아픈 딸에게 도움이 될 방법을 발견한다. 그리고 거기에 자기 인생을 걸겠다고 결심한 순간, 열정을 품은 과학 작가이자 편집자가 등장한다. 이 기묘한 사건들이 동시에 일어난 것은 인간의 노력만으로는 불가능한 우주적 차원의 운명이 아닐까 싶다.

바버라 프라이스

차례

1장

위기는
현실이다

MSG
SHOCK

나는 37세의 나이에 임신했다. 남편 미치와 나에게는 이미 네 명의 아이가 있었는데, 각각 첫 결혼에서 두 명씩 데려온 아이들이었다. 남편은 다섯 번째 아이를 어떻게 키워야 할지 걱정하며 "물에서 헤엄치며 볼링공을 잡는 것 같아"라는, 다소 어두운 비유를 했다. 당시 남편은 경영학 석사 학위를 취득하고 생명공학 분야에서 경력을 다시 시작하기 위해 대학으로 돌아간 시기였다. 나 역시 생명공학 분야에서 일하고 있었지만, 다섯 자녀를 잘 돌볼 수 있으리라고 생각했다. 그때까지만 해도 어떤 일이 닥칠지 몰랐다.

'특별한 보살핌special need'이 필요한 가족이나 친지가 없는 사람이라면 다음에 이어지는 내용을 통해 전혀 다른 삶을 마주할 것이다. 자폐증, 주의력결핍과잉행동장애ADHD, 정신 질환, 소아비만증에 이르는 다양한 난치성 소아질환을 감당한다는 것은 좌절감을 넘어선 정서적 고통을 동반한다. 나와 비슷한 상황에 놓인 사람들은 이런 삶에 직면해 있다.

이 이야기는 딸의 자폐증 진단과 씨름하며 시작됐지만, 그 과정에서 얻은 교훈은 오늘날 모두가 겪고 있는 다양한 건강 문제에 적용할 수 있다. 한 가지 분명한 것은 미국 전역에 퍼진 소아질환의 유행이 학교와 의료 시스템, 가족들의 정서와 미래에 영향을 미친다는 사실이다.

엄마이자 과학자로서 나는 여러 질병의 근본적 원인이 염증에 있으며, 식단을 바꾸는 것으로 관리가 가능하다는 사실을 알게 되었다. 명확히 말하면 흔히 MSG로 알려진 글루탐산나트륨MSG, monosodium glutamate과 유리 글루타메이트free glutamate가 낮은 식단을 선택해야 한다. 식품 업계의 홍보 문구에도 불구하고, 수십 년간 의학 및 과학계 전문가들은 식단에 함유된 과도한 글루타메이트glutamate가 심각한 질병을 일으킬 수 있다는 우려를 제기했다.

여기서 말하는 건 집에서 요리할 때 뿌리는 MSG가 아니다. 가공식품 제조 과정에 첨가되어 최종적으로 우리 식탁에 오르는 엄청난 양의 글루타메이트가 핵심이다. 이 사실을 알고부터 우리 가족은 식단에서 가공식품을 제외했고 대신 자연식품을 택했다. 이 결정은 딸의 증상을 관리하는 데 매우 효과적이었고, 실제로 자폐증 증상이 크게 완화되었다.

이 책은 식단에서 글루타메이트의 양을 줄이는 것이 어떻게 질병에 대한 회복력을 높이고, 가족 모두의 만성질환 관리에 도움이 되는지를 과학적 근거에 기반해 설명한다.

하지만 그에 앞서 어쩌다 이 길로 들어서게 되었는지 개인적인 이야기부터 시간 순으로 해볼까 한다.

2006년 8월

2006년 8월 23일, 막내딸 테일러는 캘리포니아 스탠퍼드병원에서 태어났다. 나는 유도 분만을 했고, 출산은 순조로웠다. 집으로 돌아와서는 친정어머니와 열세 살 된 딸 앨리스의 아낌없는 보살핌을 받았다. 남편은 육아에 그다지 큰 관심이 없었지만, 어린 딸에 대한 애정을 기저귀를 가는 것 외에도 나름의 다정한 방식으로 표현했다.

테일러가 18개월이 되었을 때 남편은 아이와 정서적 유대감이 잘 느껴지지 않는다고 했다. "테일러가 내게 별 반응을 보이지 않아." 남편이 말했다. 나는 "아기가 당신에게 애정을 느끼지 못해서야. 당신은 아이와 충분한 시간을 보내지 않았잖아"라는 식의 전형적인 대답을 했다. 남편과 달리 나는 깊은 유대감을 나눈다고 생각했기에 대수롭지 않게 넘겼다.

하지만 테일러는 앞서 아이들을 키울 때는 경험하지 못한 몇 가지 이상행동을 보이기 시작했다. 남편이 우려를 드러내고 오래지 않아 나는 테일러가 특정 루틴에 과도하게 집착한다는 사실을 알게 되었다. 예를 들면 동네를 산책할 때 매일 같은 길로 가야만 했다.

좀 더 멀리 산책하려고 평소의 루틴을 벗어나 유모차를 끌고 갔던 날이었다. 테일러는 길이 바뀌자마자 짜증을 내기 시작했다. 무

시하고 앞으로 나아가자 갑자기 소리를 지르며 몸을 뒤틀어 안전
띠에서 벗어나려고 안간힘을 썼다. 유모차를 세우고 아이를 진정시
키려 했지만 아무 소용이 없었다. 그 후로도 15분간 몸부림치며 소
리를 질러댔고 그날의 산책은 그걸로 끝났다. 집에 도착하자마자
아이는 울음을 멈췄다. 유모차에서 내린 아이는 아무 일도 없었다
는 듯 아장아장 걸었다. 나는 이게 도대체 무슨 일인지 의아할 뿐이
었다. 다음 날도 그다음 날에도 똑같은 시도를 해봤지만, 익숙한 길
을 벗어날 때마다 아이는 극도로 흥분했다. 평화를 유지하기 위해
결국 새로운 길을 개척하려는 시도를 멈춰야 했다.

　장난감 놀이를 할 때도 이상행동이 나타났다. 테일러는 여러 종
류의 플라스틱 동물 모형을 평범한 동물 농장처럼 배열하지 않았
다. 예를 들어 소를 물통 옆이나 다른 소 곁에 두지 않고, 각 동물을
정확하게 같은 간격을 유지하며 한 줄로 길게 늘어놓곤 했다. 당시
열두 살이었던 아들 마크가 그 모습을 신기하게 바라보다가 양 한
마리를 집어 들더니 장난스럽게 "매~" 하는 양 울음소리를 내며 줄
바깥으로 내려놓았다. 테일러는 마크가 양을 집어 드는 것을 보지
는 못했지만, 줄 바깥으로 옮겨진 양을 발견하자마자 곧바로 정확
히 같은 위치에 가져다 놓았다. 그 사이 마크는 소를 줄 밖으로 옮
겨 놓았다. 이번에는 마크가 소를 집어 든 모습을 테일러가 보았다.
마크는 소를 움직이며 장난스럽게 "음매~" 하는 소리를 냈다. 테일
러는 오빠와 어울려 노는 대신에 바닥에 몸을 구르며 짜증을 냈다.

격렬한 반응에 마크와 나는 놀란 눈으로 서로를 바라보았다. 테일러가 몸부림치면서 줄지어 세운 동물 모형이 흐트러졌고, 그걸 본 아이는 더 큰 비명을 질렀다. 모르는 척 그 자리를 떠났다가 돌아오니 테일러는 동물을 정확히 같은 순서대로 다시 배열하고 있었다.

테일러가 한 살 반에서 두 살 정도 되자 발달 기준에 못 미치는 모습이 눈에 띄게 드러나기 시작했다. 그중 언어 발달이 가장 늦었는데, 더 큰 문제는 비언어적 의사소통 능력 자체가 없다는 것이었다. 테일러는 원하는 것을 가리키지 못했고, 이름을 불렀을 때 반응하지도 않았다.

18개월 영유아 검진 때, 소아청소년과 주치의에게 아이의 언어 상태에 대해 물었다. 주치의는 조금 낮은 그룹에 속하지만 그래도 정상 범위 내에 있다고 답했다. 평가는 테일러가 사용하는 단어 수를 기반으로 이루어졌다. 테일러는 말을 아예 못 하지는 않았지만, 사용하는 단어가 대부분 '야옹' 같은 동물 소리이다 보니 본인이 필요로 하는 것이나 원하는 바를 제대로 전하지 못했다.

24개월 영유아 검진 때, 주치의는 느린 언어 발달에 대한 우리의 우려를 다시 한번 일축했다. 우리는 테일러가 자신만의 작은 세상에 갇혀 가족이나 주변 환경을 인지하지 못하는 것 같다고 호소했지만, 진지하게 받아들여지지 않았다. 그리고 발달 상태를 묻는 문진표 어디에도 '아이가 가족과 소통하지 않는다'라는 항목을 찾아볼 수 없었다.

테일러의 두 번째 생일이 지나고 얼마 되지 않았을 때, 남편이 말했다. "씻기려고 안고 있을 때조차 테일러는 나와 눈을 마주치지 않아. 어쩌다 눈이 마주쳐도 시선을 두지 않는다고." 남편이 앞서 경험한 두 자녀의 유아기와 상황이 너무나도 달랐다. 그때 남편은 처음으로 '자폐autistic'라는 단어를 입에 올렸다. 모성애에서 발휘된 나의 보호 본능은 "테일러는 자폐증이 아니야! 그저 당신을 보고 싶지 않았던 거지!"라며 방어적인 반응을 쏟아냈다.

돌이켜보면 상황 자체를 부정하고 싶었던 것 같다. 우리 아이가 뭔가 다르다는 걸 알고 있었지만, 그게 테일러만의 특별한 개성이라고 여겼다. 부모에게는 어떤 아이든 특별하다. 테일러가 다른 아이들에 비해 훨씬 더 많은 손길을 필요로 하는 아이였다 보니 다른 가족에게는 그만큼 소원해질 수밖에 없었다. 테일러에게 집중하는 시간은 나와 남편 사이에도 많은 스트레스를 남겼다.

테일러가 가족 모두에게 큰 변화를 가져다줄 거라는 사실을 직감적으로 알았지만, 모든 것이 괜찮아지기만을 간절히 바랐다. 가족 간에 충분한 사랑과 관심이 존재하니 언젠가는 다 괜찮아질 거라는 확신을 갖고 싶었다. 그러나 정말 괜찮아지기까지는 오랜 시간이 걸렸다.

2009년 11월

테일러가 세 살이 되었을 때 자폐증 진단을 받았다. 지금 와서 생각해 보니 그간의 과정은 자폐 스펙트럼 장애 자녀를 둔 수많은 가족이 겪는 경험과 별반 다르지 않았다. 테일러는 유치원에서 다른 아이들이 쥐고 있는 물건을 잡아채거나 교실 문으로 달려들어 탈출하려는 등 단체 생활에서 타인을 방해하는 행동을 보였다.

미끄럼틀을 타기 위해 줄을 서는 것 같은 기본적 사회적 규칙도 인지하지 못했다. 다른 아이들과 함께하는 활동에 전혀 관심이 없었고, 눈앞에 타인이 존재하지 않는 것처럼 행동했다. 일부 소리에 극도로 예민하게 반응했고, 예측할 수 없는 민감성을 드러내며 부적절한 상황에서 크게 소리를 지르기도 했다.

그리고 우리 가족이 이른바 '예/아니요 루프yes/no loops'라고 부르는 증상을 보였다. 이는 테일러가 어떤 일이 일어나길 원하면서도 동시에 그 일이 일어나지 않기를 바랄 때 발생했다. 아이를 키워본 부모라면 어느 정도 짐작할 수 있겠지만, 그 상황을 감당하기란 결코 쉽지 않다.

어느 날 잠자리에 들기 전 아이를 씻기고 있는데, 테일러가 수도꼭지를 잠그라고 했다가 바로 다시 틀어달라고 했다. 다시 잠그고 다시 틀라는 요구를 반복하다가 점점 더 혼란에 빠졌다. 결국 히스테리를 일으키더니 흐느껴 울면서 "물을 틀어! 물을 잠가! 아니야, 다시 틀어!"라고 소리쳤다. 테일러는 세면대 앞에서 꼼짝하지 않았고, 억지로 침대로 옮겨 놓을 때까지 상황은 끝나지 않았다. 나는 더이상 감당할 수 없는 지경이라고 판단했고, 병원 진료를 예약했다.

병원에서 나는 테일러의 이상행동에 대해 빠짐없이 읊었다. 의사는 아이가 자폐증일 수 있다는 데 동의했다. 그리고 심리상담사의 진단을 받아보라고 권했다. 진단을 받으면 의료 지원을 받을 자격이 생긴다고 했다.

절망적이었다. 테일러가 자폐일 수 있다는 말이 나오는 순간, 아닐 거라 믿었던 무의식적 희망이 무너져 내렸다. 그전까지만 해도 우리 애는 괜찮을 거라는 막연한 기대를 품고 있었다. 차에 타자마자 눈물이 왈칵 쏟아졌다. 아이를 어떻게 키워야 할지 막막했다. 나는 눈물을 흘리며 언니에게 전화를 걸어 하소연했다.

"테일러의 뇌가 망가진 것 같아. 어떻게 고쳐야 할지 모르겠어."

그 후 심리상담사를 만나 두 시간씩 두 번의 상담을 진행했다. 첫 번째 상담은 테일러가 다른 아이들과 어떻게 상호작용하는지 평가하는 테스트로, 집 주변 공원에서 진행되었다. 상담사는 장난감 여러 개를 가져왔고, 공원에 있던 대여섯 명의 아이들은 순식간에 관심을 집중했다. 테일러는 갑자기 30미터 정도 떨어진 언덕 위로 달려가더니 사람들에게서 가능한 한 멀리 떨어지려고 애썼다. 기분이 나빠 보이지는 않았다. 그저 관심이 없었다. 우리는 테일러를 다시 상담사 근처로 되돌려보내려 달랬지만 소용없었다.

두 번째 만남은 상담실에서 이루어졌다. 상담사는 아이가 자기와 함께 노래를 부를 수 있는지 확인하고 싶어 했다. 상담사가 동요 〈메리의 작은 양Mary Had a Little Lamb〉을 부르자 테일러가 "싫어! 싫

어! 싫어!"라고 소리치며 상담사에게 달려들었고, 나는 그런 테일러를 재빨리 붙잡았다. 노래를 멈추자 테일러의 흥분은 잦아들었다.

그 후 상담사는 테일러에게 신발을 벗어보라는, 다소 황당한 요청을 했다. 테일러는 기다렸다는 듯 신발을 벗었고 남은 상담 시간 내내 까치발을 한 채 걸어 다녔다. 그 행동이 자폐 스펙트럼과 관련이 있다는 것을 그제야 깨달았다. 상담사는 테일러에게 의자 위 또는 책상 아래에 장난감을 가져다 놓으라고 요청했지만, 아이는 지시를 따르지 못했다.

관찰을 마치고 나서 상담사는 몇 주 안에 결과 보고서를 작성해 다시 연락하겠다고 했다.

2009년 12월

관련 교육기관으로 공식 보고서를 전달하기 전, 심리상담사가 평가 결과를 알리기 위해 우리 집에 방문했다. 집에는 테일러와 나 둘뿐이었다. 상담사가 평가 방식과 관찰 결과를 자세히 설명하기 시작하자 불안감이 엄습했다. 아니나 다를까, 상담사는 '자폐증, 스펙트럼 중간'이라는 진단 결과를 전했다. 마음의 준비를 해왔음에도 그 말을 듣는 순간 공황 상태에 빠졌다. 곧이어 압도적인 죄책감에 사로잡혔다.

당시 나는 상담사와 대화를 나눌 때 아이가 방해하지 않도록 큰 퍼즐을 준비해 두었다. 퍼즐 맞추기는 순식간에 반복적 행동을 불러왔고, 테일러는 10분 동안 같은 자리에 같은 퍼즐 조각을 넣었다 빼기를 거듭했다. 진단 결과를 전달한 뒤, 상담사는 테일러 쪽으로 시선을 돌려 이렇게 말했다. "반복의 고리를 끊어야 해요." 반복적 행동을 유발하는 놀이를 시키지 말라는 당부였다.

상담사는 가능한 한 많은 사회적 놀이에 노출하고, 숫자 배열이나 퍼즐 맞추기 같은 학습 활동에 몰두하게 두지 말라고 조언했다. 또한 아이의 사회적 상호작용 영역이 중등도에서 심각한 수준에까지 이르렀다는 결과를 언급하면서, 이 부분은 즉시 개선해야 한다고 덧붙였다.

상담사는 처음 전화 상담할 때 내가 증상의 심각성을 과소평가하는 것 같았다며 "이 문제를 가벼이 여겨서는 안 됩니다. 지금 당장 실천에 옮겨야 해요"라고 강조했다. 나는 '어떤 것을 행동으로 옮겨야 하지?' '지금 내가 할 수 있는 일이 뭘까?'라는 생각에 어찌할 바를 몰랐다.

테일러는 심각한 짜증을 내지 않고는 집 밖으로 나가는 법이 없는데 어떻게 사회적 교류를 늘릴 수 있을까? 온갖 소음에 불편함을 느끼는 아이에게 어떻게 사회적 놀이 기회를 만들어줄 수 있을까? 자폐증 진단이 내려지긴 했지만, 그다음에 무엇을 해야 할지 눈앞이 캄캄했다.

심리상담사는 당장 시도할 만한 몇 가지 방법을 제안했고, 나는 몇 주와 몇 달에 걸쳐 그 모든 것을 시도해 보았다. 그리고 완전히 낙담했다. 마치 나 자신을 평가받는 느낌이었다. 나는 아이를 올바른 방향으로 이끌지 못할 뿐 아니라 확실하게 몇 가지 잘못을 저지른 엄마였다.

우리 가족은 큰 위기를 맞았다. 테일러가 특별한 보살핌이 필요한 아이라는 사실이 분명해지면서 테일러를 돌보고 적절한 치료법을 찾는 데서 오는 정신적, 육체적 스트레스에 모두 지쳐갔다. 나이가 많은 아이들은 친구들을 집에 초대하기 꺼렸고, 대신 친구 집에 가는 편을 택했다. 나는 테일러가 반복적 행동을 하기 전 보이는 징후에 익숙해졌고, 그럴 때마다 하던 일을 멈추고 재빨리 뛰어가 주의를 돌려놓곤 했다. 지칠 대로 지쳐버린 우리 가족의 유대감은 서서히 무너져 내렸다. 실제로 테일러의 그칠 줄 모르는 울음소리와 '예/아니요 루프'가 우리 가족을 분열 직전까지 몰아넣었다.

저녁 식사는 혼란 그 자체였다. 남편과 나는 서로에게 화를 냈고 남편의 인내심은 빠르게 한계에 다다랐다. 테일러를 어떻게 보살필지 의견이 엇갈리면서 상황은 더 악화됐다. 그는 '예/아니요 루프'가 시작되면 아이가 진정할 때까지 방으로 보내야 한다고 주장했고, 나는 주의를 다른 곳으로 돌리거나 부드럽게 달래는 게 우선이라고 맞섰다. 사실 둘 중 어느 것도 효과적인 방법은 아니었다. 절망의 구렁텅이에 빠진 우리 부부는 교육관마저 달라 더욱 고통받았다.

희소식도 있었다. 최종적으로 자폐증 진단이 내려지자 드디어 관련 서비스를 받을 자격이 생긴 것이다. 가족 및 의료 휴가법FMLA

에 따라 나는 테일러의 증상을 평가받고, 앞으로 받을 서비스를 계획하고 일정을 짤 수 있도록 6주 동안 일주일에 하루씩 휴가를 쓸 수 있게 되었다. 하지만 단순히 어떤 서비스를 받을지 준비하는 것만으로 만족할 수 없었다. 내 딸에게 무슨 일이 일어나고 있는지 절박하게 알아내고 싶었고, 자폐증에 대한 모든 정보를 알아내려고 기를 썼다.

나는 자폐증에 관한 책과 논문을 읽고 또 읽으며 뇌 화학 공부에 몰두했고, 아이의 다양한 증상을 환경적 요인과 연관 짓기 위해 노력했다. 뇌 생화학에 집중할 때면 모든 것이 혼란스러운 현실에서 잠시나마 벗어날 수 있었기에 정신적 도피처처럼 여겨지기도 했다. '자폐 행동을 유발하는 뇌에서는 무슨 일이 일어나고 있을까? 그런 행동을 안 하게끔 뇌가 변할 수 있을까?' 자문을 거듭하던 시기였다.

뇌과학 도서를 끊임없이 탐독했다. 질 볼트 테일러Jill Bolte Taylor의 《나는 내가 죽었다고 생각했습니다》, 노먼 도이지Norman Doidge의 《기적을 부르는 뇌》처럼 읽기 쉬운 책부터 시작했다.[1] 이들 책은 뇌가 환경에 따라 변화하는 놀라운 능력을 갖췄다는 관점을 제시했는데, 새로운 희망이 피어올랐다. 또 연구 논문을 통해 음식이 뇌 기능에 중요한 역할을 할 수 있다는 가능성을 발견했다. 식단만큼은 엄마인 내가 관리할 수 있기에 바로 따라 할 수 있겠다는 생각이 들었다.

나는 즉시 영양 결핍이 뇌에 어떤 영향을 미치는지 파고들기 시작했다. 마크 하이먼Mark Hyman의 《ADHD 우울증 치매 이렇게 고쳐라》[2] 같은 도서는 원활한 뇌 기능을 위한 영양소의 중요성을 일깨워주었다. 자폐 스펙트럼 장애ASD, Autism Spectrum Disorder가 광범위한 증상을 포함하며 신체의 다양한 체계에 영향을 미치는 '전반적 발달 장애pervasive disorder'라는 사실도 깨달았다. 과연 평소 식습관이 전반적 기능 부전의 원인일 수 있을까? 의구심이 들었지만, 일단 식단을 바꾸어 실험해 보기로 했다.

자폐 스펙트럼에 속한 아이는 대부분 매우 좁거나 제한된 범위의 음식 선호도를 보인다. 테일러도 마찬가지였다. 특정 음식만 먹겠다고 고집을 부렸고, 원하는 음식을 못 먹게 하면 어김없이 큰 소동이 일어났다. 잦은 전쟁 끝에 아이가 거부하거나 갈등을 일으킬 여지가 적은 음식을 선택할 수밖에 없었다. 테일러는 아침마다 베이글과 크림치즈를 먹는 것에 익숙했고, 저녁에는 피자를 먹겠다고 졸랐다. 우리 식탁에 녹색 채소가 빠진 적은 드물었지만 테일러는 거의 먹지 않았다.

처음에는 미국인 표준 식단SAD, Standard American Diet에서 보통 부족하다고 알려진 특정 영양소를 보충제 형태로 추가했다. 마그네슘, 오메가-3, 비타민D$_3$, 비타민B군, 프로바이오틱스 등이었다. 만약 이런 보충제를 구매할 생각이라면 잠시 구매 결정을 유보하기 바란다. 내가 왜 보충제를 끊고 다른 방법을 찾았는지에 대해서도 소상히 밝히겠다.

우선 이 책에서 정의하는 '결핍deficiency'이 일반적 기준보다 더 넓은 범위를 포괄한다는 점을 염두에 두기 바란다. 예를 들어 일일 권장 섭취량RDA, Recommended Daily Allowance은 '만성질환을 피하는 데 필요한 영양소의 평균량'으로 정의된다. 그러나 나는 단순히 만성 질환을 예방하는 수준이 아니라, 최적의 건강 상태를 유지하지 못하는 모든 상태를 결핍이라 칭한다. 우리는 단순히 생존하는 것이 아니라 건강한 삶을 살아가야 하기 때문이다.

네 살이 채 안 된 테일러에게 보충제를 먹이는 것은 생각보다 어려운 일이었다. 아이는 알약을 삼키기 어려워했다. 씹어 먹거나 액체 형태로 된 보충제도 찾아보았지만 해로운 첨가물이 함유되지 않은 것이 없었다. 결국 고형 알약 보충제를 커피 분쇄기로 갈고, 믹서에 유기농 채소, 허브, 견과류, 씨앗, 과일 등 자연식품과 함께 섞어 먹이는 방법을 택했다. 우리 가족은 이 혼합 음료를 스무디라고 불렀는데, 이 음료를 마시는 것이 우리의 일상이 되었다.

처음에는 가족 중 나와 테일러만 스무디를 마셨다. 물론 테일러는 강압에 가까운 나의 설득 때문에 마시게 되었다. 개인적으로 어느 순간부터 눈에 띄게 활력이 생겼다는 느낌이 들었는데, 보충제가 포함된 스무디 때문임을 차차 깨닫게 되었다. 동시에 테일러에게도 변화가 나타나기 시작했다. 다음 내용이 다소 과장되게 느껴질 수도 있을 테지만, 모두 사실이다.

스무디에 보충제를 섞어 마시기 시작한 지 일주일이 채 안 되었을 때 테일러가 나와 눈을 맞추기 시작했다. 또한 자기 이름에 반응했고, 다른 사람과 소통하는 데도 관심을 보이기 시작했다. 이 작은 변화는 개선의 가능성을 확인한 첫 번째 신호였으며, 엄마인 나에게 희망의 빛이 되어주었다.

그 무렵 나는 이모에게 전화를 걸어 테일러의 근황을 전하면서 농담조로 "다음 '테일러 실험'을 준비 중이야"라고 말했다. 이모는 다소 당황한 목소리로 "설마 테일러를 대상으로 실험한다는 뜻은 아니겠지?"라고 반문했다. 사실상 그 말이 맞았다. 우리는 실험 중이었다. 자폐증을 마주한 부모라면 누구나 그렇다. 모두가 각자의 방식으로 실험을 하고 있는 셈이다.

영양소가 풍부한 스무디 덕분에 테일러의 행동이 조금씩 개선되는 것을 보면서 나는 본격적으로 식단이 뇌에 미치는 영향을 탐구하는 길로 들어섰다. 관련 자료를 조사하는 과정에서 자폐증 증상에 도움이 된다고 주장하는 글루텐 프리/카세인 프리GF/CF, gluten-free/casein-free 식단에 대한 수많은 온라인 게시물을 접했다. 지금도 마찬가지이지만 당시에는 식단이 자폐증에 미치는 영향에 관한 임상 연구가 거의 이루어지지 않아서 다음 단계를 파악하는 일이 쉽지 않았다. 결국 온라인에서 읽은 다양한 경험담에 힘입어 GF/CF 식단을 시도하기로 마음먹었다.

시작은 스무디를 시작한 지 약 3주 지나서였다. 급격한 식단 변화를 지키기란 어려운 일이다. 특히 겨울 휴가가 다가오는 시점이

면 더더욱 그렇다. 전통적인 연말연시 음식을 포기해야 하니 말이
다. 단순히 어떤 음식에 글루텐과 카세인이 들어 있는지 파악하는
데도 오랜 시간이 걸렸다. 마치 탐정처럼 속속들이 공들여 수사해
야 했다. 다행히 마트와 식품 회사들이 글루텐 프리와 카세인 프리
상태를 제품에 표기하기 시작했다(당시에는 이런 제품들이 신의 선물이라
고 생각했지만, 실상은 그렇지 않다. 뒤에 설명하겠지만 글루텐과 카세인을 제거하는
가공 과정 자체에 문제가 있다).

　　GF/CF 식단을 처음 접했을 때는 사실 글루텐과 카세인이 정확
히 무엇인지조차 몰랐다. 조사해 보니 글루텐은 밀, 보리, 호밀과
같은 곡물에서 발견되는 거대 단백질large protein이고, 카세인은 모든
유제품에서 발견되는 단백질의 한 종류였다. 처음에는 두 단백질
사이의 연관성과 이것을 식단에서 제거하는 것이 왜 건강에 도움
이 되는지 이해하지 못했다. 과학적 가설을 세우는 데만 반년이 걸
렸다. 이제는 글루텐과 카세인이 글루탐산glutamic acid(글루타메이트)을
과량 함유하고 있다는 단순한 사실을 지적할 수 있다. 참고로 글루
탐산은 단백질을 구성하는 20가지 주요 아미노산 중 하나이다.

2010년 1월

　　몇 번의 시행착오를 겪기도 했지만, GF/CF 식단을 시작한 뒤 약
5주 동안 테일러의 행동은 눈에 띄게 개선되었다. 여전히 사회적
경계는 모호하고 종종 적절하지 않은 행동을 했으나 다른 아이들

과의 사회적 교류에 관심을 보이기 시작했다. 의사소통 능력도 향상되었다. 이전에는 자신이 원하는 것을 전달하기 위해 단어를 말하거나 몸짓 표현을 하는 일이 없었지만, 이제는 간단한 한두 단어로 문장을 만들어 사용하기 시작했다.

그러나 대화를 나누기는 여전히 어려웠다. 예를 들어 "좋아하는 색깔이 뭐야?" 같은 질문에 대답하지 않았다. 전반적으로 봤을 때 아이가 다소 차분해지긴 했지만, 특정 소리나 낯선 환경에는 여전히 공포를 느꼈다. 일상의 변화는 아이의 불안감을 가중하는 요인이었다. 블록을 계속 쌓는 것과 같은 반복적 행동은 빈도가 줄었으나 여전히 지속되고 있었고, '예/아니요 루프'도 마찬가지였다.

GF/CF 식단으로 눈에 띄게 나아졌지만, 테일러의 자폐 성향은 대부분 이어졌다. 그래서 추가적 치료법을 찾기 위해 의료 전문가들을 찾아갔다. 우리는 응용 행동 분석ABA, 특수학교 입학, 언어 치료, 청각 통합 치료AIT 등 다양한 접근 방식을 시도해 보았다.

2010년 4월

청각 통합 치료, 주 3회 특수학교, 새로운 방과 후 교육, GF/CF 식단, 주 1회 언어 치료, 체조 교실(운동 능력 개발보다는 사회적 상호작용을 위한 것)까지 일정이 빡빡했다. 어느 순간 나는 빼곡한 일정을 소화하는 것이 다소 소모적으로 느껴지기 시작했다. 당시 풀타임으로 일하고 있었는데, 갈수록 심각해지는 샌프란시스코 베이 지역의 교통 체증을 겪으며 출퇴근해야 했다. 남편은 적정선을 유지하며 자신만의 방식으로 테일러와 시간을 보냈다. 부모의 통제에서 벗어나고 싶어 하는 큰아이들은 자기들에게 관심이 쏠리지 않아 오히려 안도하는 것 같았다.

그러나 이 모든 노력에도 아이의 상태는 더 나아지지 않았다. 식단을 바꾼 뒤 느꼈던 초기의 낙관주의는 점점 사그라들었고, 증상이 심각한 날에는 지금 이 순간 보이는 모습이 아이가 도달할 수 있는 최대치일지도 모른다는 무서운 생각마저 들었다.

이 시점에서 한발 물러서서 과학자처럼 생각해 보기로 했다. 어떤 것이 효과가 있었나? 그렇지 않은 것은 무엇인가? 다양한 치료법은 실망스럽게도 테일러에게 별 효과가 없었다. 반면 테일러의 식단에서 글루텐과 카세인을 제거했을 때는 확실히 상태가 호전되었다. 따라서 다른 음식이나 환경 요인에도 반응하는지 더 알아보기로 했다.

4월 초, 추가적인 혈액 검사를 진행했다. 의사의 진찰과 주삿바늘은 테일러에게 있어 쉽지 않은 일이다. 혈액 검사를 하는 날이면 온종일 준비하고, 진정시키고, 보상을 주어야만 했다. 그럴 때마다 병원 주차장에서 주삿바늘에 무너져 통제 불능에 이른 아이를 달래야만 했다.

어느 날, 몸부림치는 테일러를 뒷좌석 카시트에 억지로 앉히고는 위기를 넘겼다고 안심했다. 그런데 얼마 지나지 않아 아이가 소리를 지르며 장난감으로 창문을 힘껏 두드리기 시작했다. 결국 주차장을 벗어나지도 못한 채 차를 멈춰야 했다. 다른 주차 공간에 차를 세우고 창문에 손이 닿지 않도록 카시트를 좌석 중앙으로 옮겼다. 그날은 무엇으로도 아이를 진정시킬 수 없었다. 마치 공포 영화 속에 들어간 것 같았다. 누가 이 장면을 목격했다면 분명 공포에 질렸으리라.

검사 결과를 통해 테일러가 고양이, 개, 집먼지진드기 알레르기가 있다는 사실을 알게 되었다. 사랑하는 고양이에게 침실 출입 금지 조치를 내린 건 아이의 행동에 어떤 도움도 되지 않았지만, 밤에 심해지는 코막힘 증상에는 어느 정도 도움이 되었다. 테일러의 높은 IgE(면역글로불린 E)와 IgG(면역글로불린 G) 항체 수치는 몸속에서 심각한 수준의 염증 반응이 일어나고 있음을 뜻했다.

한 가지 의외인 것은 밀과 우유를 포함한 식품에 알레르기나 민감성이 나타나지 않았다는 점이다. GF/CF 식단으로 테일러의 행동이 개선된 것에 비추어 볼 때 전혀 예상치 못한 결과였다. 알레르기가 없다고 했지만, 분명 테일러는 글루텐과 카세인을 식단에서 뺀 뒤 증상이 호전되었다. 단백질을 연구하는 생화학자로서 대체 아이의 몸에서 이 단백질들이 어떻게 작용한 것인지, 알레르기가 없음에도 왜 행동 변화가 일어난 것인지 궁금해졌다.

혈액 검사를 받을 무렵 친정어머니와 나는, 테일러가 가끔 하던 일을 멈추고 멍하니 허공을 바라본다는 것을 알아차렸다. 테일러의 눈앞에서 손을 흔들어 보았지만 아무런 반응이 없었다. 이런 행동은 5초에서 15초 정도 지속됐다. 물론 아이들이 가끔 '멍해지기zone out' 증상을 보이기는 한다. 그러나 테일러처럼 말하던 도중이나 놀이터 사다리를 오르는 아찔한 순간에 멈춰서 그러지는 않는다.

'멍때리기spacing out' 증상에 대해 결신 발작absence seizure이라는 형태의 간질을 겪는 친구와 상의했다. 이 발작은 의식이 잠시 사라지는 것이 특징이며, 당사자는 스스로 그 사실을 인지하지 못하는 경우가 많다. 나는 혹시 테일러도 이런 결신 발작을 겪고 있는 게 아닐까 생각했다. 남편은 이를 대수롭지 않게 여겼기 때문에 테일러의 그런 행동을 유심히 관찰하지 않았고, 내 해석에도 동의하지 않았다.

나는 신경과 전문의를 찾아가기로 했다. 이 이상한 행동이 어쩌면 '예/아니요 루프'에 대한 답이 될 수 있다는 막연한 기대감이 들었다. 루프에 갇힌 것처럼 보이는 아이의 반복 증상이 늘 발작처럼 느껴졌기 때문이다.

운 좋게도 신경학 분야에 있어 명성 높은 스탠퍼드대학교 루실 패커드 어린이병원Stanford's Lucile Packard Children's Hospital에서 진료받을 수 있었다. 신경과 전문의는 뇌파 검사EEG, electroencephalogram를 해보자고 했다. 뇌파 검사는 뇌의 전기 활동을 기록하는데, 이를 통해 비정상적인 활동을 평가할 수 있다. 결신 발작을 감지하려면 뇌파 검사 도중 발작이 일어나야 한다. 이 검사는 테일러의 머리에

50개나 되는 전극을 붙여야 하는 가슴 아픈 경험이었다. 테일러는 당연히 이 상황을 불편해했다.

검사가 진행되는 동안 임상병리사는 테일러가 빛 자극을 받거나, 다양한 시각 패턴을 보거나, 휴식을 취하고 책을 읽는 동안 뇌파를 수집했다. 일주일 뒤 테일러의 뇌파 검사 결과를 확인하기 위해 다시 병원을 방문했다. 주치의를 비롯해 인턴 여러 명이 함께했다.

신경과 전문의는 뇌파 검사를 진행하는 동안 발작 활동이 감지되지 않았으며, 과거에 대발작Grand mal 같은 뇌전증 발작의 증거도 발견되지 않았다고 했다. 테일러의 뇌파 기록에서 '느린 파형slow wave patterns'을 관찰했는데, 이는 발달 지체와 일치하는 소견이라고 했다. 추가적 설명을 하지 않았지만, 나는 개인적으로 '뇌 주파수'와 '느린 파형'에 대해 알아봐야겠다는 생각이 들었다. 또 하나의 퍼즐 조각을 맞출 때였다.

뇌파 검사를 받은 지 한 달 뒤 병원에서 공식적인 결과 보고서가 도착했다. 보고서에는 진료실에서 들었던 '발달 지연과 일치하는 느린 파형(서파)'이라는 전문의의 소견과 함께, '전반적 서파화diffuse slowing는 비특이적 소견이며, 전형적인 뇌병증encephalopathy과 연관되어 나타낸다'라는 내용이 추가로 적혀 있었다. 나는 뇌병증에 흥미를 느끼고 얼른 공부해야 할 목록에 추가했다.

뇌병증은 유전적 요인, 자가면역질환, 뇌 외상, 감염, 대사장애 등 여러 원인에서 비롯된 뇌의 장애를 총칭하는 용어였다. 또한 '전반적 서파 양상diffuse slow wave patterns'은 뇌 염증과 관련이 있다. 느린 뇌파의 원인이 무엇이고, 바꿀 수 있는지에 초점을 맞추어 뇌의 염증을 줄이는 방법에 대해 집중적으로 탐구해 보기로 했다.

얼마 지나지 않아 뇌 염증이 여러 가지 방식으로 뇌 기능에 악영향을 미친다는 사실을 알게 되었다. 뇌 염증은 기분장애, 집중력 저하, 편두통, 과잉행동, 자폐증, 알츠하이머병 등 다양한 질병의 근본적 원인이다. 이제는 이런 의문이 들었다.

'GF/CF 식단으로 아이 상태가 나아진 건 뇌 염증이 줄어든 덕분이었을까?'

'글루텐, 카세인, 영양 결핍 외에 테일러의 뇌에 염증을 일으키는 다른 요인이 있을까?'

염증이 생긴 뇌는 학습하기 어렵다. 나는 뇌를 치료하고 나서 재훈련하자는 새로운 목표를 세웠다.

2010년 5월

식단과 뇌 염증 사이의 연관성을 찾는 데 집중했다. 자폐증과 식이요법에 대한 논문을 검색했지만, 당시 GF/CF 식단 외에는 이 분야에 관한 과학적 연구가 거의 이루어지지 않았다. 지금도 마찬가지다. 결국 온라인 커뮤니티로 돌아가 관련 내용을 읽어 내려갔다. 글을 올린 사람이나 웹사이트 주소는 기억나지 않지만, 자폐증과 GF/CF 식단에 대해 의견을 나누던 한 블로그에서 자폐아를 둔 부모들이 자신들의 경험을 공유하고 있었다. 이전에도 느꼈듯, GF/CF 식단에 대한 부모들의 경험은 일관되지 않았지만, 상당수는 식단 변화가 아이의 행동에 어느 정도 긍정적인 영향을 미쳤다고 보고했다. 그러던 중, 이윽고 우리 가족의 삶을 바꾼 한 자폐아 아버지의 댓글을 발견했다.

아들의 식단에서 글루텐과 카세인뿐 아니라 글루탐산나트륨, 즉 MSG를 제거하는 것이 효과적이었다는 내용이었다. 처음에는 '어느 부모가 특별한 보살핌이 필요한 아이에게 MSG를 먹이겠어?'라고 생각했다. 대수롭지 않게 넘어갔지만 늦은 저녁 발견한 그 댓글은 마음속에 작은 씨앗으로 남았다.

다음 날 아침, 테일러에게 무엇을 먹일지 고민하며 냉장고를 뒤지던 때였다. '유기농 치킨 사과 소시지'를 꺼내는데, 순간 어제 읽었던 댓글이 뇌리를 스쳤다. 나는 원재료 목록을 다시 확인했다.

유기농 닭고기, 유기농 건조 사과, 젖산 나트륨(비트에서 추출), 2% 이하로 포함된 성분들: 천일염, 유기농 사과 주스 농축액, 유기농 향신료, 유기농 마늘.

포장지에 적힌 성분 중 확실히 아는 게 거의 없었다. 구글 학술 검색을 통해 자폐증과 글루타메이트(글루탐산나트륨, MSG의 주성분)에 관련된 논문을 검색해 보기로 했다. 의심스러운 유기농 치킨 사과

소시지가 프라이팬 위에서 지글거리는 동안 훗날 내 인생을 송두리째 바꿀 조사가 시작됐다. 논문들이 전하는 내용은 매우 명확했다. '과도한 글루타메이트 신호전달('신호전달'은 체내 글루타메이트가 신경세포를 활성화하는 현상)'은 장에서 뇌에 이르는 여러 신경학적 질환, 염증성 질환과 관련이 있었다.

그날 이후로 몇 달, 몇 년에 걸쳐 연구 논문을 확인한 결과 이것이 자폐증에만 국한된 것이 아님을 깨달았다. 다발성 경화증, 우울증, 파킨슨병, 알츠하이머병, 관절 류머티즘 등 여러 질병이 이와 관련 있었다. 과도한 글루타메이트 신호전달은 질병의 만연한 특징이다. 글루타메이트가 표적 세포에 결합하는 것을 차단하는 약물을 통해 여러 질병을 예방하고 치료하려는 기초 연구와 임상 연구가 이미 많다는 사실에 충격을 받았다.

이 주제에 대해 심도 있는 조사를 이어갔다. 과학자로서 글루타메이트가 신체, 건강, 질병에 정확히 어떤 영향을 미치는지 궁금했다. 또한 부모로서 우리 아이들이 먹는 음식과 어떤 관련이 있는지 빠르게 파악해야 했다.

첫 단계로 테일러의 식단에 포함된 재료 하나하나를 의심의 눈초리로 들여다보기 시작했다. 이들 가운데 어떤 것이 글루타메이트의 원천일까? 유기농 소시지 포장지에 적힌 '비트에서 추출한 젖산 나트륨'은 무엇일까? 젖산 나트륨은 어떻게 생산되었을까? 닭고기는 어떤 가공을 거쳤을까?

구글 특허 검색을 통해 제조 공정 특허를 확인해 보았다. 여태껏 별 의심 없이 먹어오던 일반적인 식품 성분에 대한 조사였다. 우리 식단이 건강하다고 여겨온 확신은 결국 모호한 식품 라벨에서 비롯된 착각이었다. 테일러뿐 아니라 우리 가족 모두가 먹어온 식품에 대해 전혀 몰랐다는 사실을 깨달았다. 나는 과학을 넘어서서 식품 산업 전반에 대해 본격적으로 파헤치기로 했다. 그리고 여정의 끝에 발견한 진실은 몹시 충격적이었다. 너무 앞서 결론부터 말하지는 않겠다. 결론에 담긴 의미를 이해하려면 우선 글루타메이트가 우리 몸에 어떤 영향을 미치는지부터 알아야 한다.

글루타메이트는 체내에서 중요하게 쓰이는 신경전달물질이다. 우리 몸의 세포에서 자연스럽게 방출되어 신체의 다른 부위에 메시지를 전달한다. 앞서 언급한 '신호전달'이 바로 그것이다. 신경계가 위험을 감지하면 글루타메이트가 신호를 보내고, 몸은 염증 반응을 일으켜 방어를 시작한다.

이런 기전은 염증을 유발하는 식품이 들어오면 우리 몸의 세포에서 글루타메이트를 방출할 수 있음을 시사한다. 내용이 다소 복잡하게 느껴질 수 있다. 더 자세한 내용은 6장 '서서히 타오르는 불, 염증과 식단'에서 설명하겠다. 여기서 말하고 싶은 것은 내가 이러한 정보를 바탕으로 새로운 실험을 계획했다는 점이다. 식품 성분의 표기 내용을 떠나서 글루타메이트, 즉 MSG가 포함된 식품을 식단에서 몰아냈을 때 일어날 효과를 확인하고 싶었다.

2010년 5월 말

그 후로 몇 주 동안 실험 계획에 몰두했다. 그렇게 만들어낸 식이요법 및 생활 방식이 바로 'REID 프로토콜'이다. REID는 '흥분성 염증 감소 식단Reduced Excitatory Inflammatory Diet'의 약어로, 내 성 '리드'와 같아서 기억하기에 수월하다. 그러나 실험을 시작할 당시만 해도 이 프로토콜을 REID 식단이라 부르게 될지 몰랐다.

실험은 간단했다. 식단에서 유리 글루타메이트free glutamate, MSG만 제외하면 그만이다. 하지만 실행에는 크나큰 어려움이 따랐다. 게다가 남편은 이 단계를 극도로 반대했기에 앞으로의 방향성에 대해 오랫동안 논쟁해야 했다. 그는 아이의 음식에 시간을 낭비하지 말고, 테일러에게 진짜 도움이 될 만한 일을 찾아보라고 호소했다. 그가 좋아하는 시리얼의 성분 목록을 꼼꼼히 확인하고 테일러의 식단에서 빼자 "자폐는 식단과 관련이 없다고!"라며 강하게 항의했다.

남편이 내 노력을 인신공격으로 여겼다는 걸 그제야 깨달았다. 본인에게 위안을 안겨주는 친숙한 음식을 거부해서 화가 난 것이다. 시도해 볼 가치가 있는 접근법이라 주장하는 나를 향해 그는 아이에게 맞지 않는 방법이니 다시 생각하라 했다. 몇 번에 걸친 소모적인 논쟁 끝에 한 달의 유예 기간을 확보했다. 만약 한 달 동안 식이요법을 진행해도 차도가 없다면 남편의 뜻에 따라 스탠퍼드 의료팀이 추천한 행동 치료사에게 연락하기로 약속했다. 내게는 한

달이라는 시간과 한 번의 기회뿐이었다.

시간이 없었다. 찬장과 냉장고에 즐비한 거의 모든 포장 식품을 싹 정리하기 시작했다. 소스와 조미료, 드레싱, 수프, 육수는 모두 처분 대상이었다. 때로는 알 수 없는 성분을 조사하기 위해 구글 특허 검색으로 제조 과정을 찾아보기도 했다. 의심스러운 성분이 포함되어 있으면 일단 뺐다. 찬장과 냉장고에 새 공간을 마련해 '테일러 음식'이라는 라벨을 붙였다. 식단의 대대적 개편이라 표현해도 과언이 아니었다. 글루텐과 카세인을 빼는 것만으로도 큰 변화였는데, 이번에는 그때와 차원이 전혀 달랐다. 음식의 정의를 다시 내리는 일이었다. 우리 가족은 기꺼이 테일러와 같은 음식을 먹는 실험체가 되기로 했다.

식이요법의 결과는 극적이고 즉각적이었다. 테일러는 더 이상 '예/아니요 루프'에 빠지지 않았다. 사실 식단을 시작하기 전 남편과 논쟁하던 일주일 동안, 테일러는 사상 최악의 '예/아니요 루프' 증상을 보였다. 그런데 그것이 마지막이었다. 새로운 식생활을 시작하고 며칠 지나지 않아 테일러의 불안 증상은 차츰 가라앉았고, 아이는 더 차분하고 편안한 모습을 보였다. 말로 다 표현할 순 없지만, 구름이 걷힌 새로운 세상을 바라보기 시작하는 것 같았고, 눈빛과 표정에서 새로운 자각이 확실히 드러났다. 이제 테일러는 자기 이름이 언급될 때마다 집중했고, 대화에 관심을 보였으며, 주변 환경에 흥미를 갖게 되었다. 드디어 올바른 길로 들어섰다는 생각이

들었다.

사실 새로운 식생활에 익숙해지기란 쉽지 않았다. 식단을 시작한 첫 주 동안 가공식품에 대한 금단현상으로 점점 예민해졌다. 좋아하는 브리 치즈와 빵 같은 가공식품이 간절히 먹고 싶었고, 대체할 만한 음식을 찾지 못해 주방을 서성이기도 했다. 테일러도 원하는 음식을 먹지 못한다는 사실에 큰 좌절감을 드러냈다. 나는 네 살이 채 안 된 아이에게 "가게에서 네가 좋아하던 음식을 더 이상 팔지 않아"라고 둘러대며 상황을 모면할 수밖에 없었다.

식단은 노력할 만한 가치가 있었다. 몇 주가 흐르자 호기심에 가득 차 세상을 탐험할 준비가 된 어린 소녀가 나타났다. 하루하루를 겨우 견뎌내게 만들었던 모든 증상이 사라지거나, 더는 큰 문제를 일으키지 않는 수준에 이르렀다. 테일러는 거부하던 음식을 먹기 시작했고, 다양한 음식과 식감을 받아들였다. 이제는 덩어리가 씹히는 견과류 버터와 브로콜리도 거부감 없이 먹었다. 몇 년 동안의 긴 투쟁과 험난한 적응 끝에 나타난 그야말로 경이로운 변화였다.

2010년 6월

테일러가 네 번째 생일을 두 달 앞두고 있던 때였다. 테일러의 언어 능력은 급격히 향상되었고, 방 안에서는 아이의 자발적 대화가 끊이지 않았다. 테일러가 다니던 특수학교의 개별 교육 프로그램IEP, Individual Education Plan의 목표 중 하나는 여러 단어로 구성된 문장을 말하는 것이었다. 새로운 식단을 시작한 지 3주 만에 테일러는 복잡한 문장으로 자신의 의사를 전달하고 질문하기 시작했으며, 대답을 이해할 수 있게 되었다. 테일러의 언어 치료사는 이렇게 급속한 언어 발달은 매우 이례적이라고 했다.

REID 식단을 시작한 첫 달, 테일러는 마치 닫혀 있던 뇌 속 학습 경로가 갑자기 열린 것처럼 정보를 흡수했다. 세상에 대해 궁금해하기 시작했고, "이건 뭐야?"와 같은 질문을 자주 했다. 그전에는 한 번도 들어보지 못한 말이다. 혼자 옷을 입을 수 있게 되었고, 도움 없이 화장실에 갈 수 있었으며, 지속적인 통제와 재촉 없이도 스스로 손을 씻고 세수했다. 한 달 후, 남편도 식생활 변화가 테일러의 전반적인 건강에 긍정적인 영향을 미쳤을 뿐만 아니라 자폐증과 관련된 증상을 상당히 개선했다는 데 동의했다. 그렇다고 해서 REID 식단을 군말 없이 따르지는 않았다.

2010년 7월

2개월 차에 접어들며 식품, 보조제, 의약품, 보디 제품(로션 등 보디 제품뿐 아니라 치약 등 구강 관리 제품까지 포함)에서 MSG(유리 글루타메이트)를 식별하는 데 더 집중했다. 대체품을 찾거나 직접 만들었다. 여의치 않으면 아예 사용하지 않았다. 테일러의 언어 사용과 이해 능력은 계속해서 향상되었고, 소리와 시각적 민감성은 점진적으로 줄어들더니 결국에는 완전히 사라졌다.

또 다른 이점으로 고양이 알레르기와 먼지 알레르기가 눈에 띄게 나아졌다는 점을 들 수 있다. 이제 테일러는 고양이를 만질 수 있었고, 우리 털북숭이 가족과 껴안을 수 있게 되었다.

나 역시 상당한 건강상의 이점을 경험했다. 하지만 REID 식단으로의 전환은 그다지 유쾌한 일이 아니었다. 시작하자마자 사흘 동안 두통에 시달렸고, MSG가 포함된 음식(대부분의 가공식품)을 집착에 가깝게 갈망했다. 식사를 끝낸 뒤에도 허기를 느낄 때가 많았다. 그럼에도 꿋꿋하게 식단을 지켰고, 가공식품을 먹고 싶다는 충동이 들면 생 견과류나 당근을 먹었다.

이런 증상은 며칠이 지나면서 조금씩 잦아들기 시작했다. 평소 시달리던 경미한 두통이 사라졌고, 어릴 때 주사까지 맞아야 했던 꽃가루 알레르기도 완전히 사라졌다. 체중이 줄고 활력이 생겼으며, 특정 음식을 먹을 때 겪었던 '브레인 포그brain fog(마치 머리에 안개가 낀 것처럼 멍해지면서 기억력, 인지 기능, 집중력, 주의력 등이 저하되는 상태 - 옮긴이)'와 '식곤증food comas'이 사라졌다. 나는 긍정적이고 낙관적이며 활기차게 변했다. 역설적이게도 음식 준비와 요리에 더 많은 시간을 할애해야 했지만, 만만치 않은 시간 투자가 괴롭지 않았다. 오히려 복잡했던 삶이 한층 간결해진 느낌이었다.

테일러는 2월 말에 특수학교에 입학했고, 5월부터 REID 식단을 시작했다. 6월 초 학년 말이 되었을 때 일반 유치원으로 옮기라는 권유를 받았다. 한 치료사는 테일러가 계속해서 특수학교에 다니면 지루해할 것이라고 했다. 처음에 남편과 나는 그런 변화가 테일러의 개선을 멈추게 할까 봐 두려웠다. 특수 교육 서비스로 다시 돌아오려 할 때 자리가 없을까 봐 걱정되기도 했다. 서비스를 받기 위해 열심히 노력한 기억이 있기에 더더욱 그랬다. 다행히 그런 일은 일어나지 않았다. 새 식이요법을 잘 유지하기만 하면 테일러의 상태는 걱정할 필요가 없었다.

그리고 현재

2010년 우리가 식단 변화의 여정을 시작했을 때 나는 내 직감과 생화학자라는 이력이 아이에게 도움이 되기를 간절히 바랐다. 지금은 음식이 우리의 해결책이었다는 것에 전적으로 동의한다. 사람들과 직접 만나거나 온라인으로 대화를 나누면서 우리의 사례가 유일한 게 아니라는 것을 알게 되었다. 잘못된 음식을 섭취한 많은 사람들이 건강상의 문제를 보였다. 식단의 전면적 변화는 치유의 기본이었다. 다양한 사례에서 나타난 공통된 주제는 무엇을 먹는지가 중요하다는 것이다. 음식은 삶의 질에 매우 큰 영향을 미친다. 이 문제를 널리 알리는 것이 개인적인 사명이 되었고, 이를 실현하기 위해 비영리 단체인 '언블라인드 마이 마인드Unblind My Mind'를 설립하기에 이르렀다.

이 책에서는 식이 글루타메이트dietary glutamate와 질병의 연관성에 대해 전문가가 아니어도 이해할 수 있도록 내용을 구성하고 설명하기 위해 최선을 다했다. 1장에서는 나의 자전적 이야기와 함께 미국의 건강 상태를 설명하는 통계 자료를 살펴보고, 가공식품이 사람을 병들게 하는 데 어떤 역할을 하는지 과학적 견해를 제시한다.

2장과 3장에서는 글루타메이트가 무엇인지 설명하고, 그것이 식품 제조 과정에서 어떻게 생성되는지, 왜 그렇게 많은 가공식품에 첨가되는지에 대해 다룬다. 우리가 평소 얼마나 많은 MSG를 무의식적으로 섭취하고 있는지를 수치로 확인하게 될 것이다. 또한 MSG에 대한 우려를 잠재우고, 식품 라벨에 교묘히 숨기며, 글루타메이트가 천연에서 유래한 안전한 물질이라 믿게끔 조장하는 글루타메이트 산업에 대해 이야기하겠다.

4장에서 7장까지는 생물학에 관한 이야기다. 여기서는 글루타메이트가 체내에서 신경전달물질로 작용하며, 과도한 글루타메이트가 세포에 독성을 유발할 수 있음을 이해하게 될 것이다. 비만, 우울증, 당뇨병, 만성 염증, 자폐증 등 여러 가지 현대 질병과 글루타메이트 조절 장애의 관계를 알아보고 건강과 질병에서 장내 미생물이 중요한 역할을 한다는 것을 설명하겠다. 또한 이런 질환을 앓고 있는 사람들이 REID 식단을 통해 도움을 받게 된 사례를 소개한다.

마지막으로 8장에서는 식단을 관리하고 더 나은 방향으로 삶을 변화시키는 방법을 제시한다. 새로운 생활 방식의 로드맵을 제공하고, 각 단계와 목표를 설정하는 데 도움을 주고자 한다. 또한 사회

생활을 하면서도 식단을 유지하도록 불가피하게 발생하는 상황에 잘 대처할 수 있는 팁을 알려주겠다.

내 여정은 딸의 자폐증이라는 심각한 질환에서 비롯되었다. 이제 잘못된 음식 선택이 건강에 얼마나 치명적인지, 그로 인해 가족이 얼마나 큰 고통을 겪을 수 있는지 깨달았다. 여러분의 상황이 나와 비슷할 수도 그렇지 않을 수도 있지만, 어떤 경우든 매우 개인적인 문제라는 점에는 변함이 없다.

이 책이 당신의 여정에 통찰과 지침이 되기를 바란다. 그리고 이러한 깨달음이 삶의 모든 문제를 해결해 주지는 못했다는 사실을 미리 밝힌다. 딸의 자폐증 증상은 극적으로 나아졌지만, 그것이 행복한 결혼 생활을 유지하는 데 도움이 되지는 못했다. 남편은 결국 내 관점을 인정했고 글루타메이트 프리 식단을 비난하는 사람들에 맞서 내 견해를 적극적으로 지지해 주었다. 진심으로 고마운 일이지만 현재 우리는 이혼한 상태다. 우리 가족의 이야기를 투명하게 공유하고자 하는 맥락에서 개인적 상황을 밝혀둔다.

누구도 이야기해 주지 않은 MSG의 비밀

————— 여기까지 읽으면서 가공식품processed food과 초가공식품ultraprocessed food이 비판의 중심에 있음을 눈치챘을 것이다.

이제 우리는 가공식품이 건강에 해롭다는 과학적 증거를 가지고 있다. 그렇다면 이것들은 정확히 어떻게 우리를 아프게 하고, 우리는 무엇을 할 수 있을까?

나는 이 책을 통해 가공식품이 건강을 해치는 근본적 원인이 단순히 식품에 첨가된 설탕, 소금, 지방뿐 아니라 글루타메이트 함량에 있음을 밝힐 것이다. 음식에 감칠맛을 부여하는 글루타메이트는 글루탐산나트륨monosodium glutamate, MSG, 글루탐산glutamic acid 등 다양한 이름으로 불린다. 또한 가수분해 효모 추출물hydrolyzed yeast extract, 가수분해 단백질hydrolyzed protein, 향신료spices, 심지어 천연 향료natural flavors 등 건강해 보이는 성분으로 식품 라벨에 표기된다.

수많은 가공식품에 글루타메이트를 첨가하는 이유는 단순하다. 우리 몸에서 흥분성 신경전달물질excitatory neurotransmitter로 작용하기 때문이다. 이는 글루타메이트가 뇌에 쾌락 신호를 보낸다는 것을 의미한다.[3] 이에 대한 과학적 기전은 차차 설명하겠다. 불행히도 글루타메이트가 식품첨가물로 쓰인 음식은 중독성을 가진다. 영양가가 낮음에도 쉽게 끊을 수 없는 정크푸드를 떠올리면 된다.

글루타메이트 그 자체는 해로운 물질이 아니다. 우리 몸에 존재하는 중요한 아미노산 중 하나로 학습, 세포 대사, 건강한 면역 반응의 핵심적 기능을 수행한다. 문제는 체내에 글루타메이트가 과도하게 존재하거나 조절 불균형 상태에 이를 때 발생한다(추후 더 자세히 설명할 것이다). 비정상적인 글루타메이트 조절 시스템은 여러 질병의 중심에 있다. 글루타메이트 조절 시스템의 붕괴는 비만, 당뇨병, 만성 염증, 자폐증, 중독, 암, 현대 사회를 뒤흔드는 행동과 인지 문제를 초래한다. 나는 내 딸 테일러가 자폐증 진단을 받고 나서야 이런 사실을 알게 되었다.

많은 사람 앞에서 내 경험을 공유할 때면 어린 딸이 감정적으로 완전히 무너진 모습이 담긴 가슴 아픈 영상으로 강연을 시작하곤 한다. 영상 속 테일러는 가족들이 두려워하는 '예/아니요 루프'에 빠져 흐느껴 울고 있다.

'예/아니요 루프'의 첫 번째 에피소드는 큰딸이 테일러를 잠자기 전에 씻겨 주다가 발생했다. 테일러가 언니에게 수도꼭지를 열었다 잠갔다 하기를 반복적으로 요구했는데, 처음에는 게임을 하는 것처럼 보이기도 했다. 불행히도 수도꼭지를 여는 것도 잠그는 것도 적절한 선택이 아니었다. 수도꼭지를 돌릴 때마다 테일러는 점점 더 불안해하고 괴로워했다. 큰딸은 실랑이를 끝내려 애쓰면서 이제 잠자리에 들 시간이라고 달랬지만, 테일러는 히스테리 상태에 빠져 "틀어!" "잠가!"라고 반복적으로 외치며 세면대 앞에서 꼼짝하지 않았다. 어느 쪽도 아이를 진정시킬 수 없다. 우리 가족이 겪은 끔찍하고 두려운 경험이다.

이런 상태는 아이가 지쳐 잠들 때까지 몇 시간 동안 계속되었다. 때로는 한밤중에 갑자기 깨어나 잠들기 전까지 벌였던 '예/아니요 루프' 행동을 침상에서 다시 시작하는 기이한 상황이 벌어지기도 했다. 당시에는 이유를 알 길 없었으나 이제는 안다. 딸의 뇌에 생긴 염증이 세상을 이해하는 능력을 앗아가 버렸기 때문이다.

식품 제조 특허와 미국식품의약국FDA 규정을 깊이 파고들면서 우리가 식품 라벨을 통해 추정할 수 있는 양보다 훨씬 더 많은 글루타메이트를 섭취한다는 사실을 깨달았다. 이어지는 내용에서 자세히 설명하겠지만, 대부분의 식이 글루타메이트는 상업적 생산 과정을 거치며 필연적으로 발생한다. 이는 엄밀히 따지면 첨가된 것이 아니므로 성분 라벨에 표기할 의무가 없다. 여기에 제조 과정에서 따로 첨가되는 글루타메이트까지 더하면 놀라운 양이 산출된다. 전 세계 MSG 생산량은 1973년에는 1만 3천 톤에 불과했으나, 2022년에는 무려 350만 톤에 달했다.[4] 글루타메이트는 수프, 소스, 팩에 담긴 주스, 청량음료 등 다양한 식품에 들어 있다. 궁극적으로 내가 딸의 자폐증 진단을 뒤집고 가족 모두의 건강을 개선할 수 있었던 것은 글루타메이트가 든 가공식품을 빼고 자연식품을 선택한 덕분이다.

"여러분의 식단에 MSG가 포함되어 있나요?"

강연에 앞서 청중에게 이렇게 묻고 손을 들어보라고 한다. 처음에는 손을 드는 사람을 찾아보기 어렵다. 하지만 강연이 끝날 때쯤 상황이 달라진다.

글루타메이트는 자폐증, ADHD, 발달 지연 같은 소아질환뿐 아니라 소아 집단에서 나타나는 불안과 우울증 등 기분장애의 발병

률을 높인다. 특히 가공식품과 초가공식품에 포함된 글루탐산나트륨은 나이를 불문하고 모든 연령대에 영향을 미치며 건강 위기를 초래한다.

미국이 처한 건강 위기는 통계 자료에 분명하게 드러난다.

- 성인 3명 중 2명 이상(73.6%)이 과체중이나 비만에 속하고, 12~19세 청소년 중 22%가 비만이다.[5]
- 미국 인구 중 13% 이상이 당뇨병을 앓고 있으며, 35%는 당뇨 전단계다. 65세 이상에서는 27%가 당뇨병이며, 47% 이상이 당뇨 전단계다.[6]
- 55세 이상 성인 중 4분의 3 이상(78%)이 심장병, 뇌졸중, 암, 당뇨병과 같은 만성질환을 하나 이상 앓고 있다.[7]
- 매년 18세 이상 미국인의 약 26%가 진단 가능한 정신 질환을 앓고 있는 것으로 추정된다. 정신 질환은 전 세계적으로 장애를 유발하는 주요 원인이다.[8]
- 3~17세 아동 청소년 6명 중 1명(17%)이 발달 장애 진단을 받는다.[9]
- 12세 이상에 해당하는 미국인 4천만 명 이상이 약물 남용 장애를 앓고 있다.[10]

우리는 왜 표면적으로 전혀 관련 없어 보이는 다양한 질병에 시달리게 되었을까? 내 경험에 따르면 대부분의 만성질환에는 한 가지 공통점이 있다. 바로 염증이다. 알츠하이머병, 우울증, 자폐증, 중독, 심장병, 당뇨병, 암, 통증, 심지어 비만까지도 염증성 요인에 기인한다. 가공식품과 초가공식품을 그 원인 가운데 하나로 지목하는 이유는, 이런 식품들이 높은 글루타메이트 함량으로 말미암아 염증을 유발할 수 있기 때문이다. 이는 건강에 심각한 위협이 될 수 있다.

수십 년에 걸쳐 수십만 명의 참가자를 대상으로 한 여러 검증된 연구 결과는[11] 초가공식품의 건강 위험성을 분명하게 드러낸다. 초가공식품을 섭취하면 비만과 심혈관질환, 암, 뇌졸중에 따른 사망 위험이 큰 폭으로 상승한다.[12] 초가공식품을 섭취하면 모든 원인에 의한 사망 위험이 최대 62%까지 증가한다.[13]

초가공식품의 건강상 위험이 이처럼 분명한 상황에서 자라나는 어린이와 청소년에게 이런 식품을 계속 먹으라 할 수 있을까? 글루타메이트 흥분독소에 더욱 민감한 뇌를 가진 아이들에게? 데이터는 분명 그럴 순 없다고 외친다. 권위 있는 학술지 《미국의학협회 저널Journal of the American Medical Association》이 2021년 발표한 내용에 따르면, 2~19세 미국 아동 청소년 약 3만 4천 명을 대상으로 한 연구에서 총 섭취 칼로리 중 67%를 초가공식품에서 얻는 것으로 나타났다. 이는 아동 청소년들의 발달 지연, 행동 문제, 당뇨병, 비만 발생률이 급증하는 상황에 비추어 볼 때 매우 심각한 일이다.

해결책은 그리 복잡하지 않다. 식단에서 가공식품을 자연식품으로 대체하면 된다. 유기농 채소로 구성된 식물성 식단이면 더 좋다. 국가적으로는 가공식품에 대한 식이 기준을 세우고, 식품 라벨에 글루타메이트 함량을 모두 공개하도록 요청하면 된다. 이렇게 단순한 일이 왜 그토록 어려울까? 해당 산업의 이익이 달린 문제이기 때문이다.

담배 산업이 흡연의 위험성을 호도하고, 화석 연료 산업이 기후변화의 과학적 근거에 의문을 제기한 것처럼, 가공식품 산업도 자신을 변호하느라 애쓴다. MSG의 유해성에 대한 과학적 증거를 의심하게 만들기 위해 지금까지 막대한 자금을 투입해 캠페인을 벌여왔다. 대형 식품기업들이 주도하는 이런 캠페인은 MSG의 유해성 논의가 이미 끝났다고 주장하지만, 실제로는 그렇지 않다. 내가 이 책을 쓴 이유는 과학적 근거와 데이터를 있는 그대로 제시함으로써 여러분이 자신의 건강에 도움이 되는 선택을 하는 데 필요한 정보를 주기 위해서다.

그럼 이제 알려지지 않은 것들에 대해 차근차근 살펴보기로 하자.

2장

멈출 수 없는 맛,
중독

MSG
SHOCK

식단에서 글루텐과 카세인 단백질을 제거하고 아이의 상태가 호전되긴 했지만, 자폐증 진단에서 벗어날 수는 없었다. 나는 식단에 포함된 다른 단백질의 영향을 샅샅이 조사하면서 한 가지 의문을 품게 되었다.

　식단에는 다양한 종류의 단백질이 포함되어 있다. 그런데 왜 하필 글루텐과 카세인을 빼는 게 나와 테일러를 포함한 몇몇 사람에게는 도움이 되는데 또 다른 사람들에게는 그렇지 않을까? 결국 나는 식단에 무엇이 들었는지 정확히 알아봐야겠다고 결심했다.

　먼저 공장에서 가공된 음식의 다양한 성분을 살펴보았다. 깜짝 놀랄 만큼 모르는 게 허다했다. 소시지에 들어간 '비트 추출물'이 무엇인지, 고기가 어떻게 가공되는지, 마치 건강에 도움이 될 것처럼 쿠키에 첨가된 '글루텐 프리 천연 향료'가 무엇인지 도대체 누가 알겠는가. 식품의 특허를 조사하고 글루텐과 카세인 단백질에 대해 살펴본 결과, 드디어 글루텐과 카세인을 빼는 게 왜 누구에게는 득이 되고 누구에게는 그렇지 않은지를 설명할 만한 중요한 변수를 발견했다.

　바로 글루텐과 카세인 단백질을 제거하고 나서도 여전히 남아 있는 유리 글루타메이트다. 가정에서뿐만 아니라 GF/CF 식단 임상 시험에서도 유리 글루타메이트는 측정되지 않았다. 조사한 바에 따르면 양이 꽤 많을 수 있는데 말이다. 현대 식품 제조 공정에서는 글루텐과 카세인뿐 아니라 다양한 식품 단백질로부터 유리 글루타메이트를 증폭하는 기술이 광범위하게 사용된다. 여기에 더해 글루타메이트를 직접 첨가하는 특허 조리법까지 존재한다. 이런 방식은 음식의 맛을 자극적으로 만들고 상품성을 높이는 데 필수적인 요소가 되었다.

　이번 장과 다음 장에서는 '미국의 글루타메이트 문제'에 대해 다루겠다. 핵심은 지난 수십 년간 식품 제조 방식이 어떻게 변화해 왔는지, 그리고 그 결과 미국 사회 전체가 어떻게 '글루타메이트화glutamation'되었는지 밝히는 것이다. 현대 식단에 포함된 MSG의 양은 MSG에 이해관계를 가진 회사들이 매체를 통해 전하는 정보와 사뭇 다르다. 이어지는 두 장을 통해 소비자의 눈을 가리기 위해 막대한 자금과 노력을 쏟아붓는 대형 식품 업계의 만행 속에서도 소비자들이 올바른 선택을 할 수 있도록 실질적이고 진실된 정보를 제공하고자 한다.

글루타메이트의 또 다른 이름

─────── 글루타메이트와 음식에 대해 더 깊이 파고들기 전에 알아두어야 할 몇 가지 기본 사항이 있다. 우선 식품 산업이 퍼트리는 일반적 오해부터 짚어보겠다. 우리는 'MSG'라는 라벨이 붙은 병에 담긴 MSG가 식품 업계들이 제품에 자유롭게 첨가하는 유리 글루타메이트나 가공 중 단백질에서 생성되는 MSG와는 다르다고 생각한다. 그러나 사실상 이들은 몸 안에서 기능적으로 동일하게 작용한다.

글루타메이트는 단백질을 구성하는 20가지 일반적인 아미노산 중 하나다. 글루타메이트는 두 가지 형태로 존재한다. 하나는 다른 아미노산과 화학적으로 결합되어 단백질 내에 포함된 형태이고, 다른 하나는 결합되지 않은 상태의 유리 글루타메이트다. 글루타메이트는 물에 용해되거나, 고체 상태이거나, pH가 높거나 낮은 경우처럼 환경에 따라 다양한 이름으로 불린다.

〔그림 2.1〕의 상단은 글루탐산의 구조식이고, 중앙은 글루타메이트의 구조식이다. 맨 아래는 글루타메이트에 나트륨 이온 하나(Na⁺)가 결합한 글루탐산나트륨monosodium glutamate, MSG의 구조식이다(참고로 나트륨은 정제된 식염의 주성분으로, 화학명은 염화나트륨이다). MSG는 음전하를 가진 글루타메이트 분자가 양전하를 가진 나트륨 이온과 결합하여 형성된다. 소금처럼 물에 쉽게 녹는 흰색 가루 형태

[그림 2.1] 글루탐산, 글루타메이트, 글루탐산나트륨의 화학 구조식

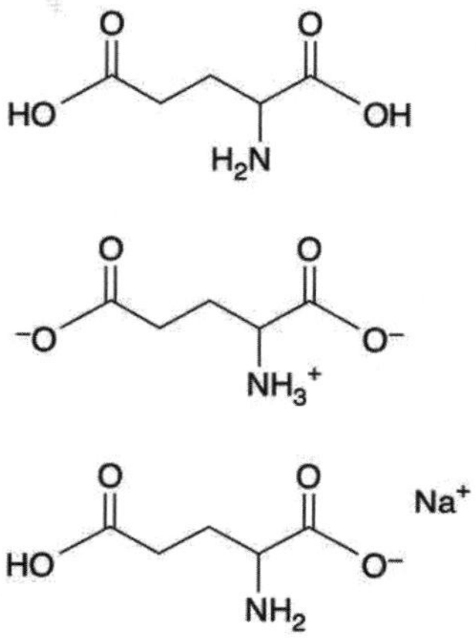

글루탐산Glutamic acid
(산성 pH)

글루타메이트glutamate
(인체의 pH)

글루탐산나트륨monosodium glutamate, MSG
(나트륨 이온Na$^+$ 한 개를 포함하는 백색의 결정성 분말)

로, 음식에 뿌리거나 식품 제조에 용이하다.

인체나 음식물에서 MSG가 녹으면 나트륨 이온(Na$^+$)이 분리되어 떨어져 나가므로 결국 글루타메이트 형태만 남는다. 그렇다면 이 과정은 어떻게 일어날까?

소금 결정체인 염화나트륨(NaCl)이 물에 녹을 때를 생각해 보자. 염화나트륨이 물에(또는 입안에서) 녹아 나트륨 이온(Na$^+$)과 염화 이온(Cl$^-$)이 되는 것처럼, MSG는 나트륨 이온(Na$^+$)과 글루타메이트 분자로 용해된다. 글루타메이트는 K$^+$(칼륨), Ca^{2+}(칼슘), Mg^{2+}(마그네슘)

과 같은 다른 양전하 이온과도 결합할 수 있지만, 음식에 풍부하게 존재하는 나트륨이 글루타메이트와 결합하는 가장 일반적인 이온이다.

결론적으로 글루타메이트의 모든 화학적 상태는 작용 메커니즘이나 인체에 미치는 영향에 있어 기능적 차이가 없다. MSG가 '천연 natural' 형태로 존재하는 유리 글루타메이트나 글루탐산이 기능적으로 다르다는 일반적인 오해는 잘못된 것이며, 이런 잘못된 정보는 식품 속 글루타메이트 함량을 늘리기 위한 수단으로 활용되었다. '천연'이라는 명목 아래 소비자를 안심시킨 것이다. 만약 아침 식사 대용으로 셰이크에 타 먹는 단백질 파우더 한 숟갈에 MSG가 1,200mg이나 들어 있다면 어떨까? 아마도 다시는 입에 대지 않을 것이다. 식품 업계는 이를 잘 알고 미리 눈속임한다. 용기에 표기된 성분 목록을 잘 살펴보자. 1회 제공량당 글루탐산 1,200mg이 적혀 있을 수 있다. 거의 모든 생리적 환경에서 MSG, 글루타메이트, 글루탐산은 기능적으로 같다는 사실을 염두에 두어야 한다. 식품 업계는 소비자가 이 사실을 모르길 바라겠지만 말이다.

나는 그간 식품 업계의 위장 전술에 대해 여러 차례 지적했지만 아무런 소용이 없었다. 내 노력만으로는 식품 성분 표기의 투명성을 높이기에 역부족이었다. 이는 모두가 알아야 할 중요한 정보다. 과도한 글루타메이트가 비만을 포함한 많은 질병과 연관되어 있기 때문이다. 7장에서 자세히 논의할 예정이지만, 그에 앞서 한 가지만 짚고 넘어가겠다. 비만에 대한 수많은 정보는 비만한 실험용 쥐를 대상으로 한 실험에서 비롯되었다. 그렇다면 비만 쥐는 어떻게 만들어졌을까? 실험용 동물에게 MSG를 먹여 비만을 유도하는 방법은 30년 넘게 표준 실험 기준으로 자리 잡고 있다.[1] 오늘날 우리는 식탁에서 매일 이 실험을 반복하고 있는 셈이다.

식품 업계에 파고든 MSG

——————— MSG는 어떻게 식품 공급망에 진입하게 되었을까? 1907년 화학자 이케다 기쿠나에池田菊苗 교수는 감칠맛을 내는 다시마의 성분에 관해 연구를 시작했다. 감칠맛은 일본 국물 요리에 자주 등장하는 맛이다. 1908년 그는 다시마의 감칠맛 성분이 글루타메이트라는 사실을 밝혀냈다. 그리고 1909년 글루타메이트에 나트륨 이온 한 개를 붙인 MSG가 조미료로 포장되어 아지노모토 Ajinomoto®라는 상표명으로 출시되었다. 이 회사는 오늘날 세계적인 MSG의 주요 생산 업체다.

초기 MSG 제조법에서 흥미로운 점은 밀 단백질인 글루텐을 사용했다는 점이다. 당시 산업적으로 이용할 수 있는 원료 중 밀 글루텐에 함유된 총 글루타메이트 함량(100g당 30g 이상 함유)이 가장 높았기 때문이다.[2] 사실상 글루타메이트는 글루텐에서 유래되었는데, 1866년 독일의 화학자 카를 하인리히 리트하우젠Karl Heinrich Ritthausen은 이 아미노산을 밀 글루텐에서 처음 발견했다(실제로 내가 확인한 모든 정보는 간단한 온라인 검색만으로도 확인할 수 있다).

1930년대 MSG는 미국 시장에 본격적으로 진입했다. 1930년대 중반부터 제2차 세계대전이 시작되기 전까지 미국은 일본과 대만을 제외하고 아지노모토를 가장 많이 수입하는 국가였다. MSG에 대한 수요는 개별 소비자가 아니라 가공식품 회사가 이끌었다. 또한 미군을 지원하는 식품 서비스 업계에서도 MSG 수요가 발생했는데, 이들은 MSG가 밋밋하고 저렴한 음식에 풍미를 더한다는 걸 진작에 알아챘다.[3]

〔그림 2.2〕를 통해 의미심장한 정보를 얻을 수 있다. 1970년 전 세계 MSG 연간 생산량은 1만 3천 톤이 조금 넘었다. 오늘날에는 이 수치가 350만 톤이 넘는 것으로 추정된다. 사람들은 엄청난 양의 MSG를 소비하고 있으며, 이는 1975년을 기점으로 한 현대 식단의 근본적 변화를 나타낸다. 수치상으로 보면 연간 생산되는 MSG는 전 세계 인구(80억 명 이상)가 하루에 약 1.2g씩 섭취할 수 있는 양이다.

1960년대 후반 MSG에 대한 안전성 우려가 공론화되자, 식품 업계는 공개적으로 사용을 줄이는 것처럼 굴었다. 그러나 실제로는 MSG를 더욱 은밀하게 사용했다. 왜일까? MSG는 맛없는 음식을 중독성 있게 만들어 자꾸만 찾게 하는 비밀 성분이기 때문이다. '중독

[그림 2.2] 식품 공급망에 진입하며 극적으로 증가한 MSG 생산량

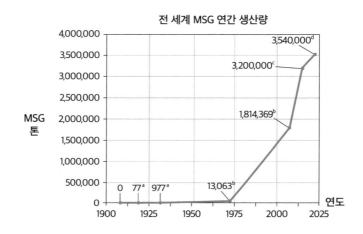

* 출처: a: Sand, Jordan. "A Short History of MSG: Good Science, Bad Science, and Taste Cultures." Gastronomica 5, no. 4 (November 2005): 38-49. doi:10.1525/gfc.2005.5.4.38.
b: Sano, Chiaki. "History of Glutamate Production." The American Journal of Clinical Nutrition 90, no. 3 (July 29, 2009): 728S732S. doi: 10.3945/ajcn.2009.27462f.
c: S&P Global. "Global Demand for Flavor Enhancer MSG Grows as Incomes Expand, Cultures Shift, IHS Says," 2014. https://www.spglobal.com/commodityinsights/en/ci/products/-monosodium-glutamate-chemical-economics-handbook.html.
d: Global Monosodium Glutamate Production and Consumption from 2021-2022." Maia Research CO, 2022.

성'이란 단어가 그 특성을 정확히 드러낸다. 다음 장에서 언급하겠지만, 정치적·재정적 이해관계는 오랫동안 이 성분이 식품 공급망에 남아 있도록 협력했다. 기업들은 식품 규제 기관에 엄청난 영향력을 행사하며 글루타메이트 표기 여부를 통제해 왔다.

냉혹한 진실은 겉으로 보이는 350만 톤의 순수 MSG가 다가 아니라는 점이다. 상황은 훨씬 더 심각하다. MSG는 라벨에 'MSG'라고 표기된 것 외에도 다양한 제조 과정을 통해 추가로 발생하기 때문에, 실제 식단에 포함된 MSG의 양은 훨씬 더 많다. 산업화된 사회의 구성원들이 섭취하는 글루타메이트의 총량에서 순수 MSG가 차지하는 비중은 극히 일부에 불과하다. 대부분은 가공식품의 제조 과정에서 발생한다. 간단히 말해 과도한 글루타메이트로 발생하는 건강상 문제는 식품을 가공하는 과정에서 발생한 유리 글루타메이트 때문이다.

식품 업계는 왜 글루타메이트 사용을 선호하며 적극적으로 사용하는 걸까? 이유는 간단하다. 글루타메이트는 음식의 맛을 좋게 하고, 적절한 양을 사용할 경우 더 많은 양의 음식을 섭취하도록 유도한다. 이 물질은 신체 내에서 음식에 대한 갈망을 높이는 방식으로 작용한다.

4장에서 자세히 다루겠지만, 글루타메이트의 생리학적 작용은 사실상 중독성을 유발한다. 식품 업계는 이를 잘 알고 있다. 한번 먹으면 멈출 수 없는 맛을 지닌 가공식품은 계속해서 그걸 찾도록 만든다. 중독성은 결국 식품 업계의 수익 창출로 이어진다.

자연스러운 단백질이 아닌 유리 아미노산

——————— 현명한 소비자가 되려면 단백질에 대한 기본 지식
을 다시 한번 들여다볼 필요가 있다. 다음 네 가지 사항을 알아두면
대부분의 내용을 이해할 수 있다.

1. 단백질은 펩타이드 결합으로 연결된 아미노산 사슬이다. 실
   에 꿴 구슬을 상상하면 된다.
2. 펩타이드 결합은 가수분해라는 화학 반응을 통해 끊어진다.
3. 가수분해는 물이 있을 때 일어나며, 산·염기·효소의 첨가나
   열과 압력 같은 물리적 조건에 의해 촉진된다.
4. 단백질 가수분해 생성물이 유리 아미노산free amino acid이다.

가공되지 않은 식품에 함유된 대부분의 단백질은 원형 상태(즉
아미노산이 펩타이드 결합을 이루고 있는 상태)로 존재한다.

반면 공장 가공식품은 단백질을 분해하고 펩타이드 결합을 가수
분해하는 과정과 조건에 노출된다. 가공 조건이 가혹할수록 펩타이
드 결합의 가수분해가 촉진된다. 결과적으로 산업 공정을 거친 식품
내 단백질은 유리 아미노산과 짧은 펩타이드(짧은 아미노산 사슬) 상태
로 존재하게 된다. 이 과정에서 유리 글루탐산이 생성된다((그림 2.3)
참고).

[그림 2.3] 실에 꿴 구슬처럼 연결된 단백질 사슬

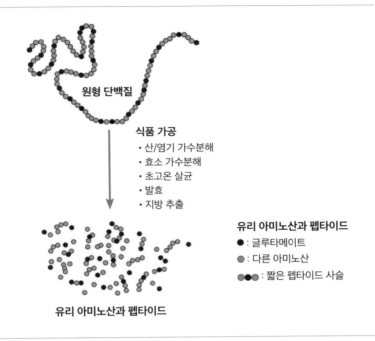

* 식품 가공 과정을 거치면서 단백질 사슬은 유리 아미노산과 짧은 펩타이드로 분해된다.

지금 먹고 있는 식품에 유리 글루타메이트가 포함되어 있는지 알아보려면 식품 라벨부터 확인하자. 공장에서 가공 과정을 거친 대부분의 식품은 가수분해된 단백질(예를 들어 가수분해 식물성 단백질, 가수분해 대두 단백질, 가수분해 효모 추출물) 성분을 하나 이상 포함한다. 단백질은 강산(예를 들어 염산) 처리, 일정 시간 동안 고온(예를 들어 110℃

이상) 노출, 발효, 단백질 효소(예를 들어 파파인, 엔도펩티다아제, 트립신) 처리 등 여러 조건을 통해 가수분해될 수 있다. 가수분해 반응은 단백질의 모든 펩타이드 결합을 끊어 100% 유리 아미노산을 생성할 수 있다. 또는 〔그림 2.3〕처럼 가수분해 반응이 부분적으로 일어나 유리 아미노산과 짧은 펩타이드 사슬이 혼합된 상태가 되기도 한다. 식품 라벨에 가수분해된 성분이 나열되어 있다면 분명 유리 글루타메이트를 함유하고 있거나 글루타메이트와 함께 짧은 펩타이드 사슬이 혼합된 상태일 것이다.

짧은 펩타이드 사슬도 방심할 수 없다. 음식물이 위로 들어가면 짧은 펩타이드(가공되지 않은 천연 식품에서 얻을 수 있는 큰 단백질은 제외)가 위산과 소화효소인 펩신에 의해 유리 아미노산과 유리 글루타메이트로 빠르게 분해된다.

여기에 중요한 차이가 있다. 가공되지 않은 신선한 식품을 섭취할 때 대부분의 글루타메이트는 원형 단백질의 일부인 '결합 글루타메이트' 상태로 존재한다. 인간이 공장에서 음식을 생산하기 전 섭취해 왔던 대부분의 글루타메이트 상태다. 이 점이 건강상의 큰 차이를 만든다.

가공식품 속 '글루타메이트 공장'

───────── 유리 글루타메이트를 증폭하는 다른 가공 기술에
는 어떤 것이 있을까? 글루텐을 예로 들어보자.

글루텐은 밀, 보리, 호밀, 맥아뿐 아니라 트리티케일triticale(19세기
말 밀과 호밀을 교잡해 만든 최초의 속간잡종 합성 작물-옮긴이)과 카무트kamut,
스펠트spelt 등 원시 곡물에서 발견되는 단백질의 일종으로 서구식
식단에서 다양한 재료로 활용된다. 곡물에서 분리된 글루텐은 향미
료 형태의 식품첨가물로 사용되며, 안정제나 증점제(액체의 점성을 증
가시키는 물질 – 옮긴이)로 식품에 첨가된다.

글루텐은 접착제glue라는 뜻의 어원처럼 빵과 과자류에 탄력을
주는 역할을 한다. 특히 요즘 밀은 과거의 밀 품종에 비해 글루텐
함량이 높다. 1900년대부터 시작된 교잡 유전학을 통해 글루텐 유
전자가 추가되었기 때문이다. 밀의 탄력성과 단백질 함량을 높이려
는 목적이었다. 오늘날에는 여러 밀 제품에 글루텐을 직접 첨가하
기도 한다. 예를 들어 빵을 만들 때는 질감을 개선하고 풍미를 돋우
기 위해 글루텐 강화 가루로 반죽하는 게 일반적이다. 식품 업계는
부드럽고 쫄깃한 식감을 높이기 위해 가공 글루텐을 첨가한다. 파
스타나 빵이 쫄깃할수록 가공 글루텐이 더 많이 첨가되었다고 보
면 된다.

글루텐 단백질의 약 30%는 글루타메이트(또는 글루탐산)로 구성되

어 있다(글루타메이트와 글루탐산은 동일한 아미노산이지만, 단백질의 구성 요소로서 존재할 때는 글루탐산의 형태를 취하므로 이후로는 형태에 따라 지칭하겠다).

글루탐산은 단백질에서 가장 흔한 자연 발생 아미노산 중 하나이지만, 글루텐에는 이 아미노산의 비율이 특히 높다. 20개의 아미노산 중 하나가 30%를 차지한다는 것은 매우 이례적인 비율이다. 글루텐이 가공을 거치지 않고 단백질 분자가 그대로 남아 있다면 글루탐산은 '실에 꿰인 구슬'((그림 2.3) 참고)처럼 단백질을 구성하는 아미노산으로 존재할 것이다.

하지만 우리는 글루텐을 자연 그대로 섭취하지 않는다. 글루텐은 빵이나 파스타를 만들 때 사용되는데, 가공 과정에 따라 단백질이 변형되고 가수분해되는 정도가 달라진다. 예를 들어 가정에서 빵을 만들면 반죽에 물리적인 힘을 가해 치대고, 효모로 발효시킨 뒤 오븐에 굽는 과정을 거친다. 이 과정에서 글루텐은 점차 변형된다. 상업적으로 빵을 생산하는 공장에서는 글루텐의 변형이 더욱 심화된다. 결과적으로 글루텐이 포함된 식품에는 유리 글루타메이트가 존재한다.

여기서 잠시 짚고 넘어갈 것이 있다. 식품 업계가 가공 과정에서 생성된 유리 글루타메이트를 '자연 발생적naturally occurring'이라고 표현하는 부분이다. 이는 식품 라벨에 자주 등장하는 문구로 오해의 소지가 있다. '유리' 상태는 글루타메이트가 단백질에 존재하는 자연적 형태가 아니다. 글루타메이트의 자연 상태는 펩타이드 결합을 통해 단백질에 결합된 글루탐산 형태다. 식품 가공 과정에서는 글루텐과 다른 단백질을 의도적으로 변형시켜 결합된 글루탐산을 분리하고, 이를 통해 MSG를 생성한다. 이것이 식품 산업의 비밀 중 하나다. 1909년 아지노모토가 MSG를 제조하기 위해 사용한 초기 방법을 기억하는가? 이케다 교수는 밀 글루텐을 산으로 처리하여 가수분해하는 방식을 사용했다. 그 과정을 통해 MSG가 추출되었다.

오늘날 발효는 값싼 단백질 원료에서 유리 글루타메이트를 추출하는 데 선호되는 공정법이다. 발효 공정은 비교적 저렴하며, 엄선된 유전자 조작 효모와 박테리아 균주는 산업적 규모로 널리 사용되고 있다. 예를 들어 공장에서 빵 발효에 쓸 미생물을 고르는 기준은 명확하다. 단백질을 효소로 분해할 때 밀 기반 식품(실제로는 단백질이 풍부한 모든 식품)의 글루탐산/글루타메이트 함량이 높아지면 그만이다. 식품 업계의 숨겨진 목표를 여실히 드러내는 이러한 미생물은 대사 부산물로 글루탐산을 분비하는 능력을 갖춘 작은 글루타메이트 공장 그 자체다.[4]

카세인은 어떨까? 카세인은 유제품에 존재하는 주요 단백질 중 하나다. 글루텐과 마찬가지로 카세인도 대부분 자연 그대로 섭취하지 않는다. 또한 카세인 역시 글루탐산 함량이 풍부해 음식의 맛을 강화하는 데 활용된다. 카세인 단백질의 약 21%가 글루타메이트로 구성되어 있다. 이는 대부분의 단백질이 글루탐산을 평균 5~10%

함유하고 있는 것에 비해 꽤 높은 수치다. 그리고 카세인을 비롯해 카세인염caseinate, 카세인 가수분해 산물, 우유 단백질 추출물 등의 여러 파생물은 서구식 식단에서 흔히 보이는 다양한 가공식품에 일반적으로 첨가되는 성분이다.

카세인 단백질을 분해하는 일반적인 식품 제조 공정에는 어떤 것이 있을까? 초고온 살균, 유지방 제거, 효소 첨가, 발효 등의 공정은 유제품에 높은 함량의 유리 글루타메이트를 만들어낸다. 예를 들어 치즈를 만들 때는 우유를 살균하고 발효시키고 다양한 효소로 처리해 카세인 단백질과 그 외의 우유 성분들을 분해함으로써 치즈에 다양한 맛과 향을 낸다. 파르메산Parmesan 같은 경질 치즈의 숙성 과정도 우유 단백질 분해 과정을 따른다. 파르미지아노 레지아노Parmigiano Reggiano는 숙성과 발효 과정을 오래 거치기 때문에 치즈 중에서도 가장 높은 수준의 유리 글루타메이트를 함유하고 있다.

GF/CF 식단만으로는 부족했던 이유가 바로 여기 있다. 핵심은 글루텐과 카세인 원형 단백질이 아니라, 제조 과정에서 이들 단백질로부터 생성된 유리 아미노산(주로 글루타메이트)이다. 나는 떨어져 나온 단백질, 즉 가수분해된 단백질이 식단에서 MSG의 주요 공급원이라는 사실에 주목했다. 다시 말해 온전한 음식으로 적절한 양의 단백질을 섭취한다면 건강에 해롭지 않다. 하지만 단백질을 더작은 조각, 펩타이드, 가수분해한 개별 유리 아미노산으로 섭취하면 건강상의 문제가 발생한다.

따라서 지금껏 밝혀진 GF/CF 식단의 효과에는 중요한 변수가 빠져 있는 셈이다. 개인적 사례뿐 아니라 이 식단의 효과를 검증해온 임상 시험에서도 고려되지 않은 사항이다. 변수는 글루텐과 카세인을 식단에서 빼면서 새롭게 포함한 대체식품에 있다. 만약 대체식으로 가공식품을 선택했다면 전체 글루타메이트 섭취량이 충분히 감소하지 않은 탓에 별다른 효과가 나타나지 않았을 가능성이 높다. 그러나 신선한 자연식품(인간이 진화하면서 섭취해 온 낮은 수준의 유리 글루타메이트 함유 식품)으로 채운다면 아마도 상당한 건강상의 이득을 얻게 될 것이다.

MSG의 숨은 공급원을 이해하고 나서야 우리 가족의 식단에서 MSG를 완전히 제거할 수 있었고, 결과적으로 건강을 회복해 삶을 극적으로 바꿀 수 있었다.

식품 업계의 비밀 원료

────── REID 식단의 긍정적 효과를 설명하는 건 쉽지 않은 일이다. 과학적 근거는 분명했지만, 식품 업계에 제품의 성분에 대해 의문을 제기하는 것이 문제였다. 마트의 진열장을 훑어보기만 해도 식품 업계의 과열된 경쟁을 쉽게 파악할 수 있다. 하지만 이

일에 대한 심층 조사를 처음 시작했을 때만 해도 나는 세상 물정에 밝지 못했다. 기업들은 소비자의 건강보다 편의성과 맛을 우선시하는 가공식품에 막대한 자금을 투자해 왔으니, 특정 식품첨가물이 우리 가족의 건강에 문제를 일으켰다는 조사 결과를 달갑게 여길 리 없었다.

여러 가지 문제에도 불구하고 제조업체에서 끊임없이 MSG를 첨가하는 것은 그것이 중독성을 가지기 때문이다. 이유는 단순하다. MSG를 첨가함으로써 소비자들이 제품에 중독되게끔 만들어 마케팅적 이점을 얻고자 하는 것이다. 그러나 식품 라벨에 MSG를 명시하면 건강을 중시하는 소비자들은 부정적으로 여길 수 있다. 따라서 MSG의 광범위한 사용은 비밀로 유지되고 있다.

음식이 얼마나 중독성이 있는지, 그리고 우리의 두뇌가 음식 맛을 얼마나 좋게 생각하는지는 유리 글루타메이트의 양과 상관관계가 있다. 혀와 소화관digestive tract(입에서 항문까지 이어지는 소화 통로 - 옮긴이) 전체에는 유리 글루타메이트와 결합할 수 있는 글루탐산 수용체가 있는데, 놀랍게도 소장에마저 혀와 동일한 종류의 미각 수용체가 있다. 식품 업계는 이런 사실을 잘 알고 있으며, 이를 표적으로 삼아 활용하는 방법에 도가 텄다.

향미증진제라고 불리는 MSG는 음식에 첨가되어 다섯 번째 맛인 감칠맛을 높이지만, 그 자체만으로는 뚜렷한 맛이 있는 건 아니다. 그럼에도 우리는 MSG 함량이 높은 음식을 더 갈망한다. 또한 MSG

는 '배부르다' '충분히 먹었다'는 감각인 포만감을 억제한다. 그러나 MSG 사용에도 임계점이 존재하며, 이를 초과하면 오히려 음식의 맛을 떨어뜨릴 수 있다.

식품 업계 연구소에서는 풍미, 중독, 억제된 포만감을 최적화하는 블리스 포인트bliss point(미국의 물리학자 모스코비츠Moskowitz가 정의한 용어로 '더없는 행복을 주는 지점'을 뜻함—옮긴이)를 찾는 일에 집중해 왔다.

"하나만 먹을 수 없을걸Betcha can't eat just one?"은 레이즈Lay's® 감자칩의 광고 카피다. 이 회사가 히트 상품인 감자칩에 소금, 지방뿐 아니라 MSG 같은 중독성 있는 성분을 조합해 카피 문구를 진실로 만들어간다는 사실을 누가 알겠는가! 또한 식품 업계는 어릴 때부터 우리의 입맛을 길들여왔다. 식품 업계는 1970년대에 영유아용 분유에서 MSG를 제거했다고 주장하지만, 가수분해된 단백질과 아미노산은 여전히 분유에 첨가되고 있다. 첨가물의 목적은 소장의 글루탐산 수용체를 표적으로 하여 맛 기호도를 높이는 것이다. 이런 성분을 아이가 처음으로 먹는 분유에 첨가함으로써 MSG가 풍부한 음식에 대한 평생 선호도가 높아지도록 유도한다. 이는 유아기로 끝나는 문제가 아니다. 유아기에 형성된 장내 미생물군microbiome과 장 대사가 글루탐산이 풍부한 환경에 적응하면 장내 주요 미생물은 MSG가 풍부한 식품을 선호하게 된다.

설탕만큼 중독성이 강한 MSG는 우리가 생각하는 것보다 훨씬 많은 식품에 포함되어 있으며, 식품 라벨에 다양한 명칭으로 표기되고 있다. 그런데 이 사실을 알고 있는 사람은 많지 않다. 마이클 모스Michael Moss[5]의 〈중독성 있는 정크푸드를 만드는 놀라운 과학 The Extraordinary Science of Addictive Junk Food〉을 비롯한 여러 기사에서는 음식에 대한 갈망을 유발하기 위해 얼마나 많은 자본과 연구력이 투입되는지 잘 알려준다. MSG를 계속 사용하려면 이 성분이 안전하다고 믿게 만드는 동시에 그 존재를 라벨에서 은폐해야 한다.

식품 라벨의 함정

────────── 1960년대 유해성 논란이 처음 불거진 이후부터 MSG에는 부정적인 이미지가 드리워져 있다. MSG에 대한 소비자의 우려가 커지면서 오히려 성분 표기는 점차 투명성을 잃었다. 라벨에서 MSG가 지워지는 동안 식품 공급망을 통한 MSG 유입량은 오히려 증가했으며, MSG 생산량도 함께 늘어났다. 과거와 마찬가지로 지금도 식품 업계는 MSG의 중독성이 시장점유율을 높인다는 단순한 이유로 제품에서 MSG를 제거하지 않는다. 대신 MSG를 첨가하는 방식을 변경했을 뿐이다.

조사를 시작하기 전까지만 해도 MSG가 주로 중국 음식점과 일부 스낵류에만 제한적으로 첨가될 거라고 생각했다. 우리 가족이 먹는 음식에 MSG가 들어 있다고는 상상하지도 못했다. 한참 잘못된 생각이었다. 실로 안타까운 사실은 거의 모든 가공식품에 MSG가 존재한다는 것이다.

MSG를 어떻게 표기하는지 식품 라벨 표시에 관한 규정을 살펴보자.

미국식품의약국FDA는 연방 규정에 따라 식품 라벨을 규제한다. 가공되고 포장된 식품의 모든 성분은 라벨에 명시되어야 한다. FDA 웹페이지의 MSG 라벨에 대한 질문과 답변 코너에 따르면 MSG가 식품에 첨가될 경우 '글루탐산나트륨monosodium glutamate'이라는 성분명을 식품성분표에 포함해야 한다고 명시되어 있다.[6] 또한 가수분해 단백질이나 자가분해 효모 추출물과 같은 글루타메이트를 함유한 성분도 라벨에 기재해야 한다. 그러나 해당 성분이 MSG를 포함하고 있다는 것을 라벨에 별도로 명시할 필요는 없다. 다만 'MSG 없음'이나 'MSG 무첨가'라고 표기하는 것이 허용되지 않을 뿐이다.

이 규정은 식품 업계가 제품 라벨을 통해 정보를 제공하는 방식의 기준을 제시한다. 하지만 정보의 투명성이 충분히 보장될지는 여전히 의문이다. 이런 현실에 비추어 볼 때 소비자는 다음과 같은 세 가지 사항을 염두에 두어야 한다.

첫째, 느슨한 규제와 집행에 주의를 기울이자

앞서 언급했듯, FDA 규정에 따르면 MSG가 식품에 첨가될 경우 반드시 성분 목록에 표기해야 한다. 하지만 이 규정은 순수 MSG가 별도의 성분으로 첨가될 때에만 적용된다. 예를 들어, 포장된 MSG를 상자에서 꺼내 육수가 담긴 큰 냄비에 붓는 경우가 그에 해당한다. 제조 과정에서 생성된 MSG에 대한 라벨 표기 규제는 존재하지 않는다.[7] 이는 제조 과정에서 생성된 MSG가 소비자의 눈을 피해 유입될 수 있음을 의미한다.

더 빠르게 이해하기 위해 구글 특허 검색을 활용해 라벨에 자주 등장하는 '천연 향료natural flavor', '향신료spices', '가수분해 단백질hydrolyzed protein'과 같은 모호한 성분을 깊이 있게 조사해 보았다. 알면 알수록 느슨한 규제가 MSG를 다양한 방법으로 은밀히 유입하게끔 만들었다는 사실이 드러났다.

가수분해 단백질을 예로 들어보자. 가공식품 라벨에 가수분해된 어떤 성분이 기재되어 있다면 대부분 유리 글루타메이트나 최소한 글루타메이트를 포함한 짧은 펩타이드가 존재한다는 것을 기억해야 한다. 짧은 펩타이드는 위에서 위산과 위 효소인 펩신에 의해 유리 아미노산, 즉 유리 글루타메이트로 빠르게 분해된다.

어떤 성분에 글루탐산이 포함되어 있지만, 그 비율이 전체 성분의 98% 미만일 경우 FDA 규정상 라벨에 MSG라고 명시할 필요가 없다. 참으로 놀라운 일이다. 대신 그 성분을 '가수분해 대두 단백질 제품' 또는 나중에 설명하게 될 다른 여러 명칭으로 표기한다.

이렇게 느슨한 기준은 소비자의 눈을 가린다. FDA가 유리 글루타메이트의 총량을 기재하라고 요구하지 않기 때문에 어떤 성분이나 식품에 유리 글루타메이트가 들어 있는지, 그 양은 얼마나 되는지 전혀 알 수 없다. FDA는 유리 글루타메이트가 일부 자연식품에 존재하기 때문에 사실상 이런 요구가 불필요하다고 말한다. 그러나 강화되고 보강 처리된 수많은 식품 속 글루타메이트의 양은 인간이 진화를 통해 적응해 온 '자연'의 수준을 훌쩍 넘어선다.

'효모 추출물yeast extract'에 대해 생각해 보자. 식품에 들어가는 성분을 조사하기 전까지만 해도 효모 추출물이 무엇을 의미하는지 의문을 가진 적이 없다. 성분을 파고들며 알게 된 사실은, 식품 제조에 사용되는 많은 효모 균주가 글루타메이트를 분비하도록 유전적으로 조작되었다는 것이다. 게다가 이런 유리 글루타메이트의 공급원은 '자연 발생적'이라는 이유로 제품에 MSG 첨가를 표기할 필요가 없다. 실제로 효모 추출물은 글루타메이트를 생성하는 효모 세포의 내용물을 식품에 부어 만든 농축 유리 글루타메이트 공급원이다. '추출물'이라는 단어가 포함된 라벨은 풍부한 글루타메이트 공급원일 수 있다는 사실을 유념해 두어야 한다.

발효fermentation 공정도 살펴보자. 효모 추출물과 마찬가지로 발효도 유리 글루타메이트를 생성하는 또 다른 원천이다. 오늘날 미국의 식품 제조 공장과 화학 공장에서는 옥수수를 발효해 순수한 MSG(글루탐산)를 생산하고 있다. 그러나 식품의 발효 여부를 라벨에 명시하라는 법적 규제는 없다. 발효 과정으로 생성되는 유리 글루타메이트의 양은 발효 시간, 사용되는 미생물, 주재료의 단백질 함량에 따라 달라질 수 있다.

돼지고기를 예로 들어 살펴보자. 테일러는 MSG 무첨가라고 표기된 베이컨 제품을 먹고도 경미한 증상을 보였다. 무엇이 문제인지 찾아내는 데 2년이라는 시간이 걸렸다. 결국 돼지고기와 소금만으로 만든 제품을 겨우 발견했지만, 그것을 먹고도 여전히 경미한 증상이 나타났다. 햄을 먹었을 때도 그랬지만 돼지고기 안심, 로스트, 삼겹살에는 증상이 나타나지 않았다. 추가적인 조사를 통해 원인이 고기의 염지 과정이나 발효에 있음을 알게 되었다. 베이컨과 햄은 염지 처리(소금, 설탕, 질산염이나 아질산염 같은 방부제를 사용해 고기를 숙성하는 과정 – 옮긴이)를 거친 돼지고기를 주재료로 하는데, 이 과정에서 유리 글루타메이트의 함량이 증가한다.

그런데 테일러는 '비非염지uncured'로 표기된 베이컨에도 같은 증상을 보였다. 나는 한 제조업체에 비염지로 표기된 베이컨의 제조 과정에 대해 문의했다. 그들은 돼지고기를 소금으로 드라이 럽dry rub(고기를 조리하기 전에 소금, 후추, 허브, 향신료 등을 혼합하여 고기 표면을 문지르는 과정 – 옮긴이)을 한 다음 실온에 보관한다고 답했다. 아마도 고기를 실온에 두는 시간이 '염지cured' 라벨을 붙여야 하는 규정 시간보다 짧으리라 추측할 뿐, 드라이 럽과 염지 과정의 차이점을 여전히 완전히는 이해하지 못하고 있다. 어쨌든 베이컨 포장지에 염지되지 않았다고 표기되어 있음에도 내 딸은 증상을 보였다.

이제 '배양cultures'에 대해 살펴보자. 성분표에 '배양'이 포함되어 있다는 것은 무엇을 의미할까? 배양 또는 미생물 균주는 식품 포장지에 다양한 방식으로 표기되는데, 이는 발효 공정을 거쳤다는 뜻이다. 그리고 이 과정에서 단백질이 발효되어 MSG를 생성한다.

향신료spices는 어떨까? 향신료는 유리 글루타메이트의 숨겨진 잠재적 공급원임을 암시한다. FDA 규정에는 향료 또는 향신료 등이라고 라벨에 표기하도록 하는 특정 요건이 있다. 이 규정은 표면적으로 소비자와 제조사 모두를 보호하는 것처럼 보이지만, 향신료라는 광범위한 용어는 제조사가 자사의 영업 비밀을 밝히지 않고 독점적인 혼합물을 보호할 수 있게 한다. 여기까지는 괜찮을 수 있다. 향료 라벨은 정말로 오레가노와 로즈메리만 포함된 것을 의미할 수도 있기 때문이다. 문제는 포괄적 용어 덕분에 제조사가 제품에 포함된 유리 글루타메이트의 존재를 숨길 수 있다는 데 있다. 여러 향신료를 제조하는 방법은 다양하며, 향신료에 포함된 일부 성분은 글루타메이트를 생성하는 방식으로 처리될 수 있다. 예를 들어 마늘 가루나 양파 가루 등 분말 식품은 종종 추가적인 안정제, 황산화제, 효소 처리제 및 응결 방지제를 포함하는데, 이 모든 것이 MSG를 생성할 수 있다. 그러나 이런 첨가제는 성분 라벨에 단순히 향신료라고 표기된다. 만약 생마늘이 이런 분해 과정을 거친다면 마늘 자체에 함유된 12%의 단백질이 분해되어 유리 아미노산을 생성하며, 그중 약 24%가 글루탐산이다. 이런 이유로 나는 이제 오레가노, 로즈메리, 강황 등 향신료 성분이 명확하게 명시된 제품만 구입한다.

둘째, 오해의 소지가 있는 라벨에 주의하자

식품 성분 표기법의 허점은 글루타메이트를 순수 MSG 형태로 첨가했을 때만 MSG라고 표기한다는 점이다. 이 규정으로 일부 제조사는 MSG를 함유한 다른 성분이 포함되었음에도 MSG가 없다고 주장할 수 있다. 오해의 소지가 있는 주장에 대한 FDA 규정에도 불구하고 'MSG 무첨가' 또는 'MSG 없음' 등 의심스러운 주장이 자주 눈에 띈다.

일부 업체는 그보다는 투명하게 정보를 공개하고 있지만, 여전히 FDA 규정을 완벽하게 준수하고 있지는 않다. 유기농 닭고기 육수 라벨에 'MSG 무첨가'라고 표기된 경우를 예로 들 수 있겠다. 이런 라벨에는 '효모 추출물에서 자연적으로 발생한 소량의 글루타메이트 함유' 같은 단서가 추가되기도 한다.

이런 문구를 보고 가장 먼저 드는 생각은 '얼마나 많은 사람이 글루타메이트가 MSG와 같은 물질임을 알고 있을까?' 하는 것이다. 효모 추출물이 MSG를 포함하고 있다는 사실을 라벨에 분명히 명시해야 한다고 본다. 효모 추출물은 MSG를 포함하고 있으므로 향미 증진제로 식품에 첨가되는 것이다.

두 번째로 드는 생각은 효모 추출물뿐 아니라 MSG를 함유한 성분이 든 모든 제품에는 'MSG 무첨가'라는 주장을 해서는 안 된다는 것이다. 예를 들어 제품에 건조된 치킨 브로스나 치킨 스톡이 포함되어 있다면 가공 중 생성된 유리 글루타메이트가 들어 있을 가능성이 높다. 천연 향료도 유리 글루타메이트의 또 다른 잠재적 공급원이다(이에 대한 자세한 내용은 나중에 더 다루겠다). 중요한 것은 식품 제조사는 치킨 브로스에 포함된 유리 글루타메이트 총량을 밝힐 의무가 없고, 소비자는 그 정보를 확인할 길이 없다는 현실이다. 이 글을 쓰는 지금도 FDA는 성분에 MSG가 포함되어 있으면 'MSG 무첨가'라는 문구를 쓸 수 없다고 명시하고 있지만, 실제로는 이 규정이 제대로 지켜지지 않는다. 꼼꼼하게 라벨을 확인하는 소비자조차 사실상 공개되지 않은 양의 MSG를 포함한 치킨 브로스를 건강 식품으로 여기고 선택할 수밖에 없다.

혼란을 초래하는 또 다른 식품으로 단백질 파우더, 단백질 바, 단백질 셰이크가 있다. 이 경우 단백질을 가공하는 공정이 곧 숨겨진 MSG의 주요 원천이다. 테일러와 내가 스무디 루틴을 시작했을 때 처음에는 단백질 파우더를 스무디에 추가할 생각이었다. 미국에서는 고단백 식단에 대한 집착이 커지면서 단백질 파우더의 인기가 높아지고 있는데, 이것이 소비자의 식단에 상당한 양의 MSG를 추가하고 있다. 〔표 2.1〕에서 보듯 그 증거는 성분표에서 확인할 수 있다.

우리 몸은 유리 글루탐산과 MSG를 구별하지 못한다. 여기서 언

[표 2.1] **인기 있는 단백질 파우더의 1회 섭취량 속 아미노산 함량**

아미노산	함량	아미노산	함량
알라닌Alanine	1,150mg	리신Lysine	2,080mg
아르기닌Arginine	568mg	메티오닌Methionine	560mg
아스파르트산 Aspartic Acid	2,325mg	페닐알라닌 Phenylalanine	742mg
시스테인Cysteine	687mg	프롤린Proline	1,110mg
글루탐산Glutamic acid	3,729mg	세린Serine	831mg
글루타민Glutamine	75mg	트레오닌Threonine	1,238mg
글리신Glycine	393mg	트립토판Tryptophan	459mg
히스티딘Histidine	417mg	티로신Tyrosine	767mg
이소류신Isoleucine	1,332mg	발린Valine	1,222mg
류신Leucine	2,597mg		

참고: 함량표에 따르면 이 단백질 파우더의 평균 1회 섭취량에는 글루탐산 3,729mg, 즉 3.729g
이 포함되어 있다. 글루탐산은 글루타메이트, MSG와 동일한 물질이다.

급한 단백질 파우더는 한 번 섭취할 때마다 3.7g 이상의 MSG를 제
공한다. 식품에 이렇게 많은 양의 MSG가 포함되어 있음에도 라벨
에 'MSG 함유'라고 명시할 필요가 없다는 사실이 그저 놀라울 따
름이다. 그러므로 단백질 파우더, 단백질 바, 단백질 칩, 단백질 셰
이크를 비롯한 가공 단백질 상품을 주의해야 한다. 이런 제품은 대
부분 상당량의 유리 글루타메이트를 포함하고 있을 가능성이 높다.

셋째, 식품에 포함된 효소는 또 다른 경고 신호다

효소는 화학 결합을 분해하는 데 도움을 주는 생물학적 분자다. 단백질 함유 식품에 펩타이드 결합을 끊는 효소를 추가하면 상당량의 유리 아미노산이 생성되는데, 그중에서도 글루타메이트가 특히 많이 생성된다. 그러나 성분 목록에 효소로만 기재되어 있다면 어떤 화학 반응이 일어났는지 구체적으로 알기 어렵다. 이들 효소가 음식 섭취 전 소화를 돕는 목적으로 사용되었다는 것 외에는 그 기능을 정확히 알 수 없는 것이다.

문제를 더 복잡하게 만드는 것은 효소를 천연 향료라는 범주로 분류하는 경우다. 이해하기 어렵지만 FDA는 향미료가 아닌 효소를 천연 향료로 분류하도록 허용한다. 제조사는 효소가 첨가된 단백질 파우더에 천연 향료가 들었다고 주장하며 글루타메이트를 포함한 유리 아미노산의 존재를 숨길 수 있다.

제조사가 조금만 정성을 기울이면 상품에 유리 아미노산, 짧은 펩타이드 및 원형 단백질이 얼마나 들었는지 식품 라벨을 통해 쉽게 알려줄 수 있다. 이 정보만 있으면 분해된 단백질이 얼마나 많은지 헤아리는 것도 어렵지 않다. 그러나 이런 정보는 절대 밝히지 않는다.

나 또한 식품 라벨을 어떻게 해석해야 할지 몰랐다. 기껏 취득한 생화학 박사 학위는 아무런 도움이 되지 못했다. 다행스럽게도 건강한 선택을 위해 생화학자가 될 필요는 없다. 소비자로서 우리는 제대로 된 정보를 통해 MSG의 근원과 이를 생성하는 식품 제조 과정을 이해하고, 라벨에 유리 글루타메이트를 표기하도록 촉구하는 행동으로 스스로 보호할 수 있다. 우리의 집단행동이 식품 산업에 변화를 가져온다. 투명하게 정보를 공개한 제품에 지갑을 여는 것으로 소비자의 의사를 적극 표명할 수 있다.

숨어 있는 MSG 찾아내기

——————— 다양한 이름을 가진 유리 글루타메이트는 〔표 2.2〕에서 보듯, 최소 50개 이상의 식품첨가물에 포함되어 있다. 조사 과정에서 MSG의 여러 명칭이 이미 오래전에 밝혀졌다는 놀라운 사실을 확인할 수 있었다. 1991년 CBS의 간판 시사 프로그램 〈60분60 Minutes〉[8]에서 MSG의 대체 명칭들이 공개되었다. 식품 속 MSG를 은폐하려는 관행은 결코 새로운 뉴스가 아니다. 우리가 새롭게 인식해야 할 것은 과도한 글루타메이트가 미국의 현재 건강 위기와 어떻게 연결되어 있는지다. 비만, 중독, 당뇨병 등 우리가 직면한 수많은 건강 문제에 대응하는 가장 명확한 방법은 가능한 한 많은 자연식품을 섭취하고 과도하게 가공된 식품을 피하는 것이다. 〔표 2.2〕는 가수분해 단백질이나 유리 글루타메이트를 함유한 가공식품 성분을 나열한 것이다.

MSG 쇼크

[표 2.2] 글루타메이트가 함유된 식품 라벨 성분

가공 처리한 토마토Tomato, processed(페이스트, 파우더, 선드라이 등)

가수분해물질Hydrolyzed anything[b](가수분해된 귀리 가루, 단백질, 식물성 단백질 등)

감자 플레이크Potato flakes

감칠맛Umami

강화제Fortified[b](비타민, 영양, 단백질, 아미노산, 미네랄 등)

건조 완두콩Dried peas

건조란Dehydrated egg

고기 향료Meat flavorings(치킨, 비프 등)

구아닐산이나트륨Disodium guanylate

구연산Citric acid

구연산염Citrate

글루타메이트Glutamate

글루탐산Glutamic acid

글루탐산나트륨MSG, Natrium glutamate

글루탐산마그네슘Magnesium glutamate

글루탐산암모늄Monoammonium glutamate

글루탐산칼륨Monopotassium glutamate

글루탐산칼슘Calcium glutamate

글루텐Gluten

김Nori

난분Egg powder

뉴트라스위트Nutrasweet®[a]

다시마Kombu

다시마 추출물kombu extract, Tangle extract

단백질 강화Protein fortified

단백질 고형물Protein solids

단백질 파우더Protein powder

당밀Molasses

대두Soy(콩 추출물, 단백질, 단백질 농축물, 분리물, 소스, 레시틴 등)

덜스Dulse

덱스트로스Dextrose(발효 및 효소 처리해 밀에서 추출한 포도당)

두부Tofu

듀럼밀Durum

라이밀Triticale

말토덱스트린Maltodextrin

맥아Malt(시럽, 향료, 밀가루 등)

맥주효모Brewers yeast

무교병Matzo

무교병 가루Matzo meal

무지방no fat

미소Miso

밀Wheat(밀기울, 밀가루, 밀싹, 밀전분 등)

밀고기Seitan

바이털 글루텐Vital gluten

반죽 개량제Dough conditioner(s)

발효균Cultures

발효식품Fermented(곡물, 단백류, 콩 등)

벌 화분Bee pollen

베친Vetsin

변성 전분Modified food starch

보리Barley(플레이크, 가루, 맥아, 진주보리 등)

부용Bouillon

분리물Isolates(유리 단백질)

분유Milk powder

불구르Bulgur

브로스Broth

비료Fertilizer

비트Beet(농축액, 주스, 가루 등)

빵가루 믹스Breading(브레드 스터핑 등)

생선 소스Fish sauce

세몰리나Semolina

수프 베이스Soup base

스위트 앤 로Sweet'N Low®

스톡Stock

스펠트밀Spelt

스플렌다Splenda®

스피룰리나Spirulina

시즈닝Seasoning(s)

식물 고무질Vegetable gum

식초Vinegar(사과, 발사믹, 화이트, 와인 등)

쌀조청Rice syrup

아따Atta

아미노산 킬레이트Amino acid chelate(아스

파르테이트 글루타메이트)

아스파르테이트Aspartate[a]

아스파르트산Aspartic acid[a]

아스파탐Aspartame[a]

아지노모토Ajinomoto

악센트Accent®

안나토Annatto

에머밀Emmer

에피코르Epicor®

염지육Cured meat

영양 효모Nutritional yeast

옥수수Corn(통조림, 전분, 시럽, 설탕, 고형분 등)

올리고덱스트린Oligodextrin

완두콩 단백질Pea protein(분리물 등)

외알밀Einkorn

우무Agar

우유 가공류Milk byproducts(연유, 농축유, 유청 등)

유청Whey(단백질, 농축, 분리 등)

육포Jerky

이노신산이나트륨Disodium inosinate

인공 향료Artificial flavors

인조육 단백질Textured protein

자가분해 산물Autolyzed anything[b](자가분해 단백질, 효모 등)

저지방Low fat

저지방우유Reduced fat milk(무유당)

젤라틴Gelatin

조미 소금Seasoned salt

증점제Gum(구아검, 잔탄검 등)

지방분해 버터 지방Lipolyzed butter fat

천연 향료Natural flavor(s)

첨가제Enriched anything(비타민, 미네랄, 단백질 등)

초고온 살균Ultra-pasteurized

추출물Extracts[b](단백질, 버섯, 비트 추출물 등)

치즈Cheese

치킨Chicken / 포크pork / 비프beef '베이스base' 또는 '스톡stock'

치킨Chicken / 포크pork / 비프beef '착향 flavoring'

카라기난Carrageenan

카무트Kamut

카세인Casein

카세인나트륨Sodium caseinate(카세인산이나트륨)

카세인염Caseinate

카세인칼슘Calcium caseinate

카카오매스Chocolate liquor

코코넛 아미노Coconut aminos(아미노산)

콜라겐Collagen(가수분해 콜라겐)

클로렐라Chlorella

타마리Tamari

탈수 단백질Dehydrated protein

통밀 밀가루Graham flour

파로밀Farro/faro

파리나Farina

펙틴Pectin

푸Fu(일본식 건조 밀 글루텐)

프로테아제Protease(단백질 분해 효소)

한천Agar-Agar

해조Kelp

해조 분말Kelp meal

해초Seaweed

해초 추출물Seaweed extract

향료Flavors, flavorings

향미증진제Flavor enhancer

향신료Spice(s)

향신료 혼합물Spice blends

현미 시럽Brown rice syrup

호밀빵과 밀가루Rye bread and flour

효모Yeast[b](추출물, 식품, 영양제, 페이스트 등)

효소 변형Enzyme modified

효소 함유Containing enzymes

훈연 향료Smoke flavoring(s)

a: 체내에서 글루타메이트와 유사한 생리적 반응을 유발함
b: 공정 과정 중 화학적 또는 생물학적 변환을 통해 MSG를 생성함

목록을 작성하면서 막연한 추측은 냉혹한 현실이 됐다. 요즘 식단에는 글루타메이트가 심각하게 많다. 1959년 FDA는 MSG를 보통 수준으로 사용할 경우 건강에 문제가 없다고 판단해 '일반적으로 안전하다고 인정되는 물질GRAS, Generally Recognized As Safety'로 분류했다. 그러나 '보통 수준'에 대한 명확한 정의가 없는 상태에서 안전하다고 분류된 지 60년이 지난 지금, 식탁 위 유리 글루타메이트는 적어도 1천 배 이상 많아졌다.

MSG가 포함된 일상 식단에 만성적으로 노출되면 어떤 영향이 있는지 조사한 연구는 아직 단 한 건도 없다. 그러나 여러 논문을 검토한 결과, 과도한 글루타메이트 섭취가 건강에 해롭다는 명백한 결론을 내릴 수밖에 없다.

선진국 인구의 평균 MSG 섭취량을 추정하는 일은 쉽지 않다. 그럼에도 식단에 포함된 유리 글루타메이트의 양을 추정하려는 연구는 40년 전부터 있었다.[9] 그중 한 연구는 한 파킨슨병 환자에게 연구비를 지원받았는데, 아마도 질병과 관련된 개인적 사유로 식품 라벨에 표기되지 않은 MSG 함량 정보가 필요했던 듯하다.

MSG의 영향력을 조사하는 연구자들은 의미 있는 결과를 도출하기 위해 식단에 포함된 MSG의 양을 추정해야 할 때가 많다. 2010년 진행된 연구에서는 MSG가 미주신경(기본적으로 뇌와 장을 연결하는 신경 회로의 중요한 축)에 미치는 영향을 조사하며 MSG 섭취량을 하루 2g으로 추정했다.[10] 이 수치는 FDA가 추정한 양의 거의 네 배에 달하지만, 실제 섭취량보다는 훨씬 적다.

소비자를 더욱 혼란스럽게 만드는 것은 오해의 소지가 있는 정보다. 정치적 이해관계에 연루된 관계자와 규제 기관이 제공하는 정보 대부분이 여기에 속한다. FDA는 식품에 포함된 MSG 함량에 대한 우려를 누그러뜨리려고 "일반적으로 MSG가 첨가된 식품의 1회 제공량에는 1g 미만의 MSG가 포함되어 있다"[11]는 입장을 밝혔다.

국제식품정보위원회IFIC 역시 "미국인은 평균적으로 MSG를 통해 하루 1g 미만의 글루타메이트를 섭취한다"[12]는 공식적 입장을 밝혀 MSG가 건강에 문제가 될 것이 없으며, 더구나 식단을 통해 과도한 양의 MSG를 섭취할 가능성이 낮다고 했다. 매년 전 세계 사람들에게 하루 1.2g씩 배급할 수 있을 만큼의 순수 MSG가 생산되고 있는 상황에 비추어 볼 때, 이 같은 주장은 신뢰가 가지 않는다. 게다가 하루 1.2g이라는 수치는 식품 가공 과정에서 추가되는 MSG의 양을 포함하지 않은 값이다.

MSG 일일 섭취량 계산하기

———————— 숨겨진 분량까지 포함할 경우, 하루 섭취하는 MSG의 양은 평균적으로 얼마나 될까? 건강에 해가 될 만큼 유의미

한 수준일까? 공개된 자료를 토대로 계산해 보았다. 1인당 소비되는 가공식품의 양, 해당 식품의 평균 단백질 함량, 가공 정도를 기반으로 계산한 추정치는 〔표 2.3〕과 같다. 설명하기에 앞서 현대 식단에서 MSG의 가장 큰 공급원은 초가공식품이라는 점을 밝혀둔다.

〔표 2.3〕에서는 데이터를 간결하고 명확하게 보여주려고 반올림한 값을 사용했다. 초가공식품은 우리 식단에서 가장 많은 양의 MSG를 제공하는 그룹으로, 그 양은 약 8.5g에 달한다. 이 값은 식품 가공 과정 중 식품 내 존재하는 단백질로부터 생성된 MSG의 양을 추정한 것으로, 제조사가 별도로 첨가한 순수 MSG는 포함하지 않은 수치다.

여기에 별도로 추가되는 분량까지 더하면 그룹별 MSG 함량은 더욱 증가한다. 앞서 〔표 2.2〕에서 밝혔듯, MSG는 다양한 방식으로 라벨에 표기되지 않은 채 식품에 추가될 수 있다. 〔표 2.3〕은 향료, 첨가물, 아미노산 강화 등, 식품에 흔히 추가되는 다양한 방식의 MSG를 포함하지 않은 값이다.[13]

기억하자. 매년 350만 톤 이상의 순수 MSG가 제조되어 식품에 사용되고 있다. 앞서 언급했듯, 전 세계 인구 80억 명에게 매일 1.2g씩 제공할 수 있는 양이다. MSG가 모든 사람에게 고루 분배되지 않는다는 점도 염두에 두어야 한다. 주로 현대 식단을 선호하는 사람이 더 많은 MSG를 섭취한다.

이런 점들을 고려하면 〔표 2.3〕에 제시된 숫자는 일일 소비량을

[표 2.3] **가공식품의 단백질에서 유래한 MSG 일일 섭취 추정량**

글루타메이트 공급원	일일 섭취량
그룹 1: 미가공 또는 최소 가공식품 (예: 생채소, 견과류, 육류, 주스, 밀가루, 파스타, 요구르트)	~0.5 g
그룹 2: 가공된 식재료 (예: 기름, 전분, 시럽)	~0.1 g
그룹 3: 가공식품 (예: 통조림 채소, 빵, 가공육, 치즈)	~1.5 g
그룹 4: 초가공식품 (예: 통조림 파스타, 과자, 냉동식품, 가당 음료, 시리얼, 유아용 조제식, 치킨 너깃, 디저트)	~8.5 g

참고: NOVA 분류 체계에 따른 가공식품군 분류
출처: Carlos Augusto Monteiro et al, (2007) The UN Decade of Nutrition, the NOVA Food
 Classification and the Trouble with Ultra-Processing, *Public Health Nutrition* 21(1),
 5-17.

과소평가한 매우 보수적인 수치임을 알 수 있다. 표면적인 정보만으로도 선진국에서 한 사람당 하루 평균 약 10g의 유리 글루타메이트를 어렵지 않게 섭취한다는 게 드러난다.

음식 문화에 따라 다르지만, 한 접시에 10g에 달하는 MSG가 포함될 수 있다고 발표한 연구자도 있다. 무려 30년 전에 발표된 자료다.[14] 충격적인 사실은 현대 식단을 통해 실제 섭취하는 MSG 일일 섭취량이 10g 이상이라는 점이다.

놀랍게도 이 정도의 글루타메이트를 매일 섭취했을 때 장기적이고 만성적인 안전성 평가는 아직 한 번도 이루어진 적이 없다.

데이터는 없지만, 우리가 검토한 결과만으로도 경각심을 갖기에 충분하다.

한 논문에서는 글루타메이트 0.5g/kg을 일회성으로 섭취하거나 주사했을 때, 뇌가 발달 중인 어린 동물에게서 심각한 신경 손상이 발생했다고 발표했다.[15] 이 연구에서 언급된 글루타메이트 용량은 3kg 아이에게는 1.5g, 10kg 아이에게는 5g에 해당하는 양이다. 5~10g은 뇌가 발달 중인 이 시기 아이들이 음식을 통해 쉽게 섭취할 수 있는 양이다. MSG의 과잉 섭취를 부추기는 현대 식단, 특히 가공식품과 초가공식품을 중심으로 구성된 식단이 우리의 건강을 위협하고 있다.

자연식품 속 글루타메이트

———————— 이제 글루타메이트가 왜 문제인지, 그 과학적 근거는 무엇인지를 차근차근 알아보겠다. 다음 장에서는 글루타메이트의 신체적 기능, 신경전달물질로서의 역할, 질병과의 관련성, 염증과의 관계 등이 우리의 장내 미생물군과 어떻게 연결되는지 설명할 것이다. 소화에 도움을 주는 미생물은 우리가 선택한 음식의 영양소에 의존한다. 사실 장내 미생물군은 우리의 건강 파트너다. 우리는 우리를 위해서만 먹는 게 아니라 수조 마리의 미생물을 위

해 음식을 섭취한다고 할 수 있다.

테일러와 나는 이제 신선한 유기농 자연식품으로 구성된 식단을 먹고 있다. 이 식단은 그 어떤 것과도 바꿀 수 없을 만큼 우리 삶의 중요한 부분이 되었다. 자연식품으로만 구성된 식단에도 유리 글루타메이트가 어느 정도 들어 있다는 것을 잘 알고 있다. 그러나 그 양은 대다수 사람에게 문제가 되지 않는 수준이다.

자연식품에 존재하는 낮은 수준의 글루타메이트는 진화론적 존재 이유가 있다. 잘 익은 과일, 견과류, 채소에 든 글루타메이트는 채집 유랑민이던 우리 조상들에게 무엇을 언제 먹을지 알려주는 신호로 작용했을 것이다. 글루타메이트는 우리 몸이 음식에 포함된 단백질을 인식하도록 신호를 보내고, 생존에 필요한 에너지가 풍부한 음식을 선호하도록 하는 유익한 메커니즘을 제공한다.

이어지는 내용에서 더 자세히 설명하겠지만, 음식 속 글루타메이트는 소화관에 단백질이 얼마나 들어올지를 알려주는 등, 본연의 중요한 생리적 기능을 수행한다. 글루타메이트는 미각 수용체를 활성화하고, 장운동을 촉진하며, 소화효소 분비를 유발하는 등 소화 기능을 조절한다.[16] 음식에 자연적으로 존재하는 글루타메이트를 섭취할 때는 그렇다. 또한 자연식품에는 단백질, 섬유질, 지방, 탄수화물, 비타민, 미네랄과 함께 글루타메이트 대사를 돕는 많은 보조 인자도 적절한 비율로 섞여 있다. 그러나 상업적으로 가공된 식품은 이런 수치가 왜곡되어 자연스러운 균형을 찾아보기 힘들다.

자연식품 식단에 포함된 유리 글루타메이트의 총량은 하루에 1g 이하로, 현대화된 문명의 표준 식단에 포함된 양보다 최소 한 자릿수나 적다. 그러나 1g만으로도 음식을 맛있게 느끼기에 충분하다. 집에서 재배한 토마토에도 글루타메이트가 포함되어 있다. 개인적으로는 자연이 만들어낸 자연스러운 맛이라고 생각한다.

　이제 글루타메이트 섭취량의 숨은 비밀에 대해 어느 정도 이해했을 것이다. 다음 장에서는 이 비밀을 유지하고자 하는 강력한 이해관계에 대해 살펴보겠다.

3장

빅푸드 산업의
교묘한 눈속임

MSG
SHOCK

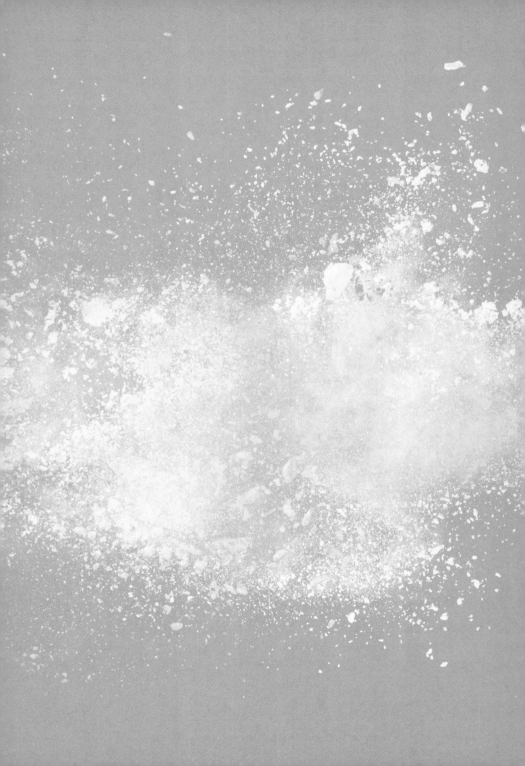

처음 느낀 감정은 분노였다. 우리가 정확히 무엇을 먹고 있는지 깨닫자마자 '어떻게 음식 성분을 이렇게 불분명하게 표기할 수 있지?' 싶었다. 마트 진열대에 즐비한 상품 안에 실제로 무엇이 들었는지 알게 되었을 때는 경악했고, 이내 화가 치밀었다. 식품 산업이 우리에게 엄청난 양의 MSG를 먹이면서도 그 사실을 비밀로 유지하려고 애쓰는 게 보였기 때문이다.

믿고 먹던 모든 제품에 의구심이 들기 시작했다. 제조업체에서 판매처를 거쳐 소비자에게 이르는 신뢰의 연결 고리는 진실에 기반해야 하는데 우리는 감쪽같이 속아왔다. 자연식품 매장의 젊은 점원은 자신이 추천하는 단백질 파우더가 고객의 건강에 도움이 되리라고 진심으로 믿었을 것이다. 건강식품점 주인도 제품에 대해 충분히 안다고 확신하며, 자신이 판매하는 감칠맛 나는 조미료가 MSG와 관련이 없다고 주장할 수 있다. 안타깝게도 그동안 우리 모두 속아왔다.

MSG와 글루타메이트가 풍부한 가공식품이 건강에 미치는 위험을 왜 간과해 왔는지 이해하려면 과거로 거슬러 올라가야 한다. MSG의 안전성 논쟁은 1957년 한 연구팀이 MSG의 망막 독성을 보고하면서 시작되었다.[1] 이후 수십 년 동안 수백 명의 연구자가 작성한 4만 편 이상의 연구 논문을 통해 글루타메이트 독성과 망막 손상(황반변성 포함) 사이의 관련성이 밝혀졌음에도 식품 속 MSG는 충분한 주목을 받지 못했다.

워싱턴대학교 의과대학의 정신의학·병리학·면역학 교수이자 의사인 존 올니John Olney는 MSG의 독성 효과를 입증한 초기 선구자로 꼽힌다. 그는 1960년대 후반부터[2] 수십 년 동안 글루타메이트 독성에 대한 연구 결과를 지속적으로 발표했다. 그의 연구는 글루타메이트 독성이 뇌 병변, 비만, 정신 질환, 뇌종양과 관련이 있다는 중요한 발견을 이끌어냈다.[3] 또한 '흥분독소excitotoxin'라는 개념을 처음으로 도입하기도 했다. 그는 지난 30년간 식품의 MSG 사용을 더 강력하게 규제해야 한다고 주장해 왔다.

그러나 MSG 안전성 문제를 제기한 최초의 과학 연구가 시작된 지 불과 2년 뒤인 1959년, FDA는 MSG를 GRAS, 즉 일반적으로 안전하다고 인정되는 물질로 분류했다.[4] 그 후로 수십 년 동안 그에 반하는 연구 결과와 소비자가 경험한 여러 부작용이 보고되었지만, 안전성에 대한 공식적 기준은 여전히 유지되고 있으며, 이를 위해 엄청난 자금이 투입되고 있다. 수조 달러 규모의 가공식품 산업은 글루타메이트 관련 연구에 자금을 지원하고, 세계보건기구WHO 국제식품규격위원회Codex Alimentarius Commission 활동에 적극적으로 참여함으로써 식품 기준, 실천 규범, 안전 지침에 영향력을 발휘하고 있다. 불행하게도 이 같은 근거는 '식품 정치food politics'가 공식적인 영양 정보[5]와 영양 정의 기준에 개입하고 있음을 보여준다.

미디어를 장악한 MSG 이권 단체

——————— 글루타메이트 산업은 글루타메이트의 유해성을 주장하는 다양한 연구의 신뢰도를 떨어뜨리려고 부단히 노력한다. 또한 안전성을 강조하는 홍보도 지속적으로 병행한다. 이런 노력은 소비자가 글루타메이트의 건강성 문제를 판단하는 데 큰 걸림돌로 작용한다. '잠깐, 글루타메이트 산업? 그게 뭔데?' 하는 의문을 가질 수 있다. 여기서 잠시 이 산업의 역사에 대해 훑어보겠다.

식품 속 MSG에 대한 우려가 대두되던 1969년, 글루타메이트 산업의 입장을 대변하기 위해 국제글루타메이트기술위원회IGTC, International Glutamate Technical Committee가 설립되었다. 글루타메이트로 식품의 맛을 높이고 중독성을 강화하려는 이해관계를 가진 식품 회사들은 IGTC에 회비를 낸다. 그리고 IGTC는 이 자금을 MSG 안전성 연구와 마케팅에 사용한다. 위원회에는 세계 최대 규모의 식품 회사가 다수 포함되어 있다. 이들 회사는 식재료 제조, 마케팅,

향신료와 향미 혼합물, 통조림, 냉동식품과 기타 포장 가공식품 등 분야도 다양하다.

1977년에는 MSG에 대한 미국 식품 업계의 이해관계를 대변하기 위해 IGTC의 자회사인 글루타메이트협회TGA, The Glutamate Association가 설립되었다. 두 조직 모두 로버트H.켈렌컴퍼니Robert H. Kellen Company 산하에 있다. 또한 로버트H.켈렌컴퍼니는 몬산토Monsanto와 듀폰Dupont 같은 회사들이 주도하는 국제식품첨가물협의회IFAC, International Food Additive Council의 모회사다. 국제식품첨가물협의회는 로비를 통해 식품첨가물의 사용을 옹호하고 독려한다. 현 상태를 그대로 유지하려는 여러 단체가 존재하는 셈이다.

글루타메이트 산업은 미디어부터 연구 논문 발표 시스템에 이르기까지 광범위한 영향력을 발휘한다. MSG가 건강에 부정적 영향을 미친다는 주장이 제기될 때마다 글루타메이트 산업은 신속하게 대응한다. 태국과 중국 인구를 대상으로 진행된 연구는 MSG 섭취가 대사증후군과 비만을 유발할 수 있다고 주장했으며, 독일 연구는 MSG 섭취가 비만과 과도한 식욕, 저신장[6]을 유발할 수 있다고 보고했다. 물론 반박은 신속했다. IGTC의 자금을 지원받는 학술지에 즉각적인 비非동료 평가non peer review(산업체가 자금을 지원한 평가 논문으로 이해관계에 따라 결론이 왜곡될 수 있음 - 옮긴이)가 게재되었다.[7]

예상대로 이러한 반박 논문은 원래 연구의 결론을 전면 부정했다. 또한 글루타메이트 산업이 자금을 지원한 한 연구는 유아식에 포함된 유리 글루타메이트가 건강에 해롭지 않다는 결론[8]을 내렸다. 덕분에 유아식 라벨에는 MSG를 따로 표기할 필요가 없다.

글루타메이트 산업의 자금 지원을 받은 또 다른 연구에서는 음식에 포함된 글루타메이트를 섭취하면 혈중 글루타메이트 수치가 증가하지만, 이것이 건강상 문제를 일으키지 않는다고 주장한다.[9] IGTC와 미국국립보건원NIH은 식이 글루타메이트가 신경계 활성화에 영향을 미치지 않는다는 연구 프로젝트[10]에 공동으로 연구비를 지원했다. 이와 반대되는 연구 결과도 존재하지만, 이 같은 행보는 계속되고 있다.

결론적으로 글루타메이트 산업은 그들에게 불리한 과학적 근거에 신속하게 대응하고 있으며, 유해성에 대한 의문은 업계가 후원하는 연구 결과에 의해 희석당한다.

빅푸드Big Food(대량 생산 및 가공된 식품을 공급하는 거대 기업을 가리킴 – 옮긴이) 산업은 어떤 논문이 투고되는지 항상 주시하고 있다. 미국영양학회를 포함한 여러 영양학 학술지의 편집진 명단을 살펴보면 애보트Abbott, 카길Cargill, 코카콜라Coca-Cola, 다논Dannon, 듀폰, 제너럴밀스General Mills, 허벌라이프Herbalife, 힐셔브랜드Hillshire Brands, 켈로그Kellogg, 크래프트푸즈Kraft Foods, 마스초콜릿Mars Chocolate, 맥코믹McCormick, 몬산토, 전국소고기협회National Cattlemen's Beef Association, 전국유제품위원회National Dairy Council, 네슬레Nestle, 펩시PepsiCo, 화이자Pfizer, 설탕협회Sugar Association, 유니레버Unilever 등 익숙한 이름을 확인할 수 있다. 빅푸드 산업이 영양학 학술지의 후원사로 남아 있는 한 잘못된 정보는 언제든 확산될 가능성이 있다.

비슷한 사례를 통해 짐작해 보자. 비만 치료와 원인에 대한 우리의 지식 대부분은 비만을 유도한 동물 실험 결과에서 비롯된 것이다. 그리고 MSG는 실험실에서 비만 쥐를 만드는 데 30년 넘게 사용됐다. MSG가 비만, 인슐린과 렙틴 저항성, 신체 에너지 불균형과 관련이 있다는 3만 개 이상의 과학적 근거를 제시하는 논문이 존재한다(이와 관련된 내용은 7장 '글루타메이트와 질병'에서 자세히 설명하겠다).

글루타메이트 산업은 이런 결과가 실험용 동물 모델을 이용해 도출되었다는 점을 들어 인간을 대변할 수 없다고 주장하면서 평가 절하한다.[11] 그러나 이런 연구는 인간을 치료하는 약물을 개발하기 위한 전임상 실험의 필수적 근거로 활용된다. 비만 쥐 모델을 이용한 동물 실험은 전 세계적으로 빠르게 번지는 비만, 당뇨병을 비롯한 기타 질병, 즉 비만 유행병에 대한 이해를 돕는다.[12] 연구진들은 MSG가 함유된 먹이로 쥐를 살찌우면서, 소비자에게는 현대 문명의 비만 유행병이 MSG와 아무런 관련이 없다는 걸 믿으라고 강요한다. 1970년대 이후 식품에 첨가되는 MSG의 양이 최소 1천배 이상 증가한 상황에서 벌어지는 일이다.

글루타메이트와 비만 사이의 연관성을 은폐하려는 식품 업계의 시도는 연구자들에게도 영향을 미친다. 이제 연구자들은 가공식품(즉 글루타메이트가 풍부한 음식)을 먹으면 왜 살이 찌는지 설명하기

위해 쉬운 길을 두고도 먼 길로 에둘러 가야만 한다. 국립당뇨병·
소화기·신장질환연구소National Institute of Diabetes and Digestive and Kidney
Diseases의 케빈 홀Kevin Hall 박사는 통념을 깬 연구로 돌파구를 찾았
다. 그는 실험 대상자들에게 식단을 제공하며 대사 병동에 4주 동
안 머물게 했고, 그 결과를 2019년 유명한 학술지 〈사이언티픽 아
메리칸Scientific American〉에 논문 형태로 발표했다.[13] 참가자들은 나
이와 성별에 따라 두 그룹으로 나뉘었고, 그룹별로 서로 다른 식
단을 제공받았다. 제공된 두 가지 타입의 식단은 열량, 섬유질, 탄
수화물, 단백질, 지방, 설탕, 나트륨 함량에서는 모두 같지만, 중요
한 차이점이 있다. 한 그룹은 채소, 통곡물, 구운 소고기, 견과류, 버
터, 전지방 요구르트 등 미가공 또는 최소한으로 가공된 식품을 제
공했다. 다른 그룹에는 가공 치즈, 핫도그, 통조림 라비올리, 설탕이
든 시리얼, 마가린, 과일 맛 음료 등 초가공식품으로 구성된 식단을
제공했다. 두 그룹 모두 체중을 유지하는 데 필요한 열량의 두 배가
포함된 식사를 제공받으며 원하는 만큼 먹으라는 지시를 따랐다.
이후 두 그룹의 식단을 서로 교체했다.

실험 결과는 명확했다. 2주 동안 초가공식품을 섭취한 사람은
체중이 약 0.9kg 증가했고, 자연식품whole food을 섭취한 사람은 그
만큼 체중이 감소했다. 이유는 간단하다. 두 가지 타입의 식단은 영
양소, 열량, 섬유질 함량과 같은 조건이 모두 동일하지만, 초가공식
품으로 구성된 식단을 먹으면 자연식품 식단보다 하루에 500칼로

리를 추가적으로 섭취하는 결과가 초래된다. 더 간단히 말해 초가 공식품 식단을 섭취한 사람은 자기도 모르게 과식을 한 것이다. 분명한 것은 초가공식품의 성분이 사람들로 하여금 필요 이상의 많은 열량을 섭취하게 만들었다는 점이다(연구 참여자들의 체중 증가를 걱정할 필요는 없다. 식단을 바꾼 뒤 체중이 증가한 사람은 다시 체중을 감량할 수 있었고, 체중이 감소한 사람은 체중이 회복되어 결국 모든 참가자가 시작할 때와 거의 동일한 몸무게로 돌아왔다).

글루타메이트 안전성 논쟁

———— 한편 MSG의 안전성에 대한 논쟁은 계속되고 있다. 한 가지 분명한 사실은 글루타메이트 산업이 강력한 영향력을 행사하고 있으며, 글루타메이트가 안전하다는 연구 결과를 확보하기 위해 자금을 지원하고 있다는 것이다. 식품 업계, 제약 회사, 의료 산업계 사이에 거액의 자금이 오가고 있는 이 상황을 지금 당장 멈추기는 어렵다.

나는 자폐증 환자와 같이 만성적으로 염증이 있는 사람들에게 MSG가 어떤 영향을 미치는지 알아보기 위해 제대로 설계된 연구를 직접 해볼까 했지만 그만한 연구를 진행하려면 충분한 연구비가 필요했다. 그러나 자금의 출처는 연구 결과에 편향적 요인으로 작용한다. 이런 문제를 해결하기 위해 나는 비영리 단체 '언블라인드 마이 마인드Unblind My Mind'를 설립하게 되었다.

기업으로부터 자금을 지원받은 연구 결과가 해당 기업에 긍정적 영향을 미치는 것은 쉽사리 관찰되는 현상으로, 글루타메이트 산업에만 국한된 것이 아니다. 유감스럽게도 특정 연구 결과가 후원사의 이익(또는 연구기관의 지속적인 자금 지원)으로 이어질 수 있는 연구 편향의 가능성은 항상 존재한다. 이런 현상은 의약품 개발 분야에서 특히 더 명확하게 나타난다. 제약 회사가 연구 자금을 지원할 때 긍정적인 연구 결과가 도출될 확률이 4배 더 높은 것으로 확인되었다. 특히 암 치료제의 경우, 치료제를 생산하는 회사가 연구비를 지원할 때 유리한 결과가 나올 가능성이 8배나 더 높아진다.[14]

이해관계에 얽혀 온갖 수단과 방법을 가리지 않고 과학적 근거를 왜곡하거나 호도하는 이들에 대한 의구심이 든다면, 나오미 오레스케스Naomi Oreskes와 에릭 M. 콘웨이Erik M. Conway가 쓴 《의혹을 팝니다 – 담배 산업에서 지구 온난화까지 기업의 용병이 된 과학자들》[15]을 읽어보기 바란다. 독성을 지닌 치명적인 제품을 생산하는 담배 산업이 수십 년 동안 가짜 과학으로 대중을 혼란스럽게 하고 공권력을 뒤흔들었다는 점에 비추어 보면, 기업이 식품 안전 관리에 발휘하는 영향력을 과소평가해서는 안 된다.

그러나 상업적 이해관계가 지배하는 환경에서도 MSG가 섬유근육통, 두통, 간 염증, 이형성증과 같은 특정 질환에 미치는 영향을 밝혀내고자 하는 소규모 연구들이 진행되고 있다.[16] 이러한 연구는 매체를 통해 뉴스로 다루어질 가능성이 거의 없어 대중에게 알려질 기회를 얻지 못한다. 그리고 결국 IGTC와 그 산하의 여러 위원회가 자금을 지원하는 수많은 학술지에 묻혀 잊히고 만다. 식품 산업을 옹호하는 연구기관들은 대규모 연구를 수행할 수 있으며, 소규모 연구가 제시하는 과학적 근거를 발 빠르게 반박함으로써 사실상 무효화할 수 있다.

이러한 현실을 눈치챈 사람은 나뿐만이 아니다. 조사를 진행하던 중, MSG와 건강 문제를 대중에 알리려고 노력하는 사람들을 만날 수 있었다. 그들은 책을 집필하고 조직을 설립했다.[17] 또한 FDA에 시민 청원서를 제출해 식품 성분 표기법 개선을 요구하기도 했지만 받아들여지지 않았다.[18]

현실에 눈을 뜬 나는 음식 때문에 건강에 심각한 문제가 발생한 사례를 목격하기 시작했고, 내가 수집한 모든 정보를 대중과 나눌 방법을 찾아 고군분투했다. 어느 날, 예상치 못한 기회가 찾아왔다. 7월 4일, 나는 테일러와 함께 해변에서 시간을 보내고 있었다. 거기서 테일러는 순수한 매력을 가진 또래 남자아이를 만났고, 둘은 서로에게 좋은 친구가 되어주었다. 다섯 살 아이들이 함께 손을 잡고 바위에 오르는 모습을 지켜보던 소년의 아버지가 내게 다가와 말했다.

"우리 아이를 저렇게 바위에 오르게 하다니, 당신 딸은 정말 놀라운 소통 능력을 가졌네요."

나는 테일러가 작년까지만 해도 다른 아이들과 함께 어울리지 못하는 아이였다고 말했다. 그리고 그동안의 여정에 관한 이야기를 전했다. 그러자 그는 내게 TED 강연을 해볼 의향이 있는지 물었다. 소통하는 것을 그 누구보다 좋아하는 나에게 TED 같은 공식적인 플랫폼에서 강연한다는 건 사실상 꿈같은 일이었다. 영상 제작 전문가였던 그는 내가 지역 마트에서 식품 라벨에 적힌 성분을 설명하는 영상을 제작해 주었다. 친절하게도 오디션 영상을 만드는 데도 큰 도움을 주었다. 덕분에 나는 'TEDx talk'에서 강연할 기회를 얻을 수 있었다. 이렇게 소중한 인연들을 통해 내 사명은 국가적 차원의 건강 개선을 위해 노력하는 공동체를 만들겠다는 구체적인 형태를 갖추었다.

이제 과학적 맥락에서 글루타메이트가 우리 몸에서 어떤 역할을 하는지, 그리고 식단을 통해 글루타메이트가 과도하게 들어오면 왜 흥분성 물질로 작용하는지 함께 살펴보자. 지적 호기심으로 흥분되는가? 하지만 이어지는 내용에서 설명하는 '흥분'은 긍정적인 의미가 아니라는 점을 알아두기 바란다.

4장

체내 글루타메이트 과흥분

MSG
SHOCK

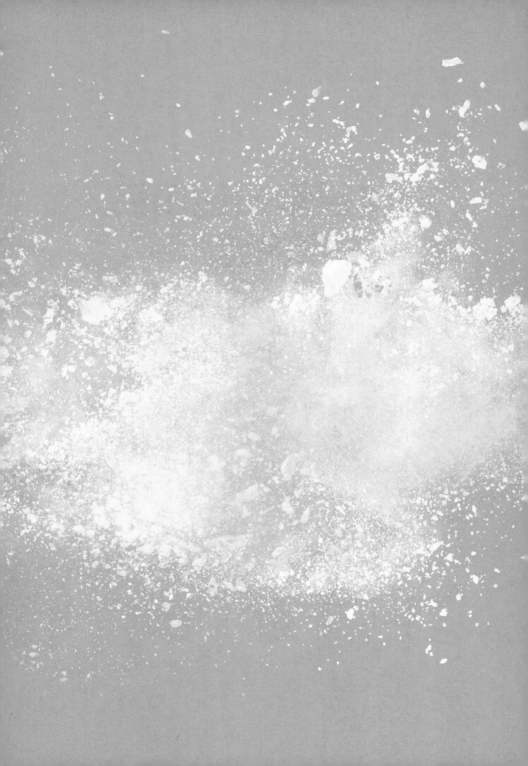

모든 부모는 아이가 행복하기를 바란다. REID 식단으로 바꾸고 나서 얼마 지나지 않아 아이는 물론 나까지 훨씬 행복해졌다는 확신이 들었다. 테일러는 이전에 관심을 두지 않거나, 거부해 왔던 것들을 새롭게 알아가는 기쁨을 만끽했다. 처음으로 사람과 소통하기 시작했고 차분한 모습을 보였다. 하지만 그렇지 않은 날도 있었다. 식단을 어기는 날에는 아이의 몸이 트라우마를 겪는 것과 같은 반응을 보였다.

기억에 남는 사건이 있다. 테일러가 남편과 함께 회사 야유회에 다녀온 날이었다(나는 아이가 어떤 음식을 먹는지 지켜볼 수 없었고, 아이는 원하는 것을 마음껏 먹었다). 집으로 돌아온 테일러는 추운 것처럼 몸을 덜덜 떨었다. 특히 입술을 심하게 떨었는데, 시간이 지나도 쉽사리 진정되지 않았다. 밤새 식은땀을 흘렸고 다리마저 떨리기 시작했다. 그 후 사흘 동안 테일러는 사소한 일에도 울음을 터뜨리는 전형적인 감정 조절 장애 증상을 보였다. 이 모든 증상이 과도한 글루타메이트에 노출되었기 때문이라는 것을 알았다. 신경학적으로 아이의 세포는 과흥분 상태에 들어섰고, 몸과 뇌는 불타올랐다.[1] 한마디로 트라우마를 겪은 것이다.

과도한 글루타메이트에 노출된 상태를 트라우마라고 부르는 이유가 있다. 의학적인 측면에서 트라우마는 출생 시 산소 부족, 심각한 감염, 머리에 가해지는 충격과 같은 신체적 손상과 연관이 있다. 하지만 음식처럼 일상적인 요인도 염증과 트라우마를 유발할 수 있다. 이런 외상적 사건은 우리의 신경계와 면역계에 기록되며, 지속적인 투쟁-도피 반응으로 나타날 수 있다(전형적인 예로 불안, 공황 발작, 일반화된 공포가 있다). 트라우마는 만성적인 면역 활성화(예를 들어 비만세포증[2], 자가면역질환, 알레르기 등)로 이어질 수 있다. 과도한 글루타메이트는 몸이 흥분성 자극에 대응하려는 과정에서 지속적이고 끊임없는 스트레스를 가함으로써 트라우마를 남긴다. 테일러와 같은 일부 사람에게는 심장이 빠르게 뛰고, 땀이 나고, 몸이 떨리는 증상이 나타난다.

음식을 가려 먹는 게 뭐가 어렵겠나 싶지만, 실상은 그렇지 않다. 글루타메이트가 강화된 식품은 우리의 미각 선호도를 재구성해 해당 상품에 중독되게 만든다. 나중에 불쾌한 부작용을 경험하게 될지라도 중독은 가시지 않는다. 반복된 노출로 새겨진 미각 선호도는 신경학적으로 고착되어 끊어내기 어렵다. 이에 대해 더 자세히 알아보겠다.

생명의 불꽃, 글루타메이트

────────── 신체 내에서 글루타메이트는 신경전달물질로 작용한다. 우리 몸의 우체부 역할이라고 보면 된다. 이 우체부(글루타메이트)는 세포의 글루타메이트 수용체에 결합하여 메시지를 전달한다. 메시지를 전달받은 세포는 세포 내 저장하고 있던 글루타메이트를 방출하는데, 이때 방출된 글루타메이트 분자들이 마치 비상연락망처럼 인접한 세포와 다시금 결합하여 메시지를 전달하고 해당 세포들 역시 글루타메이트를 방출하는 과정을 이어간다.

세포 사이에서 발생하는 수많은 신호는 감각계통이라 불리는 촉각, 미각, 시각, 청각, 후각을 통해 받는 정보를 처리하고 적절하게 반응할 수 있게 한다. 이런 감각 시스템은 학습, 기억, 운동, 소화 같은 기능을 조절한다. 글루타메이트 신호전달Glutamate signaling은 모든 생명체의 활동에 매우 중요한 역할을 담당한다. 만약 '생명의 불꽃'이라고 부를 만한 단일 분자를 하나 꼽는다면 글루타메이트가 선택될 것이다.

글루타메이트는 신경전달물질의 역할뿐 아니라 에너지 생산에 필요한 대사 기능을 조절하기도 한다. 신경전달물질과 대사 조절자로서의 복합적 기능을 수행하는 글루타메이트는 신체의 모든 세포와 혈액뿐 아니라 뇌, 장, 피부, 심장, 근육, 눈을 포함한 각 조직의 체액에 광범위하게 존재한다.

음식을 통해 과도한 글루타메이트가 들어오면 어떤 일이 벌어질까? 설명에 앞서 음식을 통해 글루타메이트를 섭취할 필요가 전혀 없다는 점을 먼저 짚고 넘어가겠다. 우리 몸은 글루타메이트를 자체적으로 만들어낸다. 필요한 양을 적당한 시기에 적절한 장소에서 생성하기 때문에 식단을 통해 따로 섭취할 필요가 없다. 따라서 글루타메이트는 '비필수 아미노산'으로 분류된다. 그렇다고 해서 글루타메이트가 인체에 필요 없다는 뜻은 아니다. 건강을 유지하려면 균형 잡힌 글루타메이트 시스템이 필요하며, 우리 몸은 스스로 균형을 유지할 수 있게끔 진화해 왔다.

글루타메이트 시스템이 어떻게 균형을 잃는지 이해하려면 신경세포 사이에 존재하는 미세한 공간을 들여다봐야 한다(〔그림 4.1〕 참고). 글루타메이트 신호전달은 신경세포(뉴런)가 서로 소통하는 방식과 신경계의 전기 자극이 전파되는 방식을 설명하는 용어다. 간단히 말해 어떤 자극에 의해 글루타메이트가 세포 사이 공간으로 방출되는 식으로 작동한다. 이 세포 외 공간(또는 세포 밖 공간)을 시냅스synapse라고 한다. 글루타메이트는 신경세포에서 시냅스를 가로질러 이웃 세포 표면의 글루타메이트 수용체로 이동한다. 그러면 해당 세포에도 변화가 일어난다. 신경세포의 경우 글루타메이트가 결합하면 세포 표면의 작은 구멍인 이온 채널이 열린다. 이후 나트륨(Na^+)과 칼슘(Ca^{2+})같이 전하를 띤 입자들이 세포 안으로 유입된다. 이를 흥분성 신호전달excitatory signaling이라 하는데, 신경섬유를 따라 전파되는 전기적 파동이라고 이해하면 된다. 쉽게 말해 글루타메이트는 신경세포를 활성화한다. 활성화된 세포는 다른 세포 근처의 세포 외 공간으로 글루타메이트를 방출하고, 다시 그 세포가 글루타메이트를 방출하는 일련의 연쇄 반응을 일으킨다. 이를 신경전도nerve conduction라고 한다. 이 모든 과정은 나노초 단위로 일어난다. 실제로 테이블 위의 연필을 들겠다고 뇌가 생각하면 눈 깜짝할 사이 수백만 건의 글루타메이트 신호전달을 거쳐 연필을 집어 드는

[그림 4.1] 글루타메이트 신호전달 체계

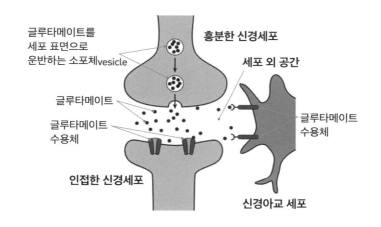

* 글루타메이트가 인접한 신경세포에 결합하는 것은 신경전도의 기본적인 메커니즘이다. 신경아교세포는 세포 외 공간에 과도한 글루타메이트가 존재하면 이를 흡수하는 역할을 한다.

행동으로 이어진다.

글루타메이트가 우리 몸의 유일한 신경전달물질은 아니다. 하지만 다양한 기능을 가진다는 점에서 특별하다. 글루타메이트는 신경계가 전달하는 전체 신경 신호의 약 40%를 매개하는 주요 흥분성 신경전달물질이다. 또한 뇌의 가장 큰 부분을 차지하는 대뇌 피질 시냅스의 80~90%를 매개한다. 글루타메이트 신호전달은 글루타메이트 수용체가 존재하는 모든 세포에서 이루어진다. 글루타메이트의 역할은 글루타메이트 수용체의 종류와 수만큼 다양하다. 글루타메이트는 다양한 세포 시스템의 잠금을 해제하는 유일한 비밀번호로 작용하여 수용체를 활성화한다. 우리 몸은 이 화학물질을 생산하고 조절함으로써 수많은 기능을 수행한다. 따라서 글루타메이트는 다재다능한 존재라 할 수 있다. 그러나 생물학적 효율성에 따르는 부정적 측면도 존재한다. 글루타메이트 신호전달이 과도할 때, 특히 식단으로 많이 들어올 경우, 신체 내 여러 시스템에 부작용을 초래한다. 결국 글루타메이트 조절 장애는 파킨슨병, 비만, 다발성 경화증, 알츠하이머병, 중독 등 여러 질병의 원인으로 작용한다.

이에 대해서는 7장 '글루타메이트와 질병'에서 다시 살펴보겠다. 지금은 우선 글루타메이트가 신체에서 어떤 기능을 하는지, 글루타메이트가 조절되지 않을 때 어떤 일이 발생하는지 기본적인 내용부터 살펴보자.

글루타메이트 흥분독소

———————— 체내에 과도하게 존재하는 글루타메이트가 얼마나 해로운지 이해하려면 글루타메이트의 다양한 능력 중 전기화학적 수단을 통해 세포를 흥분시키는 기능이 있다는 걸 기억해야 한다. 우리 몸은 글루타메이트 신호를 제어하는 보호 장치를 갖추고 있지만, 이런 보호 장치가 무력화되면 과도한 글루타메이트가 세포를 과흥분 상태로 몰아간다. 즉 세포는 계속해서 전기적 신호를 발생시킨다.

그렇다면 과흥분한 신경세포에서는 어떤 일이 벌어질까? 과도한 글루타메이트 독성 영향을 받은 신경세포를 현미경으로 관찰했다. 부어오른 모양의 세포 내부는 작은 액체 방울과 유사한 형태의 비정상적 세포 부산물로 가득 차 있었다. 이는 흥분독소 때문에 생긴 눈에 보이는 형태학적 증거다.[3] 생화학적 변화 과정을 현미경으로 관찰할 수는 없지만, 이런 변화는 결국 세포 사멸을 초래한다. 세포는 글루타메이트 때문에 말 그대로 흥분 상태에 이르러 죽을 수 있다.

건강한 사람의 몸에서는 세포 안팎의 글루타메이트 농도가 세밀하게 조절되며, 필요에 따라 나노초 단위로 다양한 기능을 수행한다. 뇌세포 내부는 글루타메이트 농도가 가장 높은 곳으로, 세포 외부보다 무려 5천 배에서 2만 배나 더 높다. 만약 이 많은 양의 글루타메이트가 한꺼번에 뇌세포를 빠져나와 신경세포 사이의 세포외액으로 유입되면 이어지는 흥분성 연쇄 반응으로 사망할 수도 있다.

뇌세포는 이런 위험한 고농도의 글루타메이트를 두 가지 방법으로 관리한다. 우선 작은 세포 구획인 소포체 안에 글루타메이트를 저장한다([그림 4.1] 참고). 이 전략은 필요할 때까지 글루타메이트를 가둠으로써 세포 내부를 안전하게 유지한다. 그러나 이것이 유일한 보호막은 아니다. 세포의 얇은 막도 글루타메이트를 세포 내부에 머무르게 하는 장벽 역할을 한다. 세포막은 세포 내의 수분을 담고 있는 '주머니'라고 할 수 있다. 건강한 뇌에서 세포막은 세포 내부의 글루타메이트 농도를 매우 높게 유지하고, 세포 외부의 농도를 매우 낮게 유지한다.

신체의 각 부위에서 글루타메이트 농도는 필요에 따라 적절히 조절된다. 예를 들어 혈액은 뇌의 세포외액보다 글루타메이트 농도가 100배 더 높을 수 있다. 혈액 속 글루타메이트가 뇌로 유입되면 위험할 수 있지만, 과도한 글루타메이트로부터 뇌를 보호하는 또 다른 보호 장벽이 있다. 바로 혈액뇌장벽BBB, blood-brain barrier이다. 이 장벽은 뇌를 감싸는 특수한 세포와 조직의 배열로 구성되었는데, 산소와 포도당처럼 필요한 분자들은 받아들이면서 박테리아나 특정 유해 분자들은 차단하는 역할을 한다.

글루타메이트도 혈액뇌장벽에 의해 차단된다고 여겨졌던 물질 중 하나다. 그러나 항상 그런 것은 아니라는 과학적 근거들이 제시되고 있다. 이는 매우 우려스러운 상황이다. 체내 시스템이 제대로 작동하려면 신체 전반에 걸쳐 글루타메이트 농도의 극단적 차이가 유지되어야 한다. 잘못된 장소에 너무 많은 글루타메이트가 존재하면 독성을 일으켜 세포를 과도하게 흥분시키고 신경세포를 손상시켜 결국 세포 사멸을 초래할 수 있다.

1960년대 글루타메이트 독성의 실체를 발견한 존 올니 박사는 흥분독소라는 용어를 만들었다. 올니 박사는 과도한 글루타메이트가 동물의 신경계를 손상시킨다는 것을 알아냈는데, 특히 혈액뇌장벽이 완전히 발달하기 전에 과도한 글루타메이트에 노출된 미성숙한 동물에서 그 손상이 두드러지게 나타난다는 것을 확인했다. 그는 글루타메이트, 시스테인, 아스파르테이트aspartate(인공감미료 아스파탐을 만드는 데 사용됨)를 흥분독소로 분류했다. 1980년대까지 수년간 아미노산의 독성 효과toxic effect를 연구한 그는 글루타메이트와 아스파르테이트가 식품첨가물로 널리 사용되는 데 우려를 표명하며 문제를 제기하기도 했다. 1984년 올니 박사의 논문에는 다음과 같은 내용이 있다.

흥분독소 식품첨가물이 어린이의 신경계 발달에 심각한 위험을 초래한다는 견해를 뒷받침하는 근거를 검토한 결과, 다음과 같은 내용을 확인했다.

1) 혈액뇌장벽이 흥분독소로부터 대부분의 중추신경세포를 보호하지만, 보호되지 않는 특정 뇌 영역이 존재한다(모든 척추동물의 공통적 특징).

2) 종에 관계없이 혈중 흥분독소 수치가 일시적으로 증가하는 것만으로도 보호받지 못하는 뇌 영역의 신경세포가 암묵적으로 파괴될 수 있다.

3) 인간은 동일한 양의 흥분독소를 섭취했을 때 다른 종보다 훨씬 더 높은 혈중 흥분독소 농도를 나타내기 때문에 이런 유형의 뇌 손상에 특히 취약할 수 있다.

4) 종에 따른 취약성 외에도 성장기, 질병, 유전적 요인으로 인해 위험이 더욱 증가할 수 있다.

5) 식품에 흥분독소를 사용할 때는 안전성을 확보하기 위해 충분한 안전 마진을 설정해야 하지만, 현재는 이런 점이 전혀 고려되고 있지 않다. 즉 (광범위한) 동물 실험과 (제한된) 인간 임상 시험 데이터를 비교 평가한 결과, 현재 식품에 사용되는 흥분독소 수준이 어린이의 신경계에 손상을 일으킬 만큼 높은 혈중 농도를 초래할 수 있다는 결론을 내릴 수 있다. 이런 손상은 발생 시점에 바로 감지되지 않을 수 있으며, 청소년기 또는 성인기에 이르러 신경내분비 기능 장애를 초래할 수 있다.[4]

그의 경고에도 불구하고 FDA는 글루타메이트와 아스파르테이트의 안전성 검토를 진행하지 않았다. 다음은 1988년 발표한 올니 박사의 논문 중 일부이다.

오늘날 우리는 아이러니한 상황을 목격하고 있다. 신경과학자들은 내인성 글루타메이트와 아스파르테이트의 신경독성 가능성으로부터 중추신경계CNS 신경세포를 보호할 방법을 찾기 위해 최선을 다하고 있지만, 다른 사회적 요인은 이 물질을 식품첨가물로 무제한 사용하라고 강하게 장려한다.[5]

수십 년이 지난 지금, 훨씬 더 많은 연구자들이 글루타메이트의 유해성을 인식하고 있다. 그러나 올니 박사가 언급한 '아이러니한 상황'만으로는 의학적 연구 결과와 글루타메이트 산업 사이에 존재하는 괴리를 설명하기 어렵다. 이제 우리 몸이 고농도 글루타메이트에 노출되어 과도한 흥분 상태를 겪을 때 분자 수준에서는 어떤 일이 일어나는지 살펴보자.

흥분이 유발하는 생리학적 트라우마

———————— 자폐증과 식단 사이의 연관성을 연구할 때 가장

유익한 정보와 통찰력을 얻은 공간은 바로 자폐 온라인 커뮤니티였다. 아이가 낫기를 간절히 바라는 부모들은 자폐증, 중추신경계, 글루타메이트 신호전달 체계 등 이 책에서 다루는 다양한 주제에 대해 나보다 먼저 탐구해 왔다. 특히 몇몇 부모가 보여준 학문적 깊이와 넓이는 매우 인상적이었다. 그들의 도움과 조언에 무한한 감사를 표한다. 그들의 호기심 어린 질문이 나를 더 깊이 있는 탐구로 이끌었다. 그런 동력이 없었다면 이 책을 쓸 수 없었을 것이다. 그래서 이 분야에 깊은 지식을 가진 독자, 이미 글루타메이트 신호전달 개념에 익숙한 사람들을 위해 좀 더 깊이 있는 토론을 이어가고자 한다. 세부적인 지식까지 다루고 있으니 과학적 배경지식이 없다면 바로 다음 단락으로 넘어가도 좋다.

글루타메이트 신호전달은 음식의 맛, 부상에 따른 고통, 벌떼와 마주치는 충격적인 상황과 같은 초기 자극으로 촉발된다. 자극이 강렬할수록 신호전달은 더 활발하고, 관련 신경망도 더 확대된다. 이는 마치 극장에서 한 사람이 "불이야!"라고 외치면 다른 사람들도 연쇄적으로 "불이야!"라고 외치며 순식간에 모두 출구를 향해 뛰어가는 것과 같다. 글루타메이트 신호전달은 어떤 일이 일어나고 있음을 알리고, 몸은 신호의 강도에 비례해 반응한다.

생존을 위협하는 극단적인 상황에서는 장기적이고 광범위한 신경 반응이 요구되므로 다량의 글루타메이트가 필요하다. 이때 세포 대사 시스템에 많은 압력이 가해지지 않으면 신경세포가 사용할 수 있는 글루타메이트는 곧 고갈되고 만다. 글루타메이트 생합성 Glutamate synthesis은 세포의 에너지 비용 측면에서 매우 소모적인 과정이다. 그러나 스트레스를 받을 때 세포는 다른 세포 기능에 해를 끼쳐가면서까지 더 많은 글루타메이트를 생성한다.

뇌를 예로 들어 살펴보자. 뇌는 포도당을 에너지원으로 사용한다. 뇌세포는 시트르산 회로citric acid cycle 또는 크렙스 회로Krebs cycle 라고 불리는 효율적인 대사 경로를 통해 포도당을 ATPadenosine triphosphate(아데노신삼인산) 형태의 에너지로 변환한다. 그러나 뇌세포가 과도하게 흥분되어 글루타메이트에 대한 수요가 크게 증가하면 이 경로는 단락短絡된다. 크렙스 회로는 사실상 재목적화되어 포도당을 글루타메이트 생성에 사용하며, 이를 통해 뇌는 흥분 자극에 반응하게 된다. 글루타메이트가 필요하면 뇌가 어떻게든 만들어낸다.

중요한 점은 글루타메이트 신호전달이 에너지 비용 측면(칼로리 측면)에서 매우 소모적이라는 것이다. 포도당을 이용한 글루타메이트 생성 과정과 ATP(에너지 분자) 생성 과정이 경쟁적으로 일어나기 때문이다. 과도하게 흥분한 뇌는 정상적인 세포 기능에 필요한 에너지가 부족할 수 있다. 체내 에너지 대사가 글루타메이트 생산 회로로 전환되는 현상은, 간질 발작 후 겪는 극심한 피로감을 설명해준다. 신경세포의 비정상적 발작과 이에 따른 글루타메이트 신호전달의 활성화는 신체 내 에너지를 고갈시킨다. 나 역시 테일러가

'예/아니요 루프' 때문에 정신적·신체적으로 지쳐가는 모습을 지켜 봤다. 테일러의 경우, 한 번 흥분 발작을 하는 동안 발달에 필요한 모든 에너지를 소모했다. 신경 발달과 학습을 도와야 할 글루타메 이트 신호전달 체계가 발작에 쓰인 것이다.

세포도 발작에 대응한다. 흥분독성의 결과물 중 하나는 산화 스 트레스oxidative stress다. 산화 스트레스는 활성 산소ROS, Reactive oxygen species, 또는 자유 라디칼이라 부르는 매우 반응성 높은 분자를 과 잉 생산한다. 활성 산소는 짝을 이루지 않은 전자를 가지고 있어 화 학적으로 매우 불안정하다. 이들은 DNA나 효소 같은 다른 분자의 전자를 빼앗음으로써 안정화되는데, 그 과정에서 해당 분자는 손상 을 입는다. 활성 산소는 글루타메이트 신호전달의 정상적인 산물이 지만, 활성 산소가 너무 많아지면 주요 분자를 손상시켜 세포를 죽 일 수 있다.

다행히 비타민C와 E, 베타카로틴, 폴리페놀, 플라보노이드같은 식품에 포함된 다양한 미량 영양소micronutrients가 이런 파괴적 성향 이 잠재된 활성 산소를 무해화한다. 이에 대해서는 8장에서 더 알 아보겠다. 당연한 이야기지만, 세포가 흥분성 사멸로부터 자신을 보호할 때 이런 영양소에 대한 수요가 증가한다. 만약 산화 스트 레스가 통제되지 않으면 영양소가 고갈될 것이고 그러면 세포 손 상과 세포 사멸이 뒤따를 수밖에 없다.

세포의 죽음 그 자체로도 충분히 해롭지만, 그걸로 끝이 아니다.

세포가 죽으면 세포 속 내용물인 반응성 대사산물, 활성 산소, 효소 등이 세포외액으로 유출되어 주변 세포를 손상시킨다. 주변 세포가 약간만 손상되어도 세포막의 투과성이 떨어져 사실상 폐쇄 상태에 이른다. 즉 세포 안팎으로 물질이 드나들지 못하게 되는 것이다. 여기서 더 손상되면 세포막은 장벽으로서의 기능을 상실하고, 세포의 내용물이 새어 나와 더 많은 손상을 일으킨다.

이런 세포 독성의 메커니즘만으로도 내 딸이 음식에 포함된 과도한 글루타메이트로 인해 겪은 불안, 두려움, 혼란의 감정을 충분히 설명할 수 있다. 이는 생리학적 트라우마에 해당한다. 세포 수준에서 추론해 볼 때 흥분독소 효과는 현대 사회에서 흔히 발생하는 여러 질병과 관련이 있다. 이 주제는 다음 장에서 더 자세히 다루겠다.

글루타메이트 수용체 지도

─────────── 반복적인 흥분독성 공격으로부터 살아남은 세포는 어떻게 될까? 몸은 경험을 통해 배우고 적응한다. 우리의 세포 표면에 존재하는 글루타메이트 수용체 수는 고정되어 있지 않다. 오히려 나이가 들면서 환경과 경험에 따라 세포 특이적으로 변화한다.[6] 글루타메이트 수용체의 수만 변하는 것이 아니라 수용체 단

백질 자체도 경험한 사건에 따라 화학적으로 변한다.[7]

이 모든 변화는 세포가 경험한 의미 있는 기록, 즉 세포 수준에서의 기억을 토대로 이루어진다. 세포는 생존을 위해 경험을 기록한다. 결국 글루타메이트 신호는 인지, 학습, 행동, 운동, 감각, 모든 기억을 포함한 다양한 기능 조절에 관여한다. 따라서 트라우마가 우리 세포에 기록된다는 것은 놀라운 일이 아니다.

하지만 단순히 세포 차원의 이해만으로는 부족하다. 인간이 환경에 반응하는 과정은 세포 자체가 아닌 그들의 '연결'에 달렸다. 세포가 정보의 조각이라면 신경망은 그 정보를 필요한 곳으로 전달하는 시스템이다. 글루타메이트 수용체는 신경계 전체 신호체계의 40%를 차지하며, 뇌에서는 그 비율이 훨씬 더 높아 시냅스의 90% 이상이 글루타메이트를 방출한다.

우리 몸의 글루타메이트 수용체의 개수와 위치를 지도로 표시한다고 하자. 지도는 신경계의 꽤 정확한 윤곽을 보여줄 것이다. 실제로 글루타메이트 수용체 지도는 원래 자극이 발생한 지점, 예를 들면 벌에 쏘인 손끝에서 뇌로, 뇌에서 손으로 (재빨리 손을 피하게 만드는) 신경 자극이 이동하는 경로를 추적할 수 있다. 또한 환경뿐 아니라 경험 역시 글루타메이트 수용체 지도의 연결을 강화하거나 약화하는 요인임을 예상해 볼 수 있다.

글루타메이트 수용체 지도는 뇌와 신경 조직뿐 아니라, 눈, 혀, 심장, 췌장, 위장관, 피부 등 기관과 조직에까지 뻗어 있다. 이들 기

MSG 쇼크

관과 조직은 감각 및 신경 기능과 함께 세포 대사 조절을 담당한다. 결국 몸은 끊임없이 주변 환경을 감지하고 반응한다고 볼 수 있다. 여기서 환경이란 혈당 수치부터 감자칩의 맛을 느끼는 감각에 이르기까지 다양하다. 이 모든 반응은 글루타메이트에 의해 매개되며, 글루타메이트가 균형을 잃으면 이런 시스템도 무너질 수밖에 없다.

글루타메이트가 만들어낸 '입맛'의 진화

———————— 진화론적으로 우리는 특정한 입맛을 갖도록 설계되었다. 잘 익은 과일이나 단백질처럼 영양가 높고 에너지가 풍부한 음식은 생존에 필수적이며, 우리는 이러한 음식을 먹고 싶은 욕구를 갖는다. 건강한 음식은 글루타메이트의 천연 공급원이기도 하므로, 인류는 글루타메이트를 감지하면 활성화되는 예민한 미각 수용체를 진화시켰다. 심지어 혀에만 있는 게 아니라 더 넓은 범위에까지 존재한다.

1990년부터 우리는 입에서부터 항문에 이르는 소화관의 글루타메이트 민감성 미각 수용체를 모두 식별할 수 있게 되었다. 인류는 영양가 높은 음식을 탐지하도록 진화했으므로, 소화관에서 글루타메이트가 감지되면 장 세포는 뇌에 쾌락 신호를 보낸다. 우리를 살찌우려는 속임수가 아니다. 건강한 음식을 선택하고 섭취하도록 돕는 것이다. 나아가 우리는 영양이 풍부하고 에너지가 풍부한(즉 글루타메이트가 함유된) 음식을 갈망한다. 인류는 오랜 기간 굶주림의 시기를 보냈기에, 이 갈망은 올바른 해결책이었다. 음식이 부족한 상황에서는 가장 맛있고 잘 익은 것에 끌린다고 해도 과식할 가능성이 거의 없다.

문제는 우리가 더 이상 그런 세상에 살고 있지 않다는 것이다.

현대 사회는 상상 이상으로 먹을거리가 풍부하다. 한겨울에도 마트 진열대에 신선한 농산물이 즐비하고, 바다와 멀리 떨어진 내륙에서도 태평양 연어를 카트에 담을 수 있다. 식품 공급망 덕분에 우리는 역사상 유례를 찾기 어려울 정도로 다양한 음식을 접하게 됐다. 식품 업계는 자신들의 상품이 선택받기 바라며 보잘것없는 재료에 과도한 글루타메이트를 첨가한다. 그런 음식은 대체로 맛있고 중독성 있다.

'중독성'이라는 표현이 딱이다. 입안의 글루타메이트 수용체를 자극하면 뇌는 다시 그 쾌감을 느끼기 위해 해당 음식을 반복적으로 찾는다. 과거에는 이 보상 시스템이 진화적 이점이었지만, 오늘날에는 가공식품 마니아를 탄생시킨다. 미국인 표준 식단을 따르는 대다수 사람은 에너지, 영양소, 필요한 칼로리[8]보다 맛으로 음식의 선호도를 결정한다. 건강상의 이점은 거의 고려하지 않는다.

음식 선택은 개성이나 교육에 의해 좌우되는 것이 아니다. 부적절한 식단 선택의 주된 원인은 시장 점유율을 높이기 위해 제품에 글루타메이트를 첨가하는 식품 산업에 있다. 우리는 불리한 상황에서 몸에 좋지 않은 음식을 선택할 수밖에 없다.

글루타메이트 강화 식품의 또 다른 문제는 신체에 잘못된 신호를 전달해 부적절한 소화 반응을 유발한다는 것이다. 혀의 미각 수용체는 천연 그대로의 자연식품natural, whole food에 함유된 낮은 수준의 유리 글루타메이트에 민감하도록 진화했다. 그런데 가공식품의 농축된 글루타메이트를 만나면 완전히 그릇된 해석을 내린다. 단백질과 에너지가 풍부한 음식이 들어오니 소화를 준비하라고 소화관과 뇌에 신호를 보내는 것이다. 몸이 기대하는 영양소와 실제 음식의 영양소가 다를 경우, 시간이 지남에 따라 당뇨병 같은 만성 질환으로 이어질 수 있다. 이 내용은 7장에서 더 자세히 다루겠다.

글루타메이트는 식품뿐 아니라 일반 제품에도 첨가된다. 치약, 구강청결제, 치실 등 여러 구강 관리 제품과 치과에서 사용되는 치아 연마제는 물론 껌의 향료로도 활용된다. 구강 관리 제품은 삼키는 용도가 아닌데 굳이 왜 넣는지 궁금할 것이다. 업체의 목표는 긍정적 유대감이다. 그들은 혀와 입천장에 위치하는 글루타메이트 수용체를 겨냥한다. 이것이 뇌에 신호를 보내 제품의 선호도를 높이기 때문이다. 더불어 글루타메이트가 살갗에 아주 조금이라도 흡수되면 피부의 글루타메이트 수용체를 자극할 수 있다는 개념에 착안해 화장품과 보디, 스킨케어 제품도 출시되었다.

까다로운 식성의 탄생

───────── 식품 업계는 글루타메이트가 맛을 조작하는 강력한 도구라는 사실을 분명하게 알고 있다. 단백질 가수분해물이 첨가된 유아용 조제분유를 먹은 아기는 유아기부터 글루타메이트를 선호하도록 훈련받는 셈이다. 이런 훈련은 우리의 신진대사, 행동, 감각 신호에 큰 영향을 미친다.[9] 이런 음식에 길들면 가공되지 않은 자연식품을 자연스레 거부하게 된다.

감각 조절 장애가 있는 사람에게 흔히 나타나는 증상 중 하나는 좋아하는 음식의 범위가 매우 좁다는 것이다. 전형적인 '편식가'인 그들은 쓴맛, 신맛, 풍부한 식감을 지닌 거의 모든 자연식품을 기피한다. 나는 영양가가 거의 없는 식품(다시 말해 흰색을 띠는 고도로 가공된 음식)을 고집하는 아이를 둔 부모와 함께 일하고 있다. 사실 내가 식단에 관심을 둔 건 테일러의 매우 제한된 식습관 때문이었다. 한때 녹색 채소를 보는 것만으로도 모욕이라는 듯 소란을 피우던 딸의 모습이 눈에 선하다. 이제는 그런 행동이 신경학적이고 진화적인 이유에서 비롯되었다는 것을 안다.

쌉쌀한 맛이 나는 채소나 질감이 풍부한 견과류, 씨앗류와 긍정적인 유대를 형성하지 못하면 강한 거부감을 느낀다. 특히 미각 수용체가 공장식 가공식품에 익숙해진 상황이라면 신체에서 자연식품을 오히려 독성물질로 인식할 수 있다.[10] 몇몇 동료의 아이들은 채소를 처음 접할 때 구역질이나 구토 등 강한 반사 반응을 보였다. 이는 독성이 있거나 상한 음식을 섭취할 때 보이는 진화적 반사작용으로, 거의 무의식적인 행동이다. 부모가 "뱉지 마! 완두콩에는 독이 없어!"라고 외치는 걸로는 부족하다.

일단 글루타메이트와 단맛에 신경학적 선호가 생긴 상태라면 먼저 미각 수용체를 재훈련해야 한다. 이것이 바로 REID 식단의 기본 개념이다. 미각 수용체 지도를 포함해 혀에서부터 장까지 이르는 몸의 신경학적 배열을 송두리째 바꿔야 한다. 미각 수용체 재훈련을 통해 누구나 건강한 식습관을 새롭게 가질 수 있다. 이는 동물 섭식 행동 연구 결과에서도 확인된 바다.[11] 미각 재훈련 후에는 자연스럽게 더 나은 음식을 선택한다. 영양이 풍부한 음식을 반복적으로 섭취하고, 풍미 증강제로 입맛만 돋우는 가공식품을 배제하면 식습관과 맛에 대한 기호가 변한다. 미각 수용체 지도를 재배열하는 것이 건강을 회복하는 첫걸음인 셈이다.

5장

마이크로바이옴, 몸을 구성하는 또 다른 영역

MSG
SHOCK

처음 이 책의 제목은 '거트 필링A GUT FEELING(뜻을 그대로 옮기면 '내
장의 감각'이지만 '직관'이라는 뜻으로 사용되는 숙어 - 옮긴이)'이었다. 딸의 자
폐증 증상을 관리하는 데 REID 식단이 핵심이 되리라는 직감이 들
었음을 표현하고 싶었다. 그런데 연구를 거듭하면서 새로운 뜻이
추가되었다. 우리의 기분과 전반적인 건강은 장내 미생물군에 강한
영향을 받는다. 그렇다면 이것이 글루타메이트와도 어떠한 연관이
있지 않을까?

이 미생물들은 비록 소화기관에 서식하지만, 그들의 소통망은
뇌, 면역계 등 인체 전반에 걸쳐 영향을 미친다. 그리고 이들의 활
동 역시 가공식품 위주의 식단에 영향을 받는다. 인간과 마찬가지
로 미생물도 특정 음식을 선호하며, 자신에게 유리한 음식을 숙주
인간이 섭취하도록 뇌에 신호를 보낸다. 그러나 이것이 반드시 인
간에게도 유익한 음식이라는 보장은 없다.

음식을 먹을 때마다 우리는 위장관에 사는 미생물에게 영양을
공급한다. 무엇을 먹느냐에 따라 어떤 미생물군은 번성하고 다른

미생물군은 사라진다. 식생활로 누구를 주연 삼을지, 또 누구를 조연으로 밀어낼지 결정하는 셈이다. 생사를 결정하는 모든 갈림길이 그렇듯, 장내 생태계를 위해서라도 끼니때마다 현명한 판단을 해야 한다. 우리 몸에서 함께 살아가는 수조 마리의 작은 동반자들은 우리가 건강할 때나 아플 때나 삶을 함께하는 평생의 파트너다.

　장내 미생물이 복잡한 생태계를 이루고 있으며, 식습관에 따라 손상될 수 있다는 것은 비교적 새로운 의학적 개념이다. 과학자들은 이런 미생물 집합체를 미생물군 또는 마이크로바이옴microbiome이라고 부르기로 했으며, 이를 주제로 삼은 여러 분야의 책이 나왔다.[1] 이번 장에서는 미생물군이 무엇인지 소개하고 건강과 질병에서 어떤 역할을 하는지 살펴보겠다. 특히 다양한 음식이 우리 몸의 미생물군에 어떤 영향을 미치는지, 미생물군이 글루타메이트를 포함한 건강에 영향을 주는 화학물질을 어떻게 생성하는지를 중심으로 논의할 것이다. 먼저 기본적인 내용부터 시작해 보자.

인간의 미생물군

─────────　인간의 몸은 약 100조 개의 미생물을 수용하는 거대한 공간이다. 이 단세포 생물들을 미생물군, 미생물총microflora, 미생물 균총microbiota이라는 단위로 통칭한다. 손을 감싸고 있는 피

부 세포(그 자체가 미생물을 수용하는 환경) 역시 인간 생태계의 일부다. 다른 생태계와 마찬가지로 장내 미생물군도 복잡한 먹이사슬을 형성한다. 한 무리의 미생물이 배출한 노폐물은 다른 미생물의 먹이가 되고, 이들이 다시 먹이를 분해해 다음 단계 미생물의 먹이를 제공하는 연쇄적 과정을 통해 '영양 단계trophic levels'가 형성된다.

인간 세포Human cell도 이런 영양 단계에서 중요한 역할을 한다. 장을 둘러싸고 있는 인간 세포는 영양소를 흡수하는 친숙한 역할 외에도 미생물 대사에 의해 생성된 화학물질, 즉 미생물 부산물인 대사산물metabolites을 흡수하는 역할을 한다. 장내 미생물 활동으로 생성되는 중요한 대사산물 중 하나인 비타민B_{12}(코발라민이라고도 불리는 수용성 비타민으로 신경계 기능을 유지하고 적혈구 형성을 도우며 DNA 합성에 필수적 역할을 함 – 옮긴이)는 건강을 유지하는 데 매우 중요한 역할을 한다. 그리고 앞으로 알게 되겠지만 우리의 미생물군에는 좋은 개체뿐 아니라 그저 그런, 나쁜, 정말 해로운 개체도 공존한다.

미생물군은 영양 단계를 형성할 뿐만 아니라 다른 면에서 독자적 생태계처럼 활동한다. 지구상 모든 생물이 자원을 두고 경쟁우위를 점하려는 것처럼 장내 미생물도 공간과 영양소를 두고 서로 경쟁하고, 경쟁자를 제거하기 위해 때로는 독소를 만들어내기도 한다. 이때 중요한 요인은 개체의 수, 즉 규모다. 이들 단세포 생물은 우리의 소화기관 내에서 자신들과 유사한 장내 미생물과 소통하며 복잡한 다세포 생물처럼 무리를 지어 행동한다. 대부분의 생물군과 마찬가지로 미생물과 인간은 시간의 흐름을 거치며 무리를 지어 진화해 왔다. 우리가 변화하면 그들도 변하고, 그 반대의 경우도 마찬가지다.

지구 생태계는 장소(예를 들면 습지, 툰드라, 심해)에 따라 분류되는데, 우리 몸의 미생물군도 이와 다르지 않다. 우리 피부에 존재하는 미생물군은 생식기에 존재하는 미생물군과 다르고, 구강과 장내에 존재하는 미생물군과도 다르다. 놀랍게도 인간의 장내 미생물군은 세상에서 가장 밀도가 높은 생태계로 약 10^{14}개의 박테리아, 바이러스, 곰팡이, 고세균(고대 단세포 미생물)으로 구성되었다고 추정된다. 이 글을 쓰는 시점에 확인한 정보에 따르면 인간은 약 1,100종의 장내 박테리아를 가지고 있으며, 한 사람의 장내에는 160여 종이 존재한다고 한다. 그럼 우리의 장을 탐험하며 살아가고 있는 개체를 만나보자.

인간의 소화기관

입

인체 전체에 서식하는 미생물 중 약 4분의 1이 입안에 존재한다. 치아 표면에 형성된 미생물막 biofilm(치과에서는 치태plaque라고 부름)에서 발견되는 미생물은 잇몸, 침, 뺨의 점막, 목구멍, 편도에 존재하

MSG 쇼크

는 미생물과 다르다.[2] 식단은 구강 내 미생물 형성에 큰 영향을 미친다. 수렵 채집인의 식단보다 현대 산업화된 식단이 병원성(질병 유발성) 세균과 관련 깊다. 산업화된 식단 내 증가한 정제당의 비율은 질병(충치를 떠올리게 하는)의 연결 고리이며, 글루타메이트와 관련된 구강 미생물군의 변화 역시 우리 건강에 영향을 미친다.

앞 장에서 설명했듯, 1990년대에 연구자들은 입에서 항문까지 소화기관에 이르는 광범위한 글루타메이트 감지 체계, 즉 글루타메이트성 네트워크를 발견했다. 오늘날 식품과 구강 제품 관련 산업은 이 발견을 활용해 제품에 글루타메이트를 강화함으로써 소비자 선호도를 끌어올리고 있다. 이유는 간단하다. 판매량을 높일 수 있기 때문이다. 치열한 경쟁 속에서 살아남기 위한 선택을 마다할 까닭이 없다. 그리고 이를 제한하는 규제도 없다. 하지만 이런 것들이 알게 모르게 독이 될 수 있다. 우리는 부지불식간에 미각 선호도를 충족시키는 글루타메이트 첨가 식품 및 구강 제품에 이끌린다.[3] 그것이 우리 몸에 필요한 에너지와 영양소를 제공하는지, 독소를 유발할 가능성이 있는지를 따져보기 전에 선택한다. 그리고 선호도에 따른 제품 선택은 결과적으로 구강 내 미생물군 구성에 영향을 미친다.

글루타메이트가 구강 미생물에 미치는 영향은 치주질환과 관련된 박테리아인 포르피로모나스 진지발리스Porphyromonas gingivalis(이전 명칭은 박테로이데스 진지발리스Bacteroides gingivalis)의 병원성을 연구한 논문

[그림 5.1] 인간의 위장관

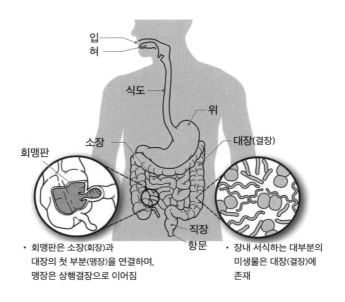

- 회맹판은 소장(회장)과 대장의 첫 부분(맹장)을 연결하며, 맹장은 상행결장으로 이어짐
- 장내 서식하는 대부분의 미생물은 대장(결장)에 존재

* 글루타메이트 미각 수용체는 위장관 전체에 걸쳐 분포되어 있다.

에서 확인할 수 있다. 이 박테리아는 글루타메이트와 아스파르테이트가 포함된 단백질 가수분해물(짧은 펩타이드)이 존재할 때 더 강한 병원성을 갖는다.[4] 이런 단백질 가수분해물은 가공식품에 풍부하기 때문에 가공식품이 구강 미생물의 병원성을 높인다는 결론은 억측이 아니다. 이는 잇몸 염증과 농양이 특징인 치주질환을 촉진한다.

또 다른 연구에서는 쥐를 2개월 동안 MSG(1% 및 2% 용액)에 노출한 뒤 구강 점막의 변화를 관찰했다.[5] MSG를 투여하지 않은 대조군과 비교할 때 MSG를 투여받은 두 그룹에서 동일한 세포 DNA 손상과 기타 조직 이상이 나타났다. 이런 변화는 구강암을 포함한 여러 장기에 영향을 미치는 전암성 병변precancerous lesion에서 관찰되는 변화와 일치한다.

식품 산업은 글루타메이트가 '천연' 물질이며 첨가해도 해롭지 않다고 주장하지만, 연구 결과는 의문을 제기한다. 이러한 논문의 과학적 근거는 식품 산업의 주장과 엇갈리는 모순된 결과를 드러낸다.

위

오랫동안 무균 상태일 것으로 여겨졌던 위는 위산의 산성도 때문에 위장관의 다른 부분과 구별되는 독특한 미생물 환경을 가진다(위산의 산성도는 황산과 유사하다). 높은 산성도는 미생물 개체 수를 낮게 유지하는 데 한몫한다. 입에서 생성된 미생물 대사물(예를 들어 유산균에서 생성된 아질산염)이 위의 낮은 pH 환경으로 이동하면 항균 특성을 가진 새로운 화학물질을 형성하여 미생물의 성장을 억제한다. 이 두 가지 조건은 모두 음식물과 함께 딸려 들어온 구강 미생물이 위에 정착하거나 장으로 이동하는 것을 효과적으로 방지한다. 위의 미생물 생태계를 연구하는 일은 제한적일 수밖에 없으므로,

위궤양을 유발하는 헬리코박터 파일로리Helicobacter pylori 같은 병원성 세균을 제외하면 밝혀진 것이 거의 없다.

소장

영양소 흡수에 이상적 구조를 갖춘 소장은 미생물이 서식하기 딱 좋은 환경을 제공한다. 넓은 표면적은 주름과 손가락 모양의 돌기로 이루어져 미생물과 인간 세포 간의 밀접한 물리적 접촉을 가능하게 한다. 소장의 내벽인 점막을 펼쳐 늘어놓으면 테니스 코트의 표면적과 맞먹을 정도다.

소장은 대부분의 소화 산물을 흡수하는 장소다. 장내 미생물군은 장벽 표면과 음식 입자에 붙어, 인간이 소화하지 못하는 음식물을 분해해 흡수하기 쉬운 분자로 바꾼다. 미생물의 대사 과정은 산소가 없는 상태에서 일어나며, 일반적으로 발효 과정을 거친다. 대사 작업은 매우 신속히 진행된다. 소장 내용물의 절반이 두 시간 반에서 세 시간 만에 소장을 통과하기 때문이다.

대장

다음 목적지는 대부분이 결장으로 구성된 대장이다. 그러나 이동하기 직전에 잠시 멈추어야 한다. 대장 내용물이 소장으로 역류하는 것을 막기 위해 꽉 조이는 원형 괄약근인 회맹판이 있기 때문이다. 회맹판은 산맥 같은 물리적 경계다. 전략적으로 배치된 회맹판 덕분에 소장과 대장에 서식하는 미생물군은 종 구성과 개체 수 면에서 확연히 다르다.

소장은 부피 1ml(액체 스무 방울 정도에 해당함)당 최대 1천 개의 미생물을 보유하는 반면, 결장은 부피당 1천억 개에 이르는 대부분의 장내 미생물을 가지고 있다. 결장에는 특히 소화의 핵심 역할을 맡은 미생물군이 존재하는데, 이들은 소장에서 넘어온 소화 잔여물에서 영양분을 추출하는 임무를 수행한다. 이때 소화 잔여물은 대부분 섬유질이다. 더 명확히 말하자면 대부분 섬유질이어야 한다. 여기서 말하는 섬유질은 캡슐이나 용기에 들어 있는 분말 상태가 아니라 가공되지 않은 자연식품, 특히 채소에 포함된 섬유질을 말한다.

음식물이 소화관을 통과하는 데는 일정 시간이 필요하다. 대장의 길이는 소장의 4분의 1에 불과하지만, 통과하는 속도가 느려 보통 30~40시간이 걸린다.

대장 미생물군은 인간의 생명에 필수적이며, 이는 과장된 표현이 아니다. 인간에게는 미생물군이 필요하고 미생물군 역시 마찬가지다. 결장 장벽에는 다양한 필수 미생물이 모여 있으며, 각기 에너지 생산, 비타민과 보조인자 합성, 신경전달물질 생성 등 다양한 역할을 한다. 장내 미생물은 인간 세포에 필수적 물질을 생산할 뿐 아니라 외부 병원성 침입자를 방어하는 역할도 한다. 장내에 한번 정착한 미생물은 쉽게 자리를 내주지 않는다. 경쟁자를 제압하고, 먹어치우고(발효하고), 때로는 항생제 역할을 하는 화학물질을 생산해 경쟁자나 환영받지 못하는 미생물을 공격한다.

소장과 대장은 서로 다른 미생물 생태계를 이루고 있지만 필연적으로 상호작용한다. 한 미생물군이 영양분을 섭취할 때 다음 미생물군에 영양분으로 쓰이는 물질을 방출하기 때문에, 한 군에서 다음 군으로 영양소의 흐름이 이어진다. 그 과정에서 미생물총이 방출하는 필수 대사산물을 인간 세포가 에너지원으로 사용하며 원활한 대사를 이어간다. 이로써 전체적인 인간-미생물 생태계의 마지막 고리가 완성된다. 인간은 공간과 먹이를 제공하고, 장내 미생물군은 소화 기능, 필수 비타민, 중요한 신경전달물질, 호르몬, 신체 대사를 위한 화학적 조절 인자를 제공한다.

균형 잡힌 생태계에서는 박테리아 개체군이 적절히 조절되고, 구성원들은 각자의 임무를 수행하며 장내 미생물군과 인간 숙주 모두 번성한다. 여기서 '박테리아'라고 언급한 이유는 분류학적으로 가장 많이 연구된 계kingdom에 속하기 때문이다. 바이러스, 곰팡이, 고세균도 미생물군의 일부이며, 이들이 건강과 질병에 미치는 역할을 이해하기 위해 지금도 부단히 노력하고 있다. 인간과 장내 미생물군의 연결은 매우 밀접하며 필수적인 것이다. 이런 이유로 일부 과학자는 인간과 미생물을 함께 일컬어 하나의 '인간 초유기체human supraorganism'라고 지칭한다.[6]

지금까지의 설명은 이상적인 상황을 가정한 것이다. 오늘날 우

144

리는 장내 균형을 유지하기 어려운 상태에 처했다. 현대 식단과 가공식품의 과도한 섭취가 그 원인이라는 사실을 여러 증거가 뒷받침한다.

너무 편리한 것도 문제

——————   고도로 가공된 식품을 이미 소화된 음식이라고 생각해 보자. 가공식품과 초가공식품은 일반적으로 섬유질이 적고, 끊어진 단백질(짧은 펩타이드), 아미노산(특히 글루타메이트), 당(복합 탄수화물의 분해 산물), 단사슬 지방산(지방의 분해 산물)이 다량 포함되어 있다. 이런 가공식품이 위를 지나 소장에 도달하면 미생물은 게으른 식객이 되어 영양소를 분해하는 데 필요한 유전자와 대사 경로를 더는 활성화하지 않는다. 왜 그럴까? 영양소가 이미 소화하기 쉬운 형태로 제공되기 때문이다. 여기에 종합 비타민까지 추가하면 미생물들은 편안한 환경이 조성된 소장에서 번성하며 군집의 크기를 늘려나간다. 인간 세포는 필요한 영양분을 쉽게 흡수하고, 우리의 동반자인 장내 미생물은 쉽게 식사를 즐길 수 있다. 플라보노이드와 폴리페놀 같은 복잡한 분자를 분해하는, 어렵고 에너지가 드는 일을 할 필요가 없어지는 것이다. 그러면 한 미생물군의 소화 산물을 다른 군에 '교차 공급cross-feeding'하는 협동 전략이 무너진다. 이

제 모든 미생물이 쉽고 빠르게 섭취할 수 있는 동일한 음식을 놓고 경쟁하게 된다. 생존의 열쇠는 공생이 아닌 경쟁으로 바뀐다.

이미 해체된 아미노산, 지방산, 당 형태로 음식을 섭취하는 것이 왜 인간-미생물 생태계에 나쁜 영향을 미칠까? 단순한 칼로리 문제가 아니다. 비료 유출로 질소와 인이 과도하게 유입된 연못 생태계 비유가 적절할 듯싶다. 날씨가 따뜻하고 햇빛이 잘 들면 연못의 조류가 폭발적으로 성장하여 용존 산소와 같은 필수 물질이 고갈된다. 조류는 또한 물고기나 개구리와 같은 다른 생물에게 독성이 있는 대사산물을 과다하게 생성한다. 생태계에는 많은 에너지가 공급되지만, 쉽게 이용할 수 있는 영양분 공급은 일부 종에게만 이점을 제공하고 다른 종의 죽음을 초래한다. 이를 방치하면 조류는 우점종dominant species이 되어 결국 연못은 질식 상태에 이르고, 독성물질로 오염된 생태계는 파괴된다. 이와 유사한 현상이 인간의 장내 생태계에서도 흔히 발생한다.

미생물 다양성과 장 건강의 관계

———————— 강건하고 회복력 있는 생태계 요건 중 하나는 개체의 다양성이다. 건강한 연못에 필요한 요건은 우리의 장에도 적용된다. 다양한 장내 미생물군은 미생물 공동체를 균형 있게 유지

해 준다. 가공식품과 초가공식품이 풍부하고 다양한 미생물 공동체를 해치는 이유는 자연식품에 존재하는 복잡한 형태의 분자를 포함하지 않기 때문이다. 가공식품은 큰 분자가 작은 분자로 분해되는 체계적인 영양 단계를 우회하는데, 그 결과 일부 미생물이 다른 미생물을 희생시키면서 과도하게 성장할 수 있다.[7]

미생물 불균형의 결과는 장내 미생물군에 독성 환경을 조성하는 데 그치지 않는다. 우리의 건강에도 문제를 유발한다.

우선 장 점막intestinal mucosa(장벽을 따라 배열된 얇은 세포막)이 장벽이자 출입구 역할을 한다는 점부터 알아두자. 점막층에 존재하는 세포가 장에서 영양소를 흡수해 온몸으로 공급한다는 점에서 점막층은 출입구 역할을 한다. 더불어 장 점막은 병원성 세균, 독소, 바이러스, 기타 감염성 물질 등의 해로운 외부 세력이 침투하지 못하게 막는 장벽 역할도 한다. 건강한 미생물군은 점막 세포가 필요로 하는 대사산물을 생성하여 장벽을 온전히 유지하는 데 도움을 준다. 또한 건강한 미생물군은 세포에 독성을 가진 화학물질, 즉 유해한 대사산물을 소비한다. 이런 일련의 과정이 일어나지 않으면 체내에 독소가 쌓이며, 세포는 필요한 영양소를 공급받지 못하고 독소를 처리하는 데 에너지를 소모하면서 극심한 스트레스에 노출된다. 결국 장 점막 세포는 기능을 상실하고, 장벽과 그 보호 기능이 무너진다.

한때 보호 기능을 하던 장벽이 무너져 투과성을 띠게 되면 그간

막아왔던 미생물과 음식물 찌꺼기가 혈액에 침투하고 만다. 이 상태에 이르면 염증성 장질환, 과민성대장증후군, 크론병, 게실염 같은 질환에 취약해진다. 자가면역질환, 만성 면역 활성화, 당뇨병, 비만 등과 같은 에너지 대사질환의 발병으로 이어질 수도 있다. 이런 장벽 투과성을 '장 누수leaky gut'라고 한다. 최악의 경우, 미생물이 혈류로 들어가 다른 부위에 감염을 일으킬 수도 있다. 감염은 치명적인 패혈증으로 이어져 대규모 염증 반응으로 인한 조직 손상과 장기 부전에 이를 수 있다.

장내 미생물군 불균형과 질병 사이의 연관성은 수많은 연구를 통해 입증되었다. 예를 들어 만성 복통과 복부 팽만감, 설사, 변비 같은 다양한 비특이적 위장관 증상은 장내 미생물군의 다양성이 크게 줄어들었다는 신호다. 다양성의 감소는 소장의 세균 과다 증식이라는 결과를 초래한다. 역설적이게도, 생태계 균형을 유지하는 핵심 구성원이 사라지면 몇몇 종이 지배해 버리는 현상이 발생한다. 세균 과다 증식은 다양한 질병과 관련이 있으며, 이런 상황을 약어로 'SIBOSmall Intestine Bacterial Overgrowth', 즉 소장 내 세균 과증식이라 일컫는다. SIBO는 적정 수준일 때 문제가 되지 않는 미생물 집단이 수천 개를 넘어서 수백만 개에 이르는 경우 진단된다.[8]

본질적으로 소장에서 파티가 열리고, 거기서 발생한 대사 폐기물과 가스가 숙주인 인간에게 복부 팽만감, 변비, 때에 따라서는 설사를 일으킨다. SIBO의 결정적 특징은 종의 다양성이 사라지면서 비롯된다는 점이다. 여기서 얻을 수 있는 메시지는 미생물 다양성은 건강 유지에 필수적이고, 다양성이 무너지면 질병을 유발한다는 것이다.

그렇다면 최적의 미생물군을 위해 어떤 미생물종, 어떤 군집이 필요할까? 인간-미생물 생태계에 대한 수수께끼를 풀어내기란 어려운 일이다. 똑같이 건강한 두 사람의 미생물군이 매우 다를 수 있다는 점에서 그렇다. 왜 그럴까? 우리는 건강한 생태계를 구성하는 종의 다양성이라는 개념을 익히 알고 있다. 인간 미생물군도 예외가 아니다.

인간의 생태계는 사람마다 고유한 특성을 가지며, 살아가는 동안 쌓이는 개인적 경험을 통해 정의된다. 어떤 미생물이 살아남고 어떤 미생물이 떠날지는 삶의 궤적에 따른 상호작용과 경쟁을 통해 결정된다. 따라서 평소 식사를 함께하는 사이일지라도 사람마다 다른 미생물군을 가진다. 이러한 이유로, 현재까지 인간 개체군에서 확인된 약 1,100종의 장내 미생물 가운데, 실제로 한 사람의 장에 서식하는 종은 약 160종 정도에 불과하다. 이 책의 마지막 장에서 설명하겠지만, 올바른 음식을 섭취함으로써 각자의 고유한 160종의 장내 미생물을 우리 건강에 이롭게 작용하도록 만들 수 있다.

미생물군의 탄생

──────── 우리는 태어날 때 어머니에게 처음으로 미생물군을 받는다. 요즘은 출생 전에 태반을 통해 일부 미생물이 전달된다는 가능성도 제기되고 있다.[9] 출산 직후 신생아는 미생물군 분포도가 낮은데, 어머니에게 전달받은 것과 주변 환경으로부터 전달받은 미생물이 전부다. 그러나 시간이 지나면서 상황은 빠르게 변한다. 이때 아기가 어떤 음식을 섭취했느냐에 따라 중요한 차이가 발생한다.

생후 3~6주에 해당하는 영아의 대변 표본을 분석했더니 모유를 먹은 아기의 미생물군은 탄수화물 대사에 도움이 되는 박테리아가 우세하고, 분유를 먹은 아기의 미생물군은 지방과 단백질 대사에 초점이 맞춰져 있다는 결과가 나왔다.

첫돌이 지나 어른과 동일한 음식을 먹기 시작하면 아이들의 미생물군은 성인과 더 비슷해진다. 성인의 미생물군은 인구 집단 내에서도 다양성을 지니고, 나이가 들수록 더 안정화되며, 지리적 조건에 따른 식단에 큰 영향을 받는다. 주로 전분, 섬유질, 식물 다당류가 풍부하고 지방과 동물성 단백질이 낮은 채식 위주의 식단을 섭취하는 아프리카 아이들과 동물성 단백질, 지방, 설탕, 전분 함량이 높고 섬유질이 적은 식단을 섭취하는 유럽 아이들의 미생물군은 상당한 차이를 보인다.[10] 유럽 아이들에 비해 아프리카 아이들은 병원성 세균이 적다. 나는 식단이 미생물군 형성에 큰 영향을 미친다는 점을 강조하는데, 이 주제는 앞으로도 반복적으로 언급될 것이다.

신생아의 장내 미생물군에서 한 가지 놀라운 점은 초기에 구성된 미생물군이 아기의 미성숙한 면역 체계에 자신의 존재를 받아들이도록 '가르친다teach'는 것이다. 이 시기의 면역 훈련이 중요한 이유는 이후 면역 시스템이 성숙하면서 감염성 세균, 바이러스, 기타 병원성 인자를 공격할 때 자기 세포는 해치지 않는 법을 알려주기 때문이다. 우리의 면역 체계는 정교한 화학 식별법을 사용하여 자기 조직에서 유래하지 않은 모든 것을 '외부 조직'으로 구분해 잠재적 위험 물질로 간주한다. 초기 집락을 형성한 미생물군은 면역 공격으로부터 자신을 보호하기 위해, 발달 중인 아기의 면역 체계에 자신들을 인간 세포로 받아들이도록 지시한다. 이는 면역계가 추후 침입한 다른 미생물들과는 전쟁을 벌일 수 있지만, 우호적 관계에 있는 장내 미생물과는 평화롭게 공존할 수 있다는 것을 뜻한다. 인체는 이들을 자가 세포로 취급하며, 이 우호적 미생물군은 소화를 돕고 비타민과 대사산물을 생성하는 등, 전반적으로 유용한 역할을 한다. 인간은 정말 대단한 초유기체다!

휴먼 마이크로바이옴 프로젝트

──────── 우리가 휴먼 마이크로바이옴(인체에 서식하는 모든 미생물 유전체를 뜻함 - 옮긴이)에 대해 알고 있는 대부분의 정보는 2007년 시작된 휴먼 마이크로바이옴 프로젝트HMP, Human Microbiome Project에서 비롯되었다. 당시 이 프로젝트의 전신인 인간 게놈 프로젝트Human Genome Project가 달성한 성과는 이미 다양한 분야에 응용되고 있다. 인간 게놈 프로젝트는 모든 인간 유전자와 그 기능을 지도화하여 건강과 질병의 유전적 연관성을 발견하는 것이 목표였다. 이 프로젝트는 인간이 복잡성에 비해 예상보다 훨씬 적은 수의 유전자를 가지고 있다는 놀라운 사실을 드러냈다. 아직 발견되지 않은 무언가가 존재할 수 있음을 시사하는 결과였다.

유전학을 더욱 완전하게 이해하기 위해 연구자들은 '인간의 유전과 대사 환경에 따른 미생물 구성 요소'로 관점을 확장할 필요가 있음을 깨달았다.[11] 다시 말해 건강은 단순히 인간의 유전자만이 아니라 수조 개의 세포로 구성된 미생물군의 유전자와도 불가분의 관계에 있다는 뜻이다. 미생물 거주자들이 인간의 유전적 구성에 얼마나 기여하는지 살펴보자.

인간 게놈에는 약 3만 개의 유전자가 있고, 미생물군에는 약 300만 개의 유전자가 있다. 따라서 전체 유전적 구성에서 미생물총이 차지하는 비율은 약 99%에 달한다. 휴먼 마이크로바이옴 프로젝트는 인체가 다양하고 방대한 미생물 생태계를 보유하고 있으며, 미생물의 적절한 대사 기능이 건강과 밀접하게 연결되어 있음을 명확히 보여준다.

휴먼 마이크로바이옴의 유전자 염기서열을 통해 과학자들은 성별, 나이, 수명, 만성질환과 관련된 미생물군의 차이를 조사했다. 결과는 매우 흥미롭다. 한 논문에서는 비만한 사람의 장내 미생물군에서 세포 대사에 관여하는 무려 400개의 유전자가 날씬한 사람과 다른 것으로 드러났다.[12] 여기서 주목할 점은 비만을 결정짓는 요인이 인간 유전자가 아닌 장내 미생물 유전자에서 비롯되었을 수 있다는 가능성이다.

직관적으로 우리는 건강한 미생물군과 건강한 인간이 서로 밀접한 관계에 있다는 것을 안다. 그리고 이 관계를 더 깊이 파고든 연구의 초점은 건강한 인간-미생물 생태계를 구성하는 요소가 무엇인지에 맞춰져 있다. 이제부터는 지금까지 밝혀진 사실과 글루타메이트-미생물 간의 관계glutamate-microbial connection에 대해 설명할 것이다.

미생물 대사와 글루타메이트 과부하

───────   진화생물학자들은 약 100만 년 전 인류가 불을 사

용하고 음식을 조리한 것이 소화기관의 물리적 구조와 장내 미생물군에 큰 변화를 가져왔다고 추정한다. 현대 식단이 점점 더 가공식품에 의존하면서 인간의 장내 미생물군 구성에도 유의미한 변화가 일어나고 있다. 이런 변화는 비만, 당뇨병, 과민성대장증후군, 전반적인 염증, 만성 통증 등 만성질환의 증가와 더불어 치매, 우울증, 불안, 중독, 자폐증, 기타 아동 발달 장애와 같은 뇌에 영향을 미치는 장애와도 관련이 있다.

우리가 알고 있는 것부터 식단, 미생물군, 건강 사이의 연결고리를 가늠해 보자. 첫 번째 연결 고리는 식단이다. 미생물군과 그 기능은 숙주의 식단에 의존하는데, 이는 논란의 여지가 없다.[13] 건강한 개인과 비교했을 때 만성질환을 앓고 있는 많은 사람은 장내에 서식하는 미생물 종과 이들이 생산하는 대사물에서 차이를 보인다. 이런 변화는 뇌에 영향을 미치며, 부정적 행동과 감정을 유발하는 질환을 포함한 다양한 만성질환과 관련 있다는 과학적 증거가 속속 드러나고 있다.[14]

두 번째 연결 고리는 불균형에서 확인할 수 있다. 수조 개의 장내 미생물이 생성하는 다양한 화학물질은 상황에 따라 화학적 불균형을 초래한다. 나는 직업적 전문성을 발휘해 수천 건의 대사와 미생물군 검사 결과를 검토했으며, 이를 통해 인간의 대사가 장내 미생물 대사에 어떤 영향을 받는지 확인했다. 장내 미생물 불균형은 숙주인 우리에게 독성을 일으킬 수 있다.[15] 세포 수준에서 '독성'이란, 미생물 대사산물의 농도가 너무 높아져 세포가 그것을 제대로 활용하거나 제거하거나 중화하지 못하는 상태를 말한다. 대사산물이 독성 수준에 이르면 세포의 에너지와 기능에 과부하가 걸린다. 물론 인체는 독소를 제거하는 해독 경로를 가지고 있지만, 사람마다 임계치가 다르다. 화학적 불균형이 화학적 독성으로 변하는 임계치는 개인의 유전적 민감성, 독소 노출 이력, 전반적인 건강 상태에 달렸다. 독성은 매우 개인적인 영역에서 발현된다.

미생물군의 유해성과 식단 사이의 관계를 증명하는 세 번째 연결 고리는 다시 글루타메이트로 돌아가 찾아야 한다. 믿음직한 화학적 우체부인 글루타메이트는 환경을 감지하고 보고하는 임무를 맡고 있다. 장에서는 장 내용물이 환경이고, 장내 세포가 전달하는 가장 흥미로운 정보는 오늘 우리가 무엇을 먹었는지다. 음식의 영양소와 열량 구성에 대한 정보는 식욕 호르몬 수치 조절 등 여러 기능을 수행하게 하고, 충분히 먹었다는 신호나 더 많이 먹으라는 신호를 보내게 한다. 글루타메이트 신호는 장 내용물의 독성 여부도 알린다. 이 경우 '내용물을 배출하라!'는 메시지를 받아 구토 반사를 일으키거나 설사를 할 수도 있다.

과도한 글루타메이트 섭취, 미생물군의 붕괴, 질병 간의 관계는 수많은 동물 실험과 임상 연구를 통해 유추할 수 있다. 핵심은 인간이나 동물이 글루타메이트가 풍부한 식단을 섭취할 때 특히 더 번성하는 특정 장내 미생물이 있다는 것이다.[16] 미생물 증가는 혈액

내 글루타메이트 농도 상승과 관련이 있다.[17] 실제로 혈중 글루타메이트 농도 상승은 특히 한 환자 그룹의 질병과 강력한 상관관계가 있는 단일 대사물이다. 이들이 앓고 있는 질환은 무엇일까? 내가 인용한 논문은 현대식 식단을 섭취하는 사람들에게 점점 더 큰 영향력을 발휘하는 질병, 비만에 대한 연구다.[18]

지금까지 장내 미생물이 인간 미생물 생태계에 필수적이며 매우 우호적인 구성원이라고 설명해 왔다. 미생물을 건강에 이로운 동반자로 여길 수도 있겠지만, 사실상 미생물은 자신들의 생존만 보장되면 특별히 우리를 배려하진 않는다. 이들은 약 20분의 짧은 생식 주기를 가지고 있어 환경 변화에 빠르게 적응하며, 공급받는 영양소에 따라 유전자 발현, 대사, 개체 수를 조정한다. 예를 들어 음식물에 섞인 과량의 글루타메이트가 들어오면 장내 미생물은 글루타메이트를 활용하는 쪽으로 대사를 조정하고, 글루타메이트 대사에 의존하는 생태계를 형성한다.[19] 추후 더 자세히 다루겠지만, 요점은 과도한 글루타메이트를 섭취한 장내 미생물군은 정상적인 장내 생태계와 완전히 다르며, 특정 미생물의 개체 수가 통계적으로 유의미하게 증가한다는 것이다.

다른 생태계와 마찬가지로 우리의 장내 미생물군 또한 질병이나 영양 공급에 따른 급격한 환경 변화를 겪으면 안정성이 붕괴된다. 이는 새로운 승자와 패자를 낳는다. 연구자들은 환경에 따라 미생물이 과도하게 증식하여 불균형을 초래하는 것을 '장내세균 불균형dysbiosis'이라고 말한다.[20] 병원성 세균, 심지어 일반적인 미생물마저 자원을 두고 경쟁하면서 혼란스러운 환경에서 생존하기 위해 싸운다.

현대 식단과 마이크로바이옴

————— 식사를 마친 뒤 우울감, 불안감을 느끼거나 짜증이 난 적이 있는가? 이런 증상은 흥분독소 때문일 수 있다.

식단을 시작하기 전, 테일러는 딱 다섯 가지 음식만 먹었다. 베이글과 크림치즈, 피자, 마카로니 앤 치즈, 버터나 마리나라 소스를 곁들인 파스타는 중간 정도부터 고도로 가공된 형태에 걸친 음식으로, 전형적인 미국 표준 식단에 해당한다. 가공식품을 식단에서 몰아낸 뒤 테일러의 행동이 극적으로 변하는 것을 보면서 장과 뇌의 연관성을 분명히 깨달았다.

테일러는 정서가 안정되었을 뿐만 아니라 복부 팽만감, 변비, 단것에 대한 강한 갈망을 더는 경험하지 않게 되었다. 마치 미생물군의 '전환turnover'으로 전혀 새로운 미생물군이 등장해 전임자가 포기했던 대사 작용을 시작하는 것 같았다. 나 역시 가공식품을 먹지 않으면서 정서, 에너지, 위장 기능 등에서 긍정적 변화를 직접 경험했다. 온 가족이 더 건강한 식단으로 바꾼 뒤부터는 남편 미치가 식단을 어기는 것도 눈치챌 수 있었다. 점심으로 부리토를 먹거나 레스토랑 드레싱이 들어간 샐러드를 먹은 날에는 얼굴에 짜증과 우울감이 묻어났기 때문이다.

나는 내가 관찰한 행동 및 정서적 변화가 세포 내 대사가 균형을 이룬 덕분이라는 것을 깨달았다. 변화는 우리 몸의 인간 세포는 물론이고, 장내에서 대사산물을 만들고 소비하는 수조 개의 미생물 세포 속에서도 일어나고 있었다.

유감스럽게도 식품에 든 글루타메이트를 단순 표기하는 것만으로는 건강 문제를 해결할 수 없다. 식품 업계가 광고하는 것처럼 정말로 건강한 음식이 제공된다고 믿기 어려운 상황이며, 음식 속에 숨어 있는 글루타메이트만이 문제의 전부도 아니다. 글루타메이트로 인한 스트레스 반응을 피하려면 전체적인 장내 미생물군을 함께 고려해야 한다. 이 미생물들이 건강하게 살아가기 위해 무엇이 필요한지, 이들이 인간 세포와 어디서 어떻게 상호작용하는지, 그리고 우리 몸 전체의 글루타메이트 부담에 어떠한 영향을 주는지를 함께 살펴보아야 한다.

이런 맥락에서 볼 때, 우리 건강을 해치고 있는 진짜 주범은 현대 식단과 가공식품 중심의 식생활이다. 이들이 우리 몸의 미생물군에 해를 끼치기 때문이다. 오늘날 마트에 진열된 대부분의 식품은 장내 미생물 대부분이 활동하는 대장에 제대로 된 영양을 공급하지 못한다. 안타깝게도 이 중요한 생태계를 굶겼을 때의 결과는 매년 수천 편씩 발표되는 미생물군 관련 연구에서 분명하게 드러난다.

이번에는 인간 미생물군 생태계의 관점에서 실제로 어떤 일이 벌어지고 있는지 더 깊이 들여다보자. 현대 식단에 포함된 음식의 약 75%는 대장에 서식하는 미생물군에 거의 도움이 되지 않거나 전혀 유익하지 않다. 과장이 아니다. 시중에서 판매되는 가공식품은 소화가 시작되기 전부터 이미 영양소가 지나치게 분해된 상태라 대부분 소장에서 흡수되고 만다. 정제당, 아미노산, 지방산, 뉴클레오티드 등이 여기 속한다. 결국 대장까지 도달하는 성분은 극히 일부에 불과하고, 그것도 미생물 생태계를 유지하는 데 꼭 필요한 미네랄, 비타민, 기타 영양소는 매우 적은 양만 남는다. 대장 미생물이 가장 선호하는 식이섬유는 현대 식단에서 심각하게 부족한 반면, 단백질, 특히 동물성 단백질은 지나치게 풍부한 실정이다.

섬유질과 영양소가 풍부한 음식을 충분히 먹지 않으면 단백질 발효에 유리한 환경이 조성된다. "당신이 먹는 것이 곧 당신이다"라는 말은, 우리 몸을 이루는 수많은 미생물 세포, 즉 미생물군에 비춰볼 때 진실에 가깝다. 단백질 대사를 통해 성장하는 대표적인 세균에는 클로스트리디아Clostridia가 있다. 이 세균 강class에는 치명적인 질병을 일으키는 악명 높은 구성원(클로스트리듐속Clostridium의 세균 ─ 옮긴이)이 포함되어 있다. 파상풍을 유발하는 클로스트리듐 테타니C. tetan, 보툴리눔 중독의 원인인 클로스트리듐 보툴리눔C. botulinum, 괴

저와 식중독을 일으키는 클로스트리듐 퍼프린젠스C. perfringens, 그리고 장내 감염으로 심한 설사를 유발하는 클로스트리듐 디피실C. difficile이 그 예다. 이 외에도 장내에서 단백질의 아미노산을 분해하는 일반적인 세균으로는 박테로이데스Bacteroides, 프로피오니박테리움Propionibacterium, 연쇄상구균Streptococcus, 바실루스Bacillus, 포도상구균Staphylococcus 등이 있다. 이 세균들은 장내 환경이 단백질 발효에 유리해질 때, 즉 섬유질 섭취보다 단백질 섭취가 많을 때 과도하게 증식한다.

사람의 장내에서 벌어지는 공간과 자원을 둘러싼 경쟁은 그야말로 생사를 가르는 싸움이다. 클로스트리디아는 특히 고지를 점령하기 위해 악랄한 수법을 사용하는데, 사실상 독극물로 경쟁자를 제거한다. 단백질 대사를 진행할 때 트립토판, 페닐알라닌, 티로신 같은 아미노산의 발효를 촉매하기 위해 효소를 분비하는데, 이것이 바로 클로스트리디아의 방어 메커니즘이다. 아미노산 발효는 클로스트리아가 선호하는 에너지원은 아니지만, 섬유질과 같은 영양소가 적을 경우에는 다량 영양소에 의존할 수밖에 없다. 이 과정에서 페놀 계열의 화합물이 폐기물로 생성되는데, 이 물질은 클로스트리디아를 제외한 다른 세균에 독성을 일으킨다.[21] 인간 세포를 포함한 다른 세포에서는 대사 과정을 통해 페놀을 분해하는 기능이 없기 때문에 결과적으로 대장과 소장에 페놀 화합물이 독성물질로 축적된다. 페놀은 다른 미생물이나 인간 세포에 영양적 연결이나 시너지 효과를 전혀 제공하지 않는 최종 대사산물이다. 이 화학적 공격은 클로스트리디아의 생존 전략으로, 이용 가능한 영양소를 빠르게 섭취하고 그 부산물로 독소를 생성해 다른 세균을 배제하는 방식이다. 이런 현상은 장내에 섬유질이라는 선호 영양소가 부족할 때 더욱 강화된다.

인간에게 있어서 페놀 과잉이 초래하는 결과는 매우 심각하다. 숙주(즉, 우리 몸)가 페놀을 감지하면 장 점막 세포에서 스트레스 반응이 유도되어 염증이 발생하고, 신경아교세포가 활성화되며, 글루타메이트 신호전달이 증가한다.[22] 이 모든 반응은 인체에 유해하다. 이와 유사한 반응들이 연쇄적으로 일어나면 점차 글루타메이트 신호가 잘 조절되지 않는데, 이것이 대장암을 포함한 여러 암 발생의 기저 메커니즘으로 추정되고 있다.[23] 이는 미생물이 염증 반응을 유도하여 세포에서 글루타메이트 방출을 증가시키는 과정을 보여주는 예다. 우리 몸의 세포는 상황이 좋지 않다고 경고하기 위해 글루타메이트 생성으로 '경고의 종'을 울리는 것이다.

모든 종류의 클로스트리디아가 나쁜 역할을 하는 것은 아니다. 사실 일부 클로스트리디아 종은 건강한 뇌 기능에 필수적이라는 연구 결과도 있다.[24] 중요한 신경전달물질인 세로토닌(기분, 사회적 행동, 소화, 수면), 글루타메이트(학습, 기억, 감각 신호), GABA(감마 아미노부티르산, 진정 효과), 도파민(보상 의존성 행동), 노르에피네프린(감정 조절, 학습), 황화수소(신호전달) 등은 모두 미생물의 아미노산 대사를 통해 생성된 신경전달물질이다. 특정 미생물이 좋기만 하거나 나쁘기만 한 일은 매우 드물다. 미생물군 건강에 있어 중요한 특징은 균형과 다양성이다.

친밀한 파트너, 당신의 마이크로바이옴

——————— 제인 오스틴Jane Austen의 팬들이 허락한다면 불후의 명작 《오만과 편견》의 첫 문장을 차용해 이렇게 말하고 싶다. "나쁜 관계가 우리 에너지를 빼앗는다는 것은 보편적인 진리다." 여기서 말하는 관계란 장내 미생물군과의 관계를 뜻한다. 이는 아마도 탯줄이 끊어진 후 인간이 경험하는 가장 친밀한 생물학적 파트너십일 것이다.

지금까지 우리는 소화관에 서식하는 미세한 생명체가 소화를 돕고, 건강을 유지하는 데 중요한 비타민과 신경전달물질을 생성하며, 면역 시스템을 지원하고, 병원균으로부터 방어해 준다는 사실을 살펴보았다. 그야말로 사랑하지 않을 수 없는 존재다. 그렇지 않은가? 하지만 이 관계가 항상 순탄한 것만은 아니다. 어떤 때는 장내 미생물군이 그저 기회만 노리는 무정한 존재처럼 느껴질 수도 있다. 이들은 숙주인 우리의 피해를 아랑곳하지 않고 서로의 영역과 자원을 두고 치열하게 다투기도 한다. 실제로 장내 생태계가 심각하게 균형을 잃으면 우리는 병원 신세를 지게 되고, 심하면 생명까지 위협받을 수 있다.

우리의 건강은 수조 개에 달하는 미생물과의 원활한 관계에 달려 있다. 이제부터 과학자들이 생각하는 이상적인 관계가 어떤 것인지, 어떻게 해야 더 나은 관계를 맺을 수 있을지 간략하게 설명하겠다. 미생물군과의 건강한 관계를 '편리공생commansalism'이라고 하는데, 이는 미생물이 인간 숙주에게 이득을 얻되, 해는 끼치지 않는 상태를 의미한다. 여기서 '해만 끼치지 않으면 괜찮다'는 정도가 최적이라고 오해할 수 있는데, 우리는 분명 그보다 더 나은 관계를 추구할 수 있다. 미생물은 우리 몸에 살면서 우리가 섭취하는 음식을 먹는다. 그렇다면 우리에게 뭔가 유익한 것을 돌려줘야 하지 않겠는가. 지금부터 우리가 장내 미생물과 맺을 수 있는 세 가지 기본적인 관계 유형을 살펴보자.

1. 우리는 건강을 위해 미생물과 서로 이익을 주고받는 관계, 즉 '상리공생mutualism'을 원한다. 미생물이 인간의 건강을 증진시키는 중요한 기능을 제공하고, 인간의 몸은 미생물군이 다양하고 풍부하게 유지되도록 필요한 영양분을 공급하는 관계다.

2. 편리공생은 미생물이 숙주에게 해를 끼치지 않지만 이익이 되지도 않는 관계를 뜻한다. 이 경우 숙주는 미생물에게 일방

적 이익을 제공하기 때문에 거의 이용당하는 셈이다. 이는 건 강한 상태라기보다는 생존 가능한 상태라고 말할 수 있다.

3. 기생 관계는 병원성 또는 해로운 관계로, 미생물이 직접적으 로 인간의 건강을 해치는 경우를 말한다. 미생물은 기회주의 적 성향이 있어, 적절한 조건이 주어지면 상리공생 관계를 깨 고 병원성 또는 기생 관계로 돌아설 수 있다. 이때 면역 반응 과 염증 반응이 유발되며, 결과적으로 건강이 악화된다. 심지 어 일부 미생물은 수가 적더라도 숙주에게 해를 끼칠 수 있다.

우리가 미생물과 해로운 관계에 있을 때 발생하는 대사적 비용 을 생각해 보면, '나쁜 관계가 에너지를 빼앗는다'는 말은 비유가 아니라 진실이다. 장내 미생물은 우리가 반드시 대응해야 하는 화 학적 환경을 조성한다. 만약 장 점막 세포가 장내에 축적된 독소와 싸워야 하고, 균형 잡힌 미생물 생태계가 제공해야 할 영양소나 필 수 대사산물을 충분히 얻지 못하며, 염증이 발생하고, 과도한 글루 타메이트 신호에 압도된다면 성장이나 건강을 위한 에너지는 모두 고갈될 것이다.

소통
좋은 관계는 소통에 기반한다. 우리의 장과 뇌는 서로 화학적 신호를 거쳐 원활히 소통해야 한다. 두 기관의 소통을 의식적으로 인지하지 못하지만 몸으로는 느낄 수 있다.

미생물이 인간 세포와 소통하는 방법 중 하나는 세로토닌, GABA, 도파민, 노르에피네프린, 아드레날린, 황화수소, 일산화질소, 글루타메이트 같은 신경전달물질을 생산하는 것이다. 이런 신경전달물질은 우리의 기분에 영향을 미친다. 특정 미생물이 우리를 우울하게 만들려고 글루타메이트를 방출하는 건 아니다. 그저 글루타메이트 방출이 자신들의 생존에 유리했을 뿐이다. 그러나 어떤 미생물이 글루타메이트를 만들고 소비하는 다른 미생물을 불러 모아 증식하면, 인간 숙주는 글루타메이트 신호의 불균형을 느낀다. 몸이 불편하고 기분이 나빠지는 것이다. 장내 미생물이 생성하는 신경전달물질은 '장-뇌 축gut-brain axis'을 이해하고자 하는 연구의 핵심이다.

과학이 알려주는 바에 따르면, 장내 미생물의 수와 종류가 변하면 뇌의 글루타메이트 신호에도 변화가 생긴다.[25] 실제로 쥐를 대상으로 한 연구에서 장내 미생물 구성이 달라질 때 뇌의 글루타메이트 수치도 함께 변화한다는 사실이 확인되었다.[26] 이는 주목할 만한 결과다. 글루타메이트는 모든 생명체에 존재하는 분자로, 지구상에서 가장 원시적이고 진화적으로 보존된 신호전달물질이다. 글루타메이트는 인간과 박테리아, 고세균처럼 수십억 년의 진화로 갈라진 생명체 사이의 언어 장벽을 뛰어넘어 서로 소통할 수 있게 해준다. 일종의 범용 모스 부호라고 보면 된다. 장내 미생물은 글루타메이트를 이용해 서로 메시지를 주고받을 뿐 아니라 인간에게도 신호를 보낸다. 인간의 신경아교세포는 미생물이 생성한 글루타메이트를 감지하고 이에 반응하는 역할을 한다.

따라서 식단을 고려할 때 우리가 먹는 음식이 미생물과의 소통에 어떤 영향을 미치는지를 함께 고려해야 한다. 우리가 먹는 음식은 미생물 대사에 영향을 주고, 이는 다시 장내 글루타메이트 양에 영향을 미쳐 결국 뇌를 자극한다. 여기서 오해하지 말아야 할 것은 소통이 양방향으로 이루어진다는 것이다. 장내 미생물은 자신들이 잘 자랄 만한 먹이를 원하며, 식욕이라는 형태로 요구를 드러내기도 한다. 이러한 요구는 종종 인간의 건강에 불리하게 작용한다.[27]

음식과 중독에 있어 대표적인 질병은 비만이다. 비만한 사람들의 특정 미생물 구성이 장-뇌 신호를 통해 도파민 보상 시스템을 변화시키는 것으로 나타났다. 음식에 대한 만족감을 억제하여 과식을 유도하는 것이다.

혹시 기분에도 영향을 미칠까? 질문을 하나 해보겠다. 우울증 치료에 케타민ketamine이나 리루졸riluzole, 아캄프로세이트acamprosate 같은 글루타메이트 차단제를 쓰기 전에, 우리의 식단이 기분 장애에 얼마나 영향을 미치는지, 그리고 그 식단이 장내 미생물 활동에 어떤 변화를 일으키는지 먼저 살펴보는 게 좋지 않을까? 많은 사람들이 기분과 식사, 장내 미생물 활동 사이의 연관성을 무시하지만,

과학은 이 연결 고리를 점점 더 분명하게 지지한다.[28]

결론적으로 우리는 미생물과 상호 이익을 주고받는 상리공생 관계를 원한다. 서로에게 득이 되는 관계 말이다. 그러려면 음식이 가장 중요하다. 우리가 평생 동안 선택하는 50여 톤의 음식이야말로 우리와 미생물 사이의 관계에 가장 큰 영향을 미친다.

미생물의 이동

————— 집 주변에 먹을 것이 없거나 유독 물질이 있다면 어떻게 하겠는가? 아마도 이사를 택할 것이다. 대장에 서식하는 수조 마리의 미생물도 같은 선택을 한다. 불균형한 식단 때문에 대장까지 충분한 양분이 도달하지 않으면 영양소를 찾아 소장으로 이동하는 것이다. 이들은 함께 옮겨간 미생물은 물론, 이미 그곳에 서식하고 있는 미생물과도 경쟁을 치러야 하고, 익숙하지 않은 생리적 환경 속에서 살아남아야 한다.

미생물의 이동은 건강에 이로울 것이 없다. 경쟁에 패한 미생물 집단은 사멸하고, 그 결과 다양성이 떨어지며 소수의 미생물 종이 과도하게 증식하게 된다. 이는 인간 세포에도 좋지 않은 영향을 미친다. 우리의 미생물 생태계는 소화관 내 특정한 위치에 각기 다른 미생물군이 자리 잡는 방식으로 진화해 왔고, 인간과 미생물 간의 상호이익 관계는 정해진 위치에서 발효가 이루어질 때만 유지된다. 이 균형이 무너지면 인간 세포는 결국 영양 결핍에 빠지거나, 최악의 경우 미생물이 새로운 환경에 적응하기 위해 만들어낸 독소에 휩싸인다.

여기서 더 깊게 들여다봐야 할 사례가 있다. 바로 가공식품, 특히 정제된 탄수화물이 많은 식단을 먹으면 소장에 새로 자리 잡은 미생물군이 과도하게 증식한다는 사실이다. 이 주제는 특별히 다룰 만한 가치가 있다. 이 증상SIBO(소장 내 세균 과증식)이 현재 전 세계적으로 유행병처럼 번지고 있기 때문이다. 다음으로 살펴볼 사례는 알코올과 관련된 내용이다.

장내 알코올 생산

——————— 현대 사회는 우리가 생각하는 것보다 훨씬 더 알코올에 의존하고 있다. 다양한 음식이 건강에 미치는 영향을 연구하려고 나는 각기 다른 질환을 앓는 사람들의 혈액과 소변 대사물을 분석했다. 주로 성인의 만성피로와 심혈관질환, 소아의 자폐증, 감각 조절 장애, ADHD를 대상으로 했지만, 그 외에도 편두통과 당뇨병 등 다양한 염증성 및 신경염증성 질환도 함께 분석했다. 그 결과 성인과 소아 모두 다른 증상과 함께 위장관 증상(GI 증상)이 흔히

동반된다는 사실을 알게 되었다. 소아 자폐증 그룹에서는 위장관 증상의 유병률이 무려 75%에 달했다. 생각해 보면 식단을 바꾸기 전 우리 딸에게서도 여러 위장관 증상이 나타났다.

이 환자군에서 보고된 다양한 증상에는 식사 후 바로 나타나는 복부 팽만감, 변비, 복통, 식사 후 찾아오는 브레인 포그(개인적으로 '식곤증'이라고 불렀다), 두통, 단순 탄수화물이나 당류에 대한 강한 갈망, 한밤중에 깨어나 다시 잠들지 못하는 현상, 에너지 불균형(과도한 피로감 또는 과잉 활동), 짜증, 운동 실조, 갑작스러운 고양감 등이 포함되어 있었다. 이 사례들에서 공통적으로 발견한 핵심은, 단순 탄수화물과 당류가 소장에서 발효되면서 다양한 종류의 알코올이 과도하게 생성된다는 것이다. 실제로 자기 몸에서 생성된 알코올로 인한 중독도 존재한다. 이 현상은 '자동양조증후군auto-brewery syndrome' 또는 '장발효증후군gut fermentation syndrome'으로 불리는데, 증상이 심할 경우 술을 한 방울도 마시지 않았어도 음주 운전으로 체포될 수 있다.[29]

소장에서 일어나는 단순 당과 탄수화물의 발효가 아이를 취하게 하고 알코올 중독을 유발할 수 있다는 걸 아는 부모는 많지 않을 것이다. 하지만 곰곰이 생각해 보면 수많은 곰팡이와 미생물이 당을 발효시켜 알코올을 만들어낸다. 예를 들어 보드카는 감자를 효모로 발효시켜 만든다. 결국 우리가 상업용 알코올을 제조하는 방식 그대로인 것이다. 누구나 장내 미생물 발효 과정에서 소량의 알코올을 생산하며 그것은 체내에 쉽게 흡수된다. 그러나 알코올이 과도하게 생성될 경우, 대사 작용에 심각한 변화를 초래할 수 있다. 그 변화는 알코올의 양과 노출 시간에 따라 달라진다. 나는 흔히 '비알코올성 지방간'이라고 불리는 질환이 장내 미생물 발효로 말미암아 의도치 않게 알코올에 노출된 결과라고 본다. 놀랍게도 이런 유형의 간질환은 요즘 아이들 사이에서 증가하고 있다.

이런 변화는 어느 날 갑자기 일어나는 것이 아니다. 간이 손상되기 이전에, 알코올에 지속적으로 노출된 장의 상피세포(장내벽을 구성하는 가장 안쪽 세포)와 면역세포에서부터 변화가 시작된다. 당을 대사해야 할 인간 세포가 대신 알코올 대사를 떠맡는데, 알코올은 독성이 있기 때문에 이를 제거하는 과정에서 많은 에너지와 효소가 소모된다. 이 때문에 포도당(당) 대사가 저해되고, 세포는 지방을 생성하는 지방 합성 모드로 전환된다. 이것이 바로 알코올에 장기적으로 노출되면 지방간이 생기는 이유다. 장기적인 알코올 노출로 발생하는 흔한 증상 중 하나는 '아세톤 냄새가 나는 입냄새'인데, 이는 케톤체가 과도하게 생성되었을 때 나타난다. 이러한 대사 변화는 간경변, 당뇨병, 알코올 증후군에서도 흔히 나타나는 특징이다. 성인과 소아의 비알코올성 지방간 질환은, 메커니즘만 보면 알코올성 간질환과 동일한 기전으로 진행될 가능성이 높다.

일곱 살짜리 아이의 행동 문제나 감정 기복이 알코올 중독 때문이라 의심하는 사람은 드물겠지만, 현대 식단은 우리가 생각하는 것보다 더 많은 소아 알코올 중독자를 양산하고 있을지도 모른다.

우리 세포에서 알코올을 대사할 때 나타나는 결과 중 하나는 글루타메이트의 생성이 증가한다는 것이다. 이 글루타메이트는 알코올 중독으로 이어지는 보상 메커니즘의 일부다. 많은 보상 시스템이 그렇듯, 알코올 중독 역시 글루타메이트 신호전달을 통해 뇌와 신경학적으로 연결되어 있다. 글루타메이트 신호전달과 관련된 중독에 대해서는 7장에서 자세히 다루겠다.

미생물 대사의 불균형으로 발생하는 알코올 독성은, 섭취한 음식이 장내에서 발효되면서 나타날 수 있는 수많은 의도치 않은 결과 중 하나에 불과하다. 물론 항생제, 감염, 외상처럼 미생물 불균형을 유발하는 여러 요인이 있지만, 그 불균형을 지속적으로 악화하는 핵심 요소는 결국 균형 잡히지 않은 식단이다. 안타깝게도 장내 미생물이 우리 장을 마치 유해 폐기물 처리장처럼 만들어버리는 현상은 현대 식단에서 흔히 나타나는 문제다.

체내에 서식하는 미생물은 우리의 대사, 면역, 신경 기능에 중요한 역할을 하지만, 인간의 대사 시스템과 유전자는 수십억, 수조 개의 미생물과 그 대사산물의 끊임없는 이동과 변화에 쉽게 적응하지 못한다. 사실 미생물 이동 문제의 해결책은 간단하다. 장내 미생물들이 소화기관의 적절한 위치에서 생존할 수 있는 환경을 제공하면 된다. 균형 잡힌 영양소가 든 식품을 섭취하는 것 말이다. 이 내용은 8장에서 본격적으로 다루겠다. 하지만 그 전에 먼저 식품 속 글루타메이트가 어떻게 염증과 연결되는지를 살펴봐야 한다. 만성 염증성 질환은 현대 사회의 주요 사망 원인이다. 따라서 우리 식단이 어떻게 이 위기를 악화시키는지 이해하는 게 급선무다.

6장

서서히 타오르는 불, 염증과 식단

MSG
SHOCK

테일러의 자폐증 증상이 최고조에 달했을 때였다. 루실패커드 어린이병원의 한 의사가 아이의 뇌파 검사 결과 뇌 염증, 즉 '뇌염 및 전반적인 뇌병증'의 증거를 발견했다고 했다. 뇌에 염증의 흔적이 있다는 것이다. 대학 시절 면역학 수업을 들어 염증에 대해 어느 정도는 알고 있었기에, 뇌 염증을 더 깊이 공부하고 그것이 테일러의 증상과 어떤 관련이 있는지 밝혀야겠다고 결심했다. 식단이 염증에 미치는 역할을 조사하게 된 것도 이 때문이다. 그렇게 파고든 직후 뇌 염증이 종종 몸의 다른 부위, 혹은 전신에 염증이 있음을 알리는 신호임을 알게 되었다.

　염증은 우리 몸을 보호하기 위한 생물학적 무기 중 하나다. 병원 균(바이러스, 해로운 미생물 등), 독소(뱀독, 옻독 등), 부상(발목 염좌, 손가락 열상 등) 같은 악성 요인은 모두 염증 반응을 유발한다. 싸움에서 빨리 승리하고 치유되면 다행이지만, 염증이 장기화되면 이야기가 달라진다. 염증 반응은 에너지를 대량으로 소모해 몸에 큰 부담을 준다. 만성 염증에 지속적으로 시달린 테일러의 뇌는 학습, 감정 조절, 대인 관계에 필요한 에너지가 거의 남아 있지 않은 상태였다.

만성 염증은 질병의 전조 증상이며, 염증을 줄이는 것은 현대 약물 및 치료법의 주요 목표이다. REID 식단도 염증 수치를 낮추는 것을 하나의 목표로 삼는다. REID의 'I'는 '염증Inflammation'의 약어다. 이어서 설명하겠지만 글루타메이트와 염증은 밀접하게 얽혀 있고, 식단이 만성적인 흥분성 및(또는) 염증 반응을 일으킨다면 염증을 다스리기 훨씬 더 어려워진다.

치유를 위해 설계된 염증

————— 부상이나 감염을 경험해 봤다면 염증의 네 가지 징후인 발적, 열감, 부기, 통증을 쉽게 이해할 수 있을 것이다. 예를 들어 손가락에 화상을 입으면 즉각적인 통증이 발생해 세포가 손상되었음을 신체에 알리고 면역 반응을 유도한다. 면역계 세포는 염증 신호를 방출해 좁은 혈관을 확장하고, 그 결과 손상된 조직으로 더 많은 혈액과 면역 세포가 몰려든다. 이들 면역 세포는 치유를 돕지만, 동시에 혈류 증가로 인해 해당 부위는 붉어지고 뜨거워진다. 더불어 단백질이 풍부한 체액이 확장된 혈관에서 조직으로 흘러들어 손상된 조직을 돕는데, 이 과정에서 부종이 발생한다. 늘어난 체액은 염증 부위의 신경 말단을 자극하게 되고, 이로 인해 통증

이 더 심해지는 것이다.

글루타메이트는 염증을 매개하는 여러 요인 중 하나다. 염증의 특징 중 하나는 염증 부위의 글루타메이트 수치가 증가하는 것이다.[1] 글루타메이트 수치가 높을수록 염증 반응도 더 격렬해진다.[2] 글루타메이트는 흥분성 신경전달물질이므로 염증의 심각도에 따라 다양한 수준의 통증을 전달한다. 발적, 열감, 부기와 마찬가지로 통증 역시 보호 기능을 수행한다. 통증이 느껴지면 우리는 그 부위를 감싸거나 움직이지 않으려 하며, 이것은 추가적 손상을 막는 본능적인 반응이다.

염증에 따르는 열감, 부기, 통증은 궁극적으로 치유를 돕기 위해 설계된 반응이다. 그러나 만성 염증은 질병으로 이어질 수 있다. 특정 조직의 염증과 관련된 질병은 매우 흔하며, 대부분 '~염~itis'이라는 고유한 접미사가 붙는다. 관절염arthritis, 대장염colitis, 기관지염bronchitis, 충수염appendicitis, 편도염tonsillitis, 뇌염encephalitis, 방광염cystitis 등, 익숙한 병명이 대부분 여기에 해당한다.

실제로 만성 염증성 질환은 현대 사회에서 가장 주요한 사망 원인이다. 심혈관질환, 암, 호흡기질환 등은 겉으로 보기엔 서로 다른 병처럼 보이지만, 그 병리학적 기전을 들여다보면 공통적으로 만성 염증이 핵심 메커니즘으로 작용한다.

염증이 임계점을 넘을 때

─────── 대다수의 현대인은 만성 염증 상태다. 식단과 환경에 염증 유발 요소가 산재하다 보니 면역 체계가 이에 반응하느라 과부하를 겪고 있다. 이른바 '염증 버킷inflammation bucket'의 임계점에 다다른 것이다.

현재 당신의 몸에서 일어나는 모든 염증 신호를 염증 버킷이라는 이름의 양동이에 담는다고 해보자. 어느 정도의 염증 신호는 항상 발생한다. 건강할 때조차도 일상 활동ADL, Activities of Daily Living 중에 감염성 인자와 접촉한다(세균이 묻은 손잡이나 키보드를 떠올리자). 또한 크고 작은 부상도 수없이 당한다. 누구나 면도할 때 베이거나 발가락을 찧은 적이 있을 것이다. 단순히 하루를 보내는 것만으로도 우리 몸은 끊임없이 회복과 복구를 반복한다. 아주 자연스러운 일이다.

건강한 면역계와 염증 시스템은 일상을 잘 감당하도록 도와준다. 그러나 염증 버킷이 가득 찬 상태라면 문제가 생긴다. 일상 활동만으로 양동이가 넘칠 수 있기 때문이다. 안타깝게도 우리의 면역 체계는 과도한 염증 부하를 매일매일 감당하게끔 설계되지 않았다. 현대인은 물리적 손상부터 감염성 자극, 심지어는 식단에 이르기까지 너무나 많은 염증 유발 요소에 노출되어 있는데 말이다.

하다못해 세포 하나가 스트레스를 받아도 염증 신호가 유발되

MSG 쇼크

고, 화상을 입었을 때처럼 몸에 경고 신호를 보낼 수 있다. 세포 스트레스는 포도당 결핍 같은 대사 불균형일 수도 있고, 매일 알코올을 섭취해 생긴 독소 노출일 수도 있다. 이 모든 요소가 염증 버킷을 차츰차츰 채워간다.

염증을 견디는 내구력에도 개인차가 있다. 사람마다 평생에 걸쳐 사용할 고유한 염증 버킷을 갖고 태어난다. 이 염증 버킷은 우리가 성장하면서 발현되는 유전자(인간 유전자와 미생물군 유전자 모두)에 의해 형태를 갖추며, 일부는 태어나기 전에 이미 형성된다. 이후 유아기와 성인기를 거치면서 면역계가 성숙해지면 염증 버킷도 함께 진화한다. 염증 버킷이 넘치지 않게 하는 가장 좋은 방법은, 염증 유발 요인에 대한 노출을 줄이는 것이다. 논리적으로 맞는 말이지만 늘 그렇듯 실천은 어렵다.

만성 염증과 글루타메이트 신호전달

──────── 글루타메이트 신호전달과 염증 경로를 연결하는 주요 세포 중 하나가 바로 '신경아교세포glial cell'다. 신경아교세포의 주된 임무는 신경세포를 보호하는 것이지만, 신경세포가 외부 환경에 더 잘 적응하도록 훈련하기도 한다. 어떻게 이런 일까지 해낼 수 있을까?

신경아교세포는 세포 외 공간에 존재하는 과도한 글루타메이트를 흡수해 신경세포의 과도한 무작위 활성을 막는다.([그림 4.1] 참고). 그러다가 신경세포 활성이 필요한 상황이 오면 글루타메이트와 사이토카인을 방출해 신경세포를 자극한다.[3] 사이토카인은 신경세포가 특정 환경 자극에 보다 강하게 반응하도록 준비시킨다. 이러한 자극에 반복적으로 노출되면 강한 반응이 신경망에 각인되는데, 이것이 바로 신경아교세포의 '훈련'이다.

이 시스템은 염증 버킷이 가득 차기 전까지는 제대로 작동한다. 그러다 염증 버킷이 가득 차버리면 그때부터는 비교적 하찮고 해롭지 않은 자극조차 시스템을 과부하 상태로 몰고 가고, 신경아교세포가 만성적으로 활성화된다. 이 상태에 이르면 신경아교세포는 더 이상 글루타메이트를 흡수하지 않고 오히려 방출하는데, 그 결과 넘쳐나는 글루타메이트가 신경세포를 흥분 상태에 빠뜨린다.

신경아교세포가 만성적으로 활성화되면 만성 염증이 발생한다. 그리고 만성 염증은 만성 통증, 신체 보호 장벽의 침식, 그리고 암을 부른다.

악순환을 부르는 만성 통증

———————— 누구나 급성 통증을 경험한다. 반면 만성 통증은

나이가 들수록 많은 사람들이 겪는다.

급성 통증의 목적은 우리에게 해가 될 수 있는 상황을 경고하는데 있다. 통증은 글루타메이트 신호전달을 통해 신경 말단을 자극하고 뇌에 다음과 같은 메시지를 보낸다. "아파. 그만해."[4]

하지만 만성 통증은 다르다. 통증 신호가 꺼지지 않고, 어떻게 해도 통증이 사라지지 않는다. 그 결과 매우 쇠약해진다.

만성 통증은 신체가 세포 생존에 위협을 느낄 때, 그리고 그 위협이 지속적이고 끊임없을 때 나타난다. 신체의 염증 경로가 만성적으로 활성화되는 것이다. 염증 수치가 지속적으로 높아진 상태에서는 염증 부담이 조금만 늘어나도 염증 버킷이 넘쳐버린다. 만성 통증과 직접적인 관련이 없어 보이는 아주 사소한 염증 유발 요소, 예를 들어 가공된 과자 한 봉지를 먹는 일조차 과도한 반응을 일으킬 수 있다. 이미 염증에 시달리는 몸이 더 이상의 염증 자극을 감당하지 못해 통증이 심해지는 것이다.

신체가 신경세포를 진정시키고 염증 신호를 억제하는 능력을 잃으면, 세포막에 있는 글루타메이트 수용체가 증가해 위협에 대응하기 위한 준비 상태에 돌입한다. 이 상태에서는 글루타메이트 신호에 더욱 민감해져 결과적으로 더 많은 통증과 부종이 발생한다. 개인이 염증 상태에 있을수록, 신경세포는 글루타메이트에 더욱 민감해진다. 그래서 식단이 더욱 중요해지는 것이다. 연구에 따르면, 음식 속 글루타메이트는 염증을 증가시킨다.[5] 이미 염증이 있는 상태라면 식이 글루타메이트가 당신을 한계 너머로 밀어붙일 수 있다.

그렇다면 식단이 심신의 고통에 직접적인 영향력을 미친다는 과학적 근거가 있을까? 물론 존재한다.[6] 두통, 복통, 우울, 불안, 강박 등의 증상은 식단 속 MSG와 관련이 있다.[7] 만성적인 정서적 고통과 육체적 통증의 근본적 기전은 별다른 차이가 없으며, 두 증상이 동시에 나타나기도 한다.[8] 그런데도 사람들은 두통과 우울감이 식단과 관련 있다고 생각하지 않는다.[9] 뇌는 장내 염증 수준을 인지하고 그에 따라 반응하는데 말이다. 그렇게 염증 버킷이 점차 더 채워진다.

보호 장벽의 붕괴

─────── 우리 몸은 미세한 것부터 거시적인 것까지 다양한 장벽을 갖고 있다. 이들의 중요한 역할은 '안에' 있어야 할 것과 '밖에' 있어야 할 것을 구분하는 것이다. 세포 수준에서는 얇은 세포막이 이런 장벽의 역할을 한다. 세포는 환경을 지속적으로 감지하며, 어떤 것을 머무르게 하고, 어떤 것을 쫓아내며, 또 어떤 것을 드나들게 할지 결정한다. 글루타메이트는 이런 결정을 내릴 수 있도록 장벽 양쪽의 정보를 제공하는 화학적 신호전달물질 중 하나다.

만성 염증은 이러한 보호 장벽을 손상시킨다. 장벽을 느슨하게

MSG 쇼크

만들어 '누출leaky'해 버리는 것이다. 피부부터 몸속 깊은 곳까지, 글루타메이트가 어떻게 연관되는지 살펴보자.

피부

피부의 보호 장벽이 무너질 때 어떤 일이 일어날까? 우선 인간의 피부가 겹겹이 쌓인 세포층으로 구성되었다는 것부터 시작하자. 피부층 사이로 물질이 이동할 수 있도록 세포 사이에는 '밀착연접tight junction'이라는 고도로 제한된 통로가 있다. 밀착연접은 물과 이온이 통과할 수 있도록 열리거나 닫힌다. 피부가 장벽으로 기능하려면 밀착연접의 무결성이 매우 중요하다. 통로가 활짝 열려 있다면 장벽이 아무리 튼튼해도 외부 물질이 밀려들어 올 것이다.

밀착연접의 개폐는 피부층 사이에 거미줄처럼 연결된 글루타메이트성 신경망에 의해 조정된다(여기서 글루타메이트성glutamatergic은 단순히 '글루타메이트와 관련된related to glutamate'이라는 뜻으로, 관련 주제를 찾을 때 자주 등장하는 용어다). 이 신경망이 정상적으로 기능해야 피부가 촉각, 수분과 온도에 대한 반응, 피부 재생, 염증 활성화, 통증 반응 등을 수행할 수 있다.[10] 그렇다면 건선psoriasis처럼 고통을 동반하는 만성 피부염은 어떻게 발생하는 것일까? 여드름이나 곰팡이에 의한 만성 피부 감염, 피부암과 같은 더 심각한 상태는 또 어떨까?

피부의 만성 염증은 글루타메이트성 신경망이 균형을 잃었다는 신호다. 원래 고도로 조절되던 밀착연접의 개폐 시스템이 혼란스러워지고, 세포 간 연결이 점점 느슨해지며 질서가 무너진다. 이 상태가 되면 마치 성문이 열린 듯이 피부의 방어막이 허물어지고, 피부층은 점점 미생물과 독소가 쉽게 침투할 수 있는 상태가 된다. 건선 등 만성 피부 염증 상태에서는 피부층이 장벽의 기능을 잃고, 원래 피부가 막아내야 할 유해물질을 그대로 통과시킨다.

한발 더 나아가 이전에는 아무렇지 않았던 자극에도 과민 반응하기도 한다. 이러면 음식마저 피부 염증을 유발할 수 있다. 어떤 음식을 먹고 두드러기, 홍조, 가려움증이 발생했다면, 내부 염증 부담이 위험 수준에 도달했음을 경고하는 피부의 신호라 보면 된다.

장벽

장벽Intestinal Wall은 소화되지 않은 음식물과 독소가 체내 조직으로 침투하지 못하도록 막는 보호막이다. 피부처럼 장벽도 밀착연접으로 결합된 세포층으로 구성되어 있다. 세포층을 가로지르는 물질의 이동은 매우 정교하게 통제되며, 특정 메커니즘을 통해 영양소를 운반하고 소화하며 흡수한다. 그리고 사람이 입에 무엇을 넣을지 알 수 없기 때문에, 장벽은 음식이 아닌 물질이나 병원체가 들어왔을 때도 몸을 보호할 수 있는 다양한 전략을 갖추고 있다. 이를 위해 장벽은 점액과 면역 항체를 생성한다.

건강한 삶에 필수적인 건강한 위장관은 중추신경계 외부에 존재하는 가장 복잡한 신경세포와 아교세포 집합체에 의해 조율된다. '제2의 뇌'라고 불리는 장신경계ENS, Enteric Nervous System[11]는 식도, 위, 소장, 대장의 내벽까지 뻗어 있다. 우리가 장에서 일어나는 일을 자각할 수 있는 것은 장신경계와 뇌를 연결하는 미주신경 덕분이다. 예상했겠지만, 장과 뇌 사이의 양방향 소통도 글루타메이트 신호로 이루어진다. 흔히 말하는 '직감gut feeling'은 실제로 혀에서 항문에 이르기까지 위장관을 따라 존재하는 수많은 글루타메이트 수용체가 만들어낸 결과다.[12] 이 수용체는 신맛 단맛 같은 진짜 맛을 감지하는 않지만, 미뢰가 느끼는 것처럼 뇌에 쾌감 신호를 보내 결과적으로 '직감'을 유발한다.

그렇다면 글루타메이트와 염증은 위장관 내에서 어떤 방식으로 얽혀 있을까? 우선 신경아교세포의 역할부터 되짚어 보자.

균형 상태(스트레스 없는 평상시)에서 장 내벽의 신경아교세포는 소화, 연동운동(음식물을 항문 쪽으로 밀어내는 근육 수축), 염증, 면역 반응을 조절하며 장벽의 무결성을 유지하는 역할을 한다.[13] 또한 신경아교세포는 과도한 글루타메이트를 흡수해 신경세포가 과잉 반응하지 않도록 보호한다. 그러나 글루타메이트가 너무 많아져 더 이상 흡수할 수 없게 되면 신경아교세포는 글루타메이트를 방출해 장내 신경 신호를 활성화한다.[14] 이는 마치 보호 본능 강한 여왕벌(신경아교세포)이 위협을 감지하고 화학적 경보를 울려 일벌(주변 신경세포)을 소집하는 바람에 벌집에서 벌떼가 마구 쏟아져 나오는 것과 같다. 혼란과 고통이 야기되는 것이다.

이렇게 되면 문제가 훨씬 심각해진다. 높은 농도의 글루타메이트가 쏟아지면 신경아교세포의 형태와 기능이 변하고, 세포막에 있는 글루타메이트 수용체가 증가하게 된다. 이로 인해 염증과 통증은 더욱 악화된다.[15] 글루타메이트에 장기간 노출되면 신경아교세포가 구조적으로 변화하는데, 그 결과 장벽의 투과성이 증가해 누수가 일어난다. 그러면 세포 손상과 사멸이 발생하고, 장벽이 심각하게 손상된다.[16]

신경아교세포의 손상에 따른 장 투과성 증가는 염증성 장질환, 괴사성 장염(장벽에 구멍이 생기는 위험한 유형의 장 염증), 과민성대장증후군, 당뇨병, 자가면역질환, 장내 신경세포의 바이러스 감염, 변비 등 많은 질병을 유발한다.[17] 이 관계는 매우 명확하다. 장의 염증 정도와 장 질환의 심각성은 장벽 누수와 밀접한 상관관계가 있다.[18]

과학자로서 말하자면, 이는 매우 놀라운 발견이다. 정말 음식 속 글루타메이트가 장벽 투과성에 문제를 일으킬까? 연구 결과는 그렇다고 답한다. 우리는 음식의 글루타메이트가 미주신경(앞서 설명한 것처럼 미주신경은 머리에 존재하는 뇌와 '제2의 뇌'로 불리는 장을 연결함)을 활성화한다는 것을 안다. 미주신경이 과도하게 자극되면 '장-뇌gut brain'가 만성적으로 활성화되고, 그 결과 염증과 장질환이 발생한다.[19]

이를 뒷받침하는 근거를 직접 확인하고 싶은 독자를 위해 일부 연구 결과를 소개한다. 과민성대장증후군을 가진 참가자 다수가 식단에서 MSG를 제거했을 때 증상이 개선되었고, MSG를 다시 섭취하니 증상이 재발했다.[20] 개를 대상으로 한 연구에서는 식이성 글루타메이트가 미주신경을 자극해 소화효소의 비정상적 분비를 유도하는 바람에 소화 및 영양 흡수에 문제가 생겼다.[21] 인간과 가장 유사한 소화관을 가진 돼지를 대상으로 한 연구에서는, MSG 섭취가 대장 내 밀착연접 단백질의 감소와 관련 있는 것으로 나타났다.[22] 이 연구는 또한 MSG가 장내 미생물 구성을 변화시켜 염증성 사이토카인과 독소를 분비하는 미생물군을 증가시키고, 이에 따른 장벽 누수가 생긴다고 밝혔다. 결론적으로 과학적 데이터는 식이성 글루타메이트가 장벽의 무결성을 해치고 투과성을 높인다는 사실을 명확히 입증한다.

혈액뇌장벽

4장에서 소개한 '혈액뇌장벽BBB'이라는 용어를 기억할 것이다. 혈액뇌장벽은 병원균이나 독소 같은 해로운 물질이 혈류에서 새어나와 뇌로 들어가는 것을 막아주는, 뇌를 둘러싼 반투과성 조직이다. 사실 글루타메이트도 일반적으로는 혈액뇌장벽이 걸러내는 물질 중 하나로, 출입이 아주 엄격하게 조절된다.[23] 왜냐하면 신경전달에 결정적인 역할을 하기 때문이다.

인간의 뇌에는 약 860억 개의 신경세포가 존재하며, 그 안에는 인체 내 어떤 세포보다도 높은 농도의 글루타메이트가 들어 있다. 뇌세포 외부의 세포외액보다 무려 5천 배에서 2만 배나 높다(4장 참고). 글루타메이트는 흥분독소로 작용하기 때문에, 뇌세포 바깥의 농도는 반드시 낮게 유지되어야 한다. 그렇지 않으면 뇌세포가 과잉 반응을 일으킬 수 있다.

한편 혈액 속의 글루타메이트 농도는 뇌를 감싼 액체보다 100배 이상 높을 수 있다. 만약 글루타메이트가 혈관에서 뇌로 누출되면 엄청난 위험에 직면할 것이다. 하지만 다행히도 그런 일은 일어나지 않는다. 혈액뇌장벽이 글루타메이트의 유입과 유출을 정밀하게 제어하는 수송 시스템을 갖추고 있기 때문이다. 건강한 사람이라면 이 시스템이 잘 작동한다. 그러나 뇌 속 글루타메이트 신호가 너무 강해지거나[24] 혈액 내 글루타메이트 농도가 과도하게 높아지면 혈액뇌장벽에 염증이 생기고 물리적 변화가 일어난다. 그 결과 혈액뇌장벽은 더 많은 글루타메이트와 다른 유해 물질들을 통과시키게 되며, 보호 기능이 저하된다.[25]

수많은 연구가 증명하듯, 혈액뇌장벽이 투과성을 띠면 뇌세포는 혈류를 따라 돌아다니는 높은 농도의 유리 글루타메이트에 노출되고, 이로 인해 신경 대사 및 신호전달에 흥분독소가 유발된다.[26] 더 심각한 문제는 악순환이 일어난다는 점이다.[27] 초기의 경미한 뇌세포 대사 기능 장애가 혈액뇌장벽의 투과성을 증가시켜 글루타메이트와 기타 물질이 통과하게 되면, 이는 다시 뇌세포의 대사 기능 장애를 증폭시킨다.

이쯤에서 묻고 싶다. 만약 식단을 통해 뇌 염증 수준을 조절할

MSG 쇼크

수 있다면, 마다할 이유가 있을까? 물론 외상성 뇌손상, 뇌졸중, 종양, 일부 감염 등으로 발생하는 만성 염증과 장기적인 혈액뇌장벽 손상은 치료하기 어렵다.[28] 그러나 식습관을 조절하면 악화를 늦출 수 있다. 더불어 실천할 수 있는 다른 요소도 있다. 수면 부족, 감염, 저혈당이 그것이다. 이런 요소도 혈액뇌장벽의 일시적 투과성을 높인다.[29] 그러니 올바르게 먹고 충분한 수면을 취하자. 그래야 생각이 명료해지고 기분도 좋아질 것이다!

세포막

염증이 신체 장벽을 어떻게 무너뜨리는지 보여주는 마지막 사례는 세포 수준으로 내려간다. 바로 투과성 장벽인 세포막Cell membrane이다. 세포막은 세포를 감싸고 있으며, 세포의 '안'과 '밖'을 구분 짓는 역할을 한다. 세포막은 단순히 세포를 감싼 수동적인 주머니가 아니다. 세포 안팎으로 영양분과 이온의 흐름을 조절하는 데 적극적으로 관여하고, 외부 환경으로부터 세포를 보호하며, 다른 세포들과 화학적 신호를 주고받는다. 그런데 과량의 글루타메이트가 존재하면 이러한 기능들이 하나씩 무너지며 염증이 발생하고 세포막이 손상된다. 결국 세포 사멸에 이르거나 더 나쁜 일까지 벌어진다. 세포 사멸보다 더 나쁜 상태가 무엇일까? 지금부터 살펴보자.

뇌세포는 이런 사건을 조사하기에 적합하다. 뇌세포 내부에는 글루타메이트가 매우 높은 농도로 존재하므로, 만약 뇌세포막에 구멍이 생기면 많은 양의 흥분성 글루타메이트가 세포 밖, 즉 뇌세포 사이의 공간으로 쏟아져 나온다.

염증 반응은 본래 우리 몸을 보호하기 위한 방어기제다. 하지만 세포 수준에서 살펴보면 이러한 보호 반응이 오히려 해가 되는 경우도 있다. 예를 들어 외부 충격으로 뇌세포가 손상되면 그 안에 있던 글루타메이트가 대량 유출되며, 손상된 신경세포를 구하기 위해 과잉 활성화된 신경아교세포가 추가로 글루타메이트 신호를 내보낸다. 이렇게 되면 상황은 매우 심각해져 독성의 연쇄 반응, 즉 '글루타메이트 폭풍glutamate storm'이 발생하며, 위험 수준의 글루타메이트가 뇌세포에서 세포외액으로 유출된다. 이는 인근 세포의 기능과 대사를 변화시켜 추가적인 글루타메이트 유출을 유발한다. 염증 반응이 고전적인 진행 과정을 따르듯, 이러한 흥분성 신호는 점차 더 많은 신경세포를 자극하며 뇌의 다른 영역으로까지 확산된다. 이러한 염증의 연쇄 반응은 장기적인 손상을 초래하므로 신속하게 제어하지 않으면 생명까지 위태로워진다. 또 하나의 대가는 에너지 소모다. 염증 반응은 막대한 에너지를 필요로 하는 과정이며, 많은 칼로리를 소모한다. 다시 말해, 염증이 생긴 뇌는 일상생활을 영위할 에너지조차 부족해져 지쳐간다.

결국 핵심 메시지는 이것이다. 글루타메이트는 우리 몸의 여러 장벽을 건강하게 유지하는 데 필수적인 물질이지만, 그 농도는 반드시 균형 있게 유지되어야 한다.[30] 식단이나 삶의 우여곡절로 글루타메이트 농도가 과도하게 높아지면 염증이 생기고, 우리 몸을 지키는 보호 장벽이 하나둘씩 무너진다.

암세포와 글루타메이트

─────── 앞서 염증이 중요한 보호 장벽을 침식하고 세포의 기능을 변화시켜 때로는 죽음에 이르게 한다는 것을 설명했다. 물론 세포가 수천 개 죽더라도 우리 몸은 회복될 수 있다. 그러나 세포가 죽는 대신 건강하지 못한 염증성 환경에 적응해 버리면 세포 사멸보다 더 나쁜 결과에 직면하게 된다. 바로 암세포다. 암은 만성 염증과 잘못된 세포 대사의 또 다른 결과다.

우리는 이제 여러 종류의 암과 과도한 글루타메이트가 직접적 관련이 있다는 사실을 안다. 만성 염증의 특징인 과도한 글루타메이트 신호는 암세포의 생존에 유리하며, 건강한 세포를 암세포로 변형시킬 수 있다. 염증이 있는 신체에서 발생한 글루타메이트 신호는 암을 유발하고 촉진하는 역할을 한다.[31] 한 연구진은 다음과 같이 언급했다.

비정상적인 글루타메이트 신호는 신경아교종glioma, 흑색종

melanoma, 유방암, 전립선암을 포함한 다양한 암의 개시와 진행에 관여함이 입증되었으며, 이는 글루타메이트 신호전달이 암 발생과 관련된 기능을 한다는 점을 시사한다.[32]

중요한 것은 암의 '개시와 진행'이다. 비정상적인 글루타메이트 신호는 단순히 암의 부산물이 아니라 암을 유발하고(개시), 암의 성장을 촉진하는(진행) 직접적 요인이라는 뜻이다. 이는 다양한 암의 발병 가능성을 시사한다.

여기서 주목할 점은 감염, 외상, 식이 글루타메이트, 염증 유발 식품, 스트레스 등 원인이 무엇이든 간에, 염증은 글루타메이트 신호전달을 증가시키고, 이는 다양한 질병, 심지어는 암까지 유발한다는 것이다. 만성 염증은 생명을 위협한다.

흥분성 염증 반응을 줄이는 REID 식단

──────── REID 식단을 설명하기에 앞서 라임병Lyme disease에 관한 이야기를 하나 들려주려 한다. 라임병을 일으키는 특정 병원성 세균 보렐리아 부르그도르페리Borrelia burgdorferi는 실제로 글루타메이트가 풍부한 환경을 선호하는데, 이는 이 세균이 자체적으로 글루타메이트를 생성할 수 없기 때문이다. 만약 사슴 진드기에

물려 보렐리아 부르그도르페리에 감염되면 이 세균은 혈류를 타고 글루타메이트 농도가 가장 높은 곳, 대개 염증 부위를 적극적으로 찾아 나선다.[33] 그곳에서 라임병 병원체는 독성을 극대화해 인간 숙주를 파괴하기 시작한다.[34] 이런 세균은 역사적으로 오랫동안 인간과 함께해 왔지만, 최근 들어 그 감염률이 증가하고 있다. 만성 염증이 일상화된 오늘날의 인류가 병원성 세균이 활발하게 활동할 토양을 제공하는 게 아닐까 하는 의구심이 든다.

비단 사슴 진드기와 접촉하지 않더라도, 우리의 염증 버킷은 이미 찰랑찰랑한 상태다. 일상의 작은 스트레스나 식습관만으로도 쉽게 넘칠 수 있다. 여기서 식단의 중요성이 부각되는데, 음식 선택이 염증을 줄이는 결정적 기회를 제공하기 때문이다. 슬프지만 대부분의 사람들에게 음식은 오히려 염증 버킷을 넘치게 하는 주된 원인이다.

음식은 영양을 공급하고 염증 반응이 적게 일어나도록 유지해주어야 한다. 염증이 만성화되면 안 된다. 음식 속 글루타메이트는 염증과 면역 반응을 활성화하기로 유명하지만[35] 글루타메이트만이 유일한 원인은 아니다. 음식에는 염증을 유발하고, 결과적으로 우리 세포(인간과 미생물)가 글루타메이트를 다량 방출하도록 부추기는 다른 성분도 많다. 글루타메이트 대사를 균형 있게 유지하려면 염증을 관리해야 하는데, 무엇이 염증을 일으키는지는 사람마다 다르다. 심지어 한 가족 안에서도 다를 수 있다. 물론 유전적 요인이 염증 반응의 차이를 유발하는 데 영향을 미치기는 하지만 말이다.

테일러와 함께 REID 식단으로 변경하기 전, 이른바 염증 버킷의 존재를 실감한 일이 있다. 우리 두 사람은 모두 환경적 요인에서 기인한 알레르기가 있었다. 테일러는 고양이와 집먼지진드기에 높은 수준의 알레르기 항체IgE를 가지고 있었다. 나는 고양이가 테일러의 방에 들어가지 않게 관리했고, 정기적으로 청소기를 돌렸다. 그럼에도 고양이가 곁에만 가면 테일러는 콧물, 눈물, 눈 가려움증 등 일반적인 알레르기 증상을 보였다. 한편 내 염증 버킷에는 일 년 내내 다양한 꽃가루 알레르기가 존재했다. 일 년에 두 번, 두 달 동안 감기에 걸린 것 같은 증상을 보였다.

REID 식단으로 변경한 뒤 테일러의 알레르기 증상은 상당히 줄어들었다. 고양이를 만지고 손을 씻지 않으면 여전히 약간의 알레르기 증상이 나타나지만, 이제 고양이를 만질 수 있고, 심지어 보송보송한 털북숭이를 맘껏 껴안을 수도 있다. 이제 고양이가 테일러 방에 드나들어도 괜찮다. 집 안의 고양이 흔적도 더는 테일러를 괴롭히지 않는다. 이는 고양이에게도 희소식이지만, 테일러에게는 더더욱 기쁜 소식이다. 전반적인 염증 부하가 줄면서 면역력이 향상되었다는 긍정적 신호이기 때문이다.

나 역시 마찬가지다. 40년 동안 시달리던 꽃가루 알레르기가 사라졌다. 지금은 계절과 상관없이 자유롭게 정원일을 하고 자전거를 타거나 하이킹을 해도 콧물과 재채기가 쏟아지지 않는다. 이 이야기를 들은 많은 사람은 "환경 알레르기는 개인의 체질이기 때문에 바꿀 수 없지 않나요? 게다가 식단이랑은 아무 상관 없잖아요."라고 반문한다. 하지만 이러한 믿음은 사실이 아니다. 우리 몸이 환경에 얼마나 민감하게 반응하는지는 결국 염증 부하가 얼마나 쌓여 있는가와 관련이 있다. 한계를 넘은 염증 부하가 개인적인 방식, 개인적인 증상으로 드러날 뿐이다.

REID 식단은 다양한 식품에서 유입되는 염증 반응을 줄이는 데 중점을 둔다. 염증 버킷의 부하를 낮추고 글루타메이트 신호를 균형 있게 조절하도록 도와주므로, 대부분의 사람에게 도움이 된다. 염증이 있는 상태에서는 글루타메이트 신호를 균형 있게 조절할 수 없다. 그리고 염증 반응 후 에너지 균형을 회복하려면 적절한 영양 공급이 필수다.

개인적인 경험을 비롯해 여러 사람들의 식단을 연구하며 깨달은 바에 따르면, 염증 부하를 낮추는 데 가장 효과적인 루틴은 다음의 세 가지이다.

1. 섬유질이 풍부하고 영양소가 많은 채소 섭취 늘리기

우리는 오랫동안 채소의 유익함에 대해 들어왔고, 여러 연구 결과를 종합해 볼 때 채소 섭취는 피할 수 없는 당연한 조치다. 두 살짜리 아이에게 케일이나 민들레 잎을 더 많이 먹일 방법에 대해서는 마지막 장에서 소개하겠다. 어쨌든 변화는 가능하며,

건강한 음식은 그럴 만한 가치가 있다. 또한 위장관에 존재하는 수조 마리의 미생물 역시 에너지원으로 섬유질을 필요로 한다는 것을 기억하자. 장내 미생물이 섬유질을 발효해 만든 대사산물은 우리의 건강에 매우 유익하다.

2. 초가공식품 제거하기

상업적 식품 가공은 '진짜real' 음식에 존재하는 섬유질과 영양소를 파괴한다. 마트에서 판매되는 대부분의 식품에는 영양적 가치가 거의 없다. 게다가 식품 가공 과정에 글루타메이트 같은 다양한 첨가물이 들어간다. 첨가물은 음식의 풍미를 인위적으로 높여 상품 가치를 높이기 위한 것이지만, 동시에 신경독성과 염증을 유발한다. 초가공 식품에는 이러한 자극성·염증성 첨가물들이 다량 함유되어 있다.

3. 정제당 멀리하기

인류는 원래 자연식품 속에 포함된 포도당을 에너지원으로 삼도록 진화했지만, 오늘날 가정에서는 사탕무, 코코넛, 용설란, 단풍나무, 사탕수수에서 추출한 정제당으로 단맛을 낸다. 산업화된 식품 생산 과정에서는 엄청난 양의 정제당이 가공식품에 첨가되며, 이들 당류는 마요네즈부터 아침 시리얼에 이르기까지 거의 모든 제품에 들어가 있다. 그 결과는 심각하다. 혈당이 과도하게 높아지면, 인체는 세포 내 포도당 유입을 차단하려는 반응을 보인다. 의학적으로는 이를 인슐린 조절 장애라 부르며, 결국 당뇨병으로 이어진다.

정제당은 장내 미생물에게도 손쉬운 연료다. 당류 중심 식단은 활동성이 낮은 미생물을 양산하는데 이들은 포도당을 발효시키며 장 상부에서 무분별하고 과도하게 증식한다. 이들의 파티 같은 증식 활동에서 나오는 폐기물, 즉 알코올과 알데하이드는 인체 세포에도 영향을 미쳐, 마치 사람도 함께 과음한 것처럼 숙취에 시달리게 만든다.

이 세 가지 루틴은 염증 부담을 낮추는 데 가장 효과적인 생활 습관이다. 더 많은 변화를 시도할 수 있지만, 이것만으로도 좋은 시작이 될 것이다.

요약하면 흔히 염증을 유발하는 음식을 제거하고, 염증을 줄이는 음식을 충분히 섭취함으로써 만성 염증을 피할 수 있다. 다만 염증 반응에는 개인차가 있어, 사람마다 반응하는 음식이 다를 수 있다. 식생활 변화는 각자의 식단에서 어떤 음식이 염증을 유발하는지를 자각하는 것에서부터 시작된다. 해바라기씨는 훌륭한 단백질, 지방, 섬유질, 미네랄 공급원이지만, 특정 개인에게는 문제를 일으킬 수 있다. 음식에 대한 개인적인 신체 반응에 주의를 기울이는 것은 REID 식단 여정의 중요한 과정이다.

7장

글루타메이트와 질병

MSG
SHOCK

세상에는 스낵, 치킨 너깃, 냉동 피자 같은 가공식품만 원하는 아이들이 있다. 가공식품이 건강에 좋지 않다는 것은 누구나 안다. 하지만 가공식품의 문제가 단순히 설탕, 소금, 지방 함량이 높은 데 그치지 않는다는 사실은 잘 모를 것이다. 제조업체는 가공식품을 더 맛있고 중독성 있게 만들기 위해 의도적으로 과량의 글루타메이트MSG를 첨가한다.

　특히 '글루타메이트 조절 장애glutamate dysregulation'를 가진 사람에게는 가공식품이 심각한 영향을 미칠 수 있다. 글루타메이트 조절 장애는 우리 몸이 제대로 작동하는 데 필수적인 신경전달물질이자 대사산물인 글루타메이트가 적절히 조절되지 않아 발생하는 대사적 및 신경학적 불균형을 뜻한다. 앞으로 이 용어가 자주 등장할 것이다.

　이번 장에서는 글루타메이트 조절 장애와 직접적으로 관련이 있는 질병을 설명하겠다. 중독, ADHD, 알츠하이머병, 자폐증, 암, 다발성경화증, 비만, 파킨슨병, 조현병 등, 관련 질병 목록은 매우 길고 실로 걱정스럽다. 이러한 질병들 대부분에서 글루타메이트 조절 장애는 흥분/억제Excitatory/Inhibitory 신호 간 불균형으로 나타난다. 여기서 흥분/억제 신호란 어떤 세포가 활성 상태(흥분)인지 아니면 안정 상태(억제)인지를 나타내는 개념이다.

중독

────────── 글루타메이트 신호전달의 과도한 활성화가 미치는 가장 크고 광범위한 영향은 중독이다. 이 장을 집필하는 지금, 12세 이상 미국인 중 4천만 명 이상이 아편계 약물, 알코올 또는 기타 약물을 포함한 물질 남용 장애를 겪고 있다.[1] 그야말로 암울한 현실이다. 2021년에는 미국 내 약물 과다 복용으로 인한 사망자 수가 10만 명을 넘어섰다.[2] 중독은 정서적 및 재정적으로 사회에 막대한 비용을 초래하며, 그 대상은 마약과 알코올에 국한되지 않는다. 최근에는 음식과 전자기기 사용 또한 중독을 유발할 수 있음이 밝혀졌다. 사실 현대 사회에서는 여기에 중독되어 강박 행동을 보이는 경우가 통계상 최상위권을 차지한다. 다시 한번 강조하지만, 모든 중독은 글루타메이트 신호전달을 통해 신경학적으로 연결되어 있다. 이 말은 곧 모든 중독은 예외 없이 우리 신경계에 각인된다는 뜻이다!

MSG 쇼크

중독은 흔히 특정 물질을 소비하는 부적응적 강박 행동으로 정의된다. 중독을 유발하는 물질은 마약류에 국한되지 않으며, 생존에 필수적인 음식처럼 우리가 긍정적으로 여기는 물질도 포함된다. 또는 생각이나 성관계 등, 물질이 아닌 강박적 행동에 집착할 수도 있다. 《정신장애진단 및 통계편람 5판Diagnostic and Statistical Manual of Mental Disorders, DSM-V》에 따르면, 개인의 강박적 사용 장애compulsive-use disorder는 집착, 남용, 내성, 부정, 지속적 추구로 발생하는 일련의 의학적, 심리적, 사회적 결과다.[3]

중독을 일으키는 것이 무엇이든 간에 일단 사람에게 '쾌감'을 주어야 한다. 분자 수준에서는 해당 물질이나 행동이 뇌의 보상 회로를 자극해 '기분 좋은' 신경전달물질인 도파민을 방출하게 하거나(니코틴이나 암페타민 등), 또는 다른 신경전달물질인 GABA의 방출을 통해 신경 회로를 억제해 진정시키기도 한다(알코올이나 아편계 약물 등). 물론 두 가지 모두 기분 좋은 경험으로 인식된다. 우울한가? 담배 한 대로 기분을 끌어올릴 수 있다. 불안한가? 와인 한두 잔이면 긴장 푸는 데 도움이 될 것이다. 이 모든 자극과 진정 기능에 글루타메이트 신호전달이 관여한다. 반복되는 행동은 시간이 지남에 따라 글루타메이트 수용체 지도를 송두리째 바꾼다.

중독으로 재편된 글루타메이트 수용체 지도는 일상에 고스란히 반영된다. 다시 말해 약물의 효과가 사라지면 우울한 사람은 이전보다 더 우울해지고, 불안한 사람은 더 불안해진다. 그래서 '보통의 기분feel normal'을 되찾기 위해 강박적 행동이나 물질 사용에 매달린다. 수십 년간의 연구 결과, 글루타메이트 조절 장애가 중독의 기저에 깔린 분자 기전임이 밝혀졌다.[4] 특히 중요한 건 글루타메이트가 도파민 분비를 조절한다는 점이다. 이는 중독을 비롯해 ADHD, 파킨슨병 등 여러 질환을 설명하는 결정적인 열쇠다.

약물 남용

코카인에 중독된 사람들의 뇌 영상을 보면, 코카인 흡입 시 글루타메이트 신호가 증가하는 것이 확인된다. 코카인을 끊으면 글루타메이트 매개 신경 활동도 감소한다. 연구자들은 약물에 노출되었을 때 글루타메이트 신호가 얼마나 증가하는지, 그리고 약물 중단 후 이 신호가 비정상적으로 유지되는 시간이 얼마나 긴지 측정하여 코카인 중독의 심각성을 평가한다.[5]

한 연구에서 메스암페타민(필로폰이라 불리는 각성제로 암페타민계 향정신성 의약품으로 분류됨 – 옮긴이) 중독과 관련된 뇌의 변화를 조사한 결과, 뇌의 글루타메이트 농도가 약물 사용 기간과 직접적인 상관관계가 있음이 밝혀졌다. 즉, 메스암페타민을 더 오래 사용할수록 뇌에 더 많은 글루타메이트가 쌓인다는 것이다.[6]

알코올 중독

미국은 성인과 청소년 모두 술을 쉽게 접하고 즐기는 나라다. 미국 국립 알코올 남용 및 중독 연구소NIAAA의 보고에 따르면, 2018년 12~20세 청소년 710만 명이 지난 한 달 동안 몇 모금 이상 술을 마셨다고 답했고, 그중 86만 1천 명은 한 달 동안 다섯 번 이상 폭음했다고 밝혔다. 2019년에는 18세 이상 성인 4명 중 1명이 지난 한 달 동안 폭음했다는 조사 결과가 나왔다.[7]

음주가 강박적인 충동으로 바뀌면 알코올 중독으로 이어진다. 알코올이 주는 마비 효과, 인지 기능 저하, 통각 둔화 등은 모두 뇌에서 글루타메이트 신호가 감소함으로써 생기는 결과다. 하지만 이러한 신경 활동 감소(즉, 억제 신호의 증가)는 일시적이다. 알코올이 체내에서 대사되고 배출되면 글루타메이트 신호 억제가 풀리고, 뇌는 흥분/억제 신호의 균형을 되찾으려 한다. 그러면 뇌 활동이 반등하여 갑자기 에너지가 솟거나 잠이 오지 않을 수 있다. 억제의 결과로 발생하는 회복기 흥분 상태는 초조, 불안, 혼란 등 금단 증상을 유발하고 세포 손상을 초래한다.[8]

만성적으로 알코올에 노출되면 세포 표면의 글루타메이트 수용체 수가 증가하고 활성도가 변하며 내성이 생긴다. 이제 같은 수준의 취기를 느끼려면 더 많은 양의 술이 필요해진다.[9] 글루타메이트 지도가 점차 변화하는 것이다.

그러나 알코올 노출이 항상 의식적인 선택은 아니다. 장내 미생물 발효 과정에서 의도치 않게 알코올이 생성되기도 한다. 남녀노소 누구에게나 일어날 수 있는데, 특히 임신 중인 여성이라면 태아에게 영향을 미칠 수 있다. 알코올이 글루타메이트 신호전달을 억제하여 뇌의 시냅스 발달을 방해하기 때문이다.[10]

끊임없이 새로운 시냅스를 형성하며 세상을 배워 나가는 어린이에게도 예외는 아니다. 취한 상태에 있는 아이가 집중해서 공부하기란 어려운 일이다.

상담했던 환자 중 헨리라는 일곱 살 소년이 있다. 헨리는 수업을 방해하는 행동으로 유명했는데, 부모는 아이가 복부 팽만감, 변비, 설사 같은 소화기 문제까지 겪어왔다고 호소했다. 헨리는 항상 배고파했고 과잉행동을 보였다. 에너지 불균형 문제가 있다는 신호다. 나는 장내 세균 과잉 증식을 의심했고, 실제로 부모가 보여준 혈액 및 소변 검사 결과지를 보니 세균과 효모 대사산물 수치가 높게 나타났다. 심지어 헨리의 대사 에너지 주기에 알코올이 관여하고 있다는 증거도 있었다.

나는 부모에게 몇 가지 증상을 물었다.

"아이가 종종 우스꽝스러운 행동을 하거나 뜬금없이 웃지는 않나요? 몸의 협응력이 떨어지거나 감정 변화가 심하지는 않고요? 기뻐하다가 갑자기 짜증이나 분노를 터뜨리는 감정 기복은 없나요?"

그러자 경찰관인 헨리의 아버지가 대답했다.

"맞아요! 마치 제가 밤거리에서 마주치는 취객들과 비슷한 행동을 해요."

나는 아이가 술에 취한 상태일 수 있다고 설명했다. 부모는 충격을 받았지만, 동시에 안도했다. 이는 충분히 납득할 수 있는 문제이고, 아이의 식단을 변경함으로써 해결할 수 있기 때문이다. 내가 추천한 식단은 헨리의 소화기 문제와 에너지 불균형을 빠르게 해결했고, 헨리는 학교 수업에 집중하고 중요한 학습 활동에 참여할 수 있게 되었다.

외상후스트레스장애

외상후스트레스장애PTSD, Post-Traumatic Stress Disorder가 중독과 무슨 관련이 있을까? PTSD는 본능적인 투쟁–도피 반응fight/flight response이 특징인데, 이것이 신경학적으로는 물질 중독과 유사한 양상을 보인다. 누구도 트라우마나 공포를 경험하고 싶어 하지 않는다. 그러나 우리 몸은 공포나 분노를 '촉발trigger'하는 사건을 반복적으로 겪을수록 거기에 익숙해지고, 이윽고 해당 회로가 강화된다. 글루타메이트가 관여하는 지점이 바로 여기다.[11] 단순히 외상 사건을 떠올리고 그때의 감정을 재경험하는 것만으로도 글루타메이트 농도가 높아진다. 약물 중독자들이 경험하는 상태와 매우 흡사하다. 잔인한 역설은, PTSD를 유발하는 사건 자체는 극히 고통스럽지만 그런 사건이 없는 상태에서는 반대로 글루타메이트 신호가 정상보다 낮아지고, 이것 또한 심각한 고통을 유발한다는 점이다. 결국 괴로움을 완화하고자 의식적으로 새로운 스트레스를 찾거나 물질 남용에 빠질 수 있다.[12]

마무리는 희망적인 메시지로 맺고 싶다. 중독은 뇌의 신경 회로를 구조적으로 바꾸며, 그 기반에 글루타메이트 신호가 있다. 뇌신경은 환경에 적응하고 학습하며 새로운 경로를 형성하는 가소성을 지니는데, 이것이 중독의 원인이자 해결책이다. 중독을 극복하려면 강박적 행동을 불러오는 글루타메이트 신경 회로를 끊고, 이를 새로운 경로로 대체해야 한다. 실제로 다수의 제약회사가 글루타메이트 차단제와 기타 글루타메이트 관련 약물 개발에 수억 달러를 투자해 왔다. 여기까지 읽은 독자라면, 내가 중독 상태에서 벗어나기 위해 강조하는 것이 무엇일지 잘 알 것이다. 그렇다. 글루타메이트와 가공식품이 없는 건강한 식단이 중독 없는 삶의 첫걸음이다.

알츠하이머병

──────── 알츠하이머병Alzheimer's Disease은 기억력 상실과 함께, 뇌 안에 신경 원섬유 매듭tangles과 플라크plaques라 불리는 단백질 침착물이 생기는 것이 특징이다. 전 세계적으로 약 5천만 명이 알츠하이머병 혹은 이와 유사한 형태의 치매를 앓고 있으며, 미국에서는 전 연령대 성인 가운데 약 580만 명이 알츠하이머병을 앓는 것으로 추정된다. 이 중 약 550만 명은 65세 이상 노인이며, 약

30만 명은 이보다 어린 조기 발병 환자다.[13]

다른 신경퇴행성 질환과 마찬가지로 알츠하이머병도 신경세포 손실이 주요 특징이다. 그리고 신경세포 손실의 주요 기전으로 여겨지는 것이 바로 과도한 글루타메이트 신호다. 놀랍게도 이와 같은 연관성은 30여 년 전부터 제기되었으며,[14] 이후 수천 건의 연구를 통해 글루타메이트와 과도하게 자극된 글루타메이트 수용체의 역할이 이 질환의 중심 기전으로 받아들여지고 있다.[15]

글루타메이트는 뇌 스캔을 통해 확인되는 플라크, 신경 원섬유 매듭과 어떤 관련이 있는 걸까? 두 구조물은 각기 다른 단백질로 구성되어 있는데, 플라크는 베타 아밀로이드beta amyloid 단백질로, 신경 원섬유 매듭은 타우tau 단백질로 이루어져 있다. 베타 아밀로이드 단백질의 증가는 NMDAN-methyl-D-aspartate 수용체라는 특정 글루타메이트 수용체의 비정상적인 활성을 통해 직접적으로 나타난다. NMDA 수용체는 타우 단백질 생산을 조절하며, 이 단백질이 뇌세포 안에서 인산화(화학적 변형)되는지 여부도 결정한다. 인산화 과정이 중요한 이유는, 신경 원섬유 매듭 형성에 관여하는 것이 바로 인산화된 형태의 타우 단백질이기 때문이다. NMDA 글루타메이트 수용체가 과도하게 자극되면 인산화된 타우 단백질이 다량 생성되어 축적되는데, 이는 알츠하이머병의 주요한 특징이다.[16]

알츠하이머병 치료를 위해 승인된 최초의 약물인 메만틴Memantine은 바로 이 기전을 공략한다. NMDA 글루타메이트 수용체에 글루타메이트가 결합하지 못하도록 막는 것이다. 슬프게도 여러 부작용 때문에 이 약물은 기대만큼 효과적이지는 않지만, 그럼에도 자폐증 등 다른 질환에 계속 처방되고 있다. 글루타메이트 작용을 차단하는 약물을 내놓으면서도, 정작 글루타메이트 수용체가 왜 과잉 자극되는지 근본 원인을 해결하지 못한 제약 산업의 패착이다. 알츠하이머병은 일반적으로 늦은 나이에 발병하는 질환이다. 수십 년간 공급된 엄청난 양의 글루타메이트MSG 때문에, 우리는 알츠하이머병과 관련 질환에 더 취약해질 수 있다.

불안

─────── 불안은 오늘날 미국에서 가장 흔하게 진단되는 기분 장애로, 4천만 명 이상의 성인에게 영향을 미치고 있다. 연구 결과에 따르면 MSG 섭취는 불안 행동을 유발할 수 있다. MSG를 먹인 쥐를 대상으로 한 미로 탐색 실험에서 연구자들은 쥐의 불규칙한 행동, 과도한 털 손질, 새끼 양육 활동 감소를 관찰했다.[17] 이런 행동은 쥐에게 나타나는 전형적인 불안 행동이다. 사실 사람에게도 불안은 글루타메이트 신호 증가와 연관이 있는 것으로 알려져 있다. 그러나 현재 불안을 관리하기 위한 접근법에 식단은 빠진 상태다. 대부분의 환자는 약물 처방에 의존한다.

ADHD

——————— ADHD는 발달 단계에 맞지 않는 과잉행동, 주의력 결핍, 충동성을 지속해서 보이는 상태를 말한다. 미국질병통제예방센터CDC에 따르면 2016년부터 2019년 사이, 12~17세 청소년 중 13%가 ADHD 진단을 받았다.[18] 평균적으로 한 반이 22~25명이라고 가정할 때, 그중 두세 명이 ADHD 진단을 받았다는 뜻이다. 이렇게 보면 ADHD가 학교의 지원과 교육 프로그램에 미치는 재정적 영향이 결코 작지 않음을 알 수 있다.

ADHD에 대한 대부분의 통찰은 도파민 보상 시스템을 중심으로 한 연구에서 나왔다. 도파민은 뇌에서 긍정적 결과나 보상을 전하는 신경전달물질로 작용한다. 이는 특정 행동을 반복하거나 목표를 달성하려는 동기부여에 영향을 미친다. ADHD를 정의하는 낮은 동기부여와 충동 조절 난조는 도파민 보상 시스템의 약화와 관련이 있다.

ADHD 환자를 대상으로 한 뇌 영상 연구에 따르면, 충동 조절, 보상 예측, 의사 결정, 감정 조절 등에 관여하는 전측 대상피질에서 글루타메이트 수치가 높게 나타났다. 글루타메이트 수치가 높을수록 환자의 충동성과 과잉행동 수준도 함께 증가했다.

앞서 언급했듯, ADHD 연구들이 놓치고 있는 부분은 도파민의 작용 방식이 글루타메이트를 포함한 다른 신경전달물질에 의존한다는 점이다.[19] 실제로 글루타메이트가 도파민 분비를 조절하므로[20] 도파민 균형이 무너졌다면 글루타메이트의 관여를 의심해 볼 수 있다. ADHD 환자를 대상으로 한 뇌 영상 연구에 따르면, 충동 조절, 보상 예측, 의사 결정, 감정 조절에 관여하는 전대상피질ACC, anterior cingulate cortex에서 글루타메이트 수치가 증가한 것으로 나타났다.[21] 글루타메이트 수치가 높을수록 환자의 충동성과 과잉행동도 함께 증가했다.

ADHD나 자폐 스펙트럼 진단에는 흔히 청각 처리 기능 장애가 동반되는데, 이 역시 글루타메이트와 관련이 있을 수 있다. 글루타메이트 흥분독소는 내이의 달팽이관을 손상시킬 수 있다. 달팽이관이 손상되면 말소리가 잘 들려도 그걸 제대로 이해하지 못한다. 소리를 뇌로 전달해 의미 있는 언어로 변환하는 과정의 효율성이 떨어지기 때문이다.[22] 갓 태어난 쥐에게 글루타메이트를 주입한 실험에서도 흥분독소에 의해 고주파 청력이 손상되는 게 확인됐다.[23] 이는 글루타메이트에 의해 유발되는 잘못된 신호전달이 흥분/억제 불균형을 초래한다는 추가적인 증거다. 비동기화된 신경계는 청각 처리 장애를 일으킨다.

행동 및 감각 장애의 중심에 글루타메이트 흥분독소가 있다면 식단을 통해 이를 줄이려는 시도가 하나의 선택이 될 수 있다. 실제로 네덜란드와 벨기에에서 진행된 엄격한 식이 연구에서, 가공식품 없이 오직 자연식 식단을 섭취한 ADHD 환자들의 증상이 눈에 띄게 호전되었다.[24] 연구의 목적은 글루타메이트가 아니었지만, 가공 식품을 배제한 결과 자연스럽게 MSG와 글루타메이트 강화 식품이 식단에서 사라진 것이다.

자폐증

———————— 자폐 스펙트럼 장애ASD, Autism Spectrum Disorder는 사회성 부재, 의사소통 능력 저하, 반복적인 행동 같은 증상이 특징이다. 이 장애를 진단받는 아동의 비율은 해마다 증가해, 2000년에는 150명 중 1명, 2014년에는 59명 중 1명, 2021년에는 44명 중 1명에 달한다.[25]

지금으로서는 자폐 스펙트럼 장애를 진단할 수 있는 바이오 마커, 혈액 검사, 특정 유전자 형질이 존재하지 않는다. 자폐 스펙트럼 장애는 유전적으로도, 임상적으로도 다양한 양상을 띤다. 흔히 자폐 커뮤니티에서는 "자폐인을 한 명 만나보았다고 해서 자폐증에 대해 다 안다고 할 수는 없다"는 말로 다양성을 대변한다.

심지어 한 사람에게 일관되지 않은 자폐증 증상이 나타나기도 한다. 예를 들어 식단으로 건강해지기 전의 테일러는 특정 소리에 극도로 민감하게 반응했다. 우리 집에는 누르면 '음매' 소리가 나는 소 인형이 있는데, 한번 소리가 나기 시작하면 길게 울려대는 게 특징이다. 심지어 중간에 끌 수도 없다. 어느 날 집 밖 데크에 있던 내가 실수로 그 인형을 밟았고, 지긋지긋한 '음매' 소리가 시작됐다. 소리에 놀라 공황에 빠진 테일러는 귀를 막은 채 데크를 뛰어다녔다. 나는 서둘러 음성을 끄려고 했지만 꺼지지 않았고, 할 수 없이 인형을 데크 밖으로 멀리 던져버렸다. 인형과 함께 소리가 사라지자 테일러는 즉시 진정되었다. 그러고는 장난감 차로 가더니 〈케어베어Care Bear〉 멜로디 버튼을 누르는 게 아닌가. 나에겐 그 멜로디가 소 울음소리보다 더 끔찍했는데 아이는 전혀 신경 쓰지 않았다. 소는 안 되지만 곰은 괜찮다니, 정말 이해할 수 없는 논리다.

이처럼 다양한 양상에도 불구하고, 자폐증 증상은 대부분 글루타메이트 신경망 기능 장애와 일치하며 이것이 자폐증의 중심 메커니즘으로 널리 받아들여지고 있다.[26] 이는 자폐증을 흥분/억제 신호의 불균형 관점에서 이해하려는 시도와도 맞닿아 있다. 여기서는 흥분성 신호전달은 글루타메이트를, 억제성 신호전달은 GABA를 뜻한다. 건강한 뇌와 신경계에서는 흥분성과 억제성이 균형을 이루며, 글루타메이트의 자극 효과는 GABA의 진정 작용에 의해 조절된다.[27]

자폐증 환자의 소뇌에는 글루타메이트 수용체 수가 비정상적으로 많다.[28] 이것이 자폐와 글루타메이트 조절 장애를 연관 짓는 가장 기초적인 관찰이다. 소뇌는 감각과 운동 활동을 담당하는 영역이다. 이 발견이 중요한 의미를 지니는 이유는 글루타메이트 수용체가 뇌의 신경망 형성과 학습, 기억에 핵심적인 역할을 맡기 때문이다.[29] 자폐증 환자의 뇌에서 관찰되는 신경망의 변화는 자폐증 증상과 관련된 비전형적 신경 발달을 설명해 준다.[30]

자폐증과 글루타메이트의 연관성을 보여주는 또 하나의 단서는 자폐증 환자의 혈액 및 소변에서 발견되는 특정 대사물질이다. 이 물질은 세포가 과도한 글루타메이트에 반응할 때 생성되며, 염증, 산화 스트레스, 세포 손상의 징후를 동반한다.[31] 글루타메이트 조절 장애가 자폐증에 영향을 미친다는 방증이다.[32] 다만 이 대사 지표는 자폐뿐 아니라 다른 질환에서도 나타나므로 단독으로 진단 내리기는 어렵다.

장-뇌 연결은 어떨까? 자폐증 환자의 70% 이상이 장 질환을 겪는다. 아직은 장 질환이 자폐 진단 기준에 포함되지 않지만, 최근 자폐 스펙트럼 장애와 장내 미생물군의 연관성에 대한 과학적 관심이 증폭되고 있다. 소화기관에는 다양한 글루타메이트 수용체와 장-뇌 신경 연결이 존재한다. 아마도 일부 자폐증 환자의 비정상적 글루타메이트 신호전달은 장에서 시작되었을 수 있다. 원인인지 결과인지는 아직 명확하지 않지만, 소화 장애, 미생물 변화, 대사 불균형이 자폐증에 흔히 동반되는 공통적 특징임은 자명하다.[33]

나는 테일러 덕분에 음식이 자폐증에 큰 영향을 미친다는 것을 알게 되었다. 이런 발견을 한 사람은 나뿐만이 아니다. 하버드대학교 연구원이자 자폐증 전문가인 마사 허버트Martha Herbert는 뇌 건강을 위해 자연식품을 먹고 MSG를 식단에서 몰아내야 한다고 일찍부터 권장해 왔다.《자폐증 혁명: 새로운 시각으로 바라본 통합적 접근The Autism Revolution: Whole Body Strategies for Making Life All It Can Be》[34] 에서 허버트는 환자들이 영양 밀도가 높은 식물성 식단으로 전환하고 MSG 같은 흥분독소를 줄였을 때 나타난 변화를 기록했다. 그중 몇몇은 건강이 크게 호전되어 자폐증 증상이 완전히 사라졌다고 한다.

암

———————— 암세포만큼 대사 기능 장애가 두드러진 세포 유형은 없다. 암은 치명적이고 널리 퍼진 질환이다. 미국암협회American Cancer Society는 2022년 미국에서만 176만 2,450명의 신규 암 환자가 발생했고 60만 6,880명의 암 사망자가 발생할 것으로 예측했다.[35] 세계적인 싱크탱크Think Tank(다양한 분야의 전문가가 모여 정책 및 전략 개발을 위해 연구하는 기관 – 옮긴이)인 글로브스캔GlobeScan은 2018년 1,810만 명의 신규 암 환자와 960만 명의 암 사망자가 발생했다고 보고했다.[36]

우리 몸의 거의 모든 조직과 혈액에서 발견되는 암세포는 정상 세포에서 기원하지만, 정상 세포와는 분명히 다른 특성을 가진다.

암은 끊임없는 세포 분열과 성장이 특징이다. 비정상적인 세포 증식이 빠를수록 더욱 공격적이며 파괴적인 암으로 분류된다. 수십 년간의 연구는 암세포가 어떻게 성장하고 주변 조직을 침범하는지 규명하는 데 초점을 맞췄다.

세포가 빠르게 성장하려면 쉽게 접근할 수 있는 풍부한 에너지원이 필요하다. 우리 세포에서 에너지원으로 가장 많이 사용되는 분자는 단연 포도당Glucose이며, 암세포는 포도당 사용을 늘림으로써 높은 에너지 수요를 충당한다. 암 진단에 활용되는 PET 스캔이 바로 이 원리에 착안한 검사다. 포도당 활용도가 높은 곳을 감지해 거기에 암이 있음을 시사하는 것이다. 그런데 암세포는 포도당 말고 글루타메이트도 에너지원으로 종종 활용한다. 배고픈 암세포는 글루타메이트를 적극적으로 흡수하며, 글루타메이트가 없을 때는 글루타민glutamine 같은 다른 분자를 활용해 글루타메이트를 합성해 낸다. 참고로 글루타민은 시중에서 흔히 판매되는 영양 보충제의 주원료다.

글루타메이트는 암세포에 있어서 여러 가지로 유용한 물질이다. 과량의 글루타메이트를 가진 암세포는 이를 세포 밖으로 분비하는데, 이것이 종양 성장 및 증식을 돕고 다른 암세포의 생존을 자극하는 것으로 밝혀졌다. 암세포가 분비한 글루타메이트는 주변의 건강한 세포를 죽이기도 한다. 이러한 상황이 특히 명확하고도 위험스럽게 나타나는 곳이 바로 뇌다.

암세포는 에너지뿐 아니라 성장할 공간도 필요한데, 뇌는 단단한 두개골에 둘러싸여 공간이 제한되어 있다. 그래서 일부 암세포는 글루타메이트를 방출해 주변의 건강한 뇌세포를 독살하는 방식으로 공간을 확보한다. 높은 농도의 글루타메이트는 정상 뇌세포에 과도한 칼슘 유입을 일으켜 세포 사멸을 유발한다. 글루타메이트가 흥분독소로 작용하는 것이다. 정상 세포가 죽으면 암세포는 성장하고 확산할 공간을 확보하게 된다.[37] 다양한 유형의 암세포가 글루타메이트를 방출하고 주변의 글루타메이트 신호를 증가시켜 정상 세포를 죽이는 것으로 나타났다.[38] 정상 세포가 죽으면 그 자리를 암세포가 차지한다.

슬픈 소식이 있다. 정상 세포는 때때로 암세포가 일으킨 글루타메이트 홍수에 반응하여 세포 표면의 글루타메이트 수용체 수를 늘린다. 암세포가 유도하는 글루타메이트 신호전달에 참여해 이득을 취하는 존재로 변모하는 것이다. "이길 수 없으면 함께하라"라는 속담이 이 상황에 딱 어울리지 않을까. 고농도 글루타메이트에 반응해 건강한 세포가 암세포로 변화하는 이 메커니즘은, 다양한 암을 촉진하는 주요 발암 과정일 가능성이 높다.[39]

염증과 암 사이의 연결 고리를 떠올려보자. 앞 장에서 설명했듯, 세포가 스트레스를 표출하는 방식 중 하나는 글루타메이트 방출이다. 세포가 극도로 스트레스를 받으면 사이토카인 폭풍cytokine storm이라 불리는 글루타메이트 대방출이 일어난다. 사이토카인은 면역

세포가 보호적 염증 및 면역 반응을 유도하기 위해 분비하는 물질이다. 적당량이면 문제가 되지 않지만, 사이토카인 폭풍은 그 기준선을 한참 넘어선 위험 신호다.

더욱 우려스러운 점은, 바로 이 신호가 암세포의 정상 세포 포섭 신호와 동일하다는 것이다. 즉, 세포가 스트레스나 염증 반응을 전달하기 위해 사용하는 신호[40]가 정상 세포의 대사를 암세포화하고, 종양 성장을 촉진할 수 있다는 의미다.[41] 결국 만성 염증은 암의 발병과 전이를 위한 경로를 제공하는 셈이다.

의학계는 글루타메이트와 글루타메이트 신호전달이 암의 발병, 증식, 생존에 중요한 역할을 한다는 것을 널리 인정하고 있다. 이런 연구 흐름을 반영해, 지금은 여러 유형의 암 치료에 글루타메이트 길항제(차단제)를 처방하는 사례가 늘고 있다.

우울증

——————　　　우울증Depression은 지속적으로 슬픔을 느끼고 모든 일에 흥미를 잃는 기분 장애로, 개인의 감정, 사고, 행동에 영향을 미쳐 다양한 정서적·신체적 문제를 일으킨다. 글루타메이트 불균형은 다른 여러 기분 장애와 마찬가지로 우울증에서도 중요한 역할을 한다.[42] 이런 장애의 기저에는 염증과 비정상적인 글루타메

이트 신호전달이 도사리고 있다.

손상된 신경세포에서 발생한 비정상적인 신호는 염증을 유발한다(신경세포가 오작동하는 원인은 질병, 식단, 외부 사건 등 다양하다). 이는 신경계 전체에 혼란을 가중하고, 정상적인 글루타메이트 신호마저 왜곡한다. 왜곡된 신호는 신경계 전반에 반향을 일으키며, 결과적으로 몸과 마음이 무기력해지고 불편함을 느낀다.

다행히 염증, 우울증, 부적응성과 글루타메이트 신호전달 사이의 연관성에 초점을 맞춘 여러 연구가 활발히 진행 중이다.[43] 한 연구에서는 질병이나 환경적 스트레스가 정상적인 글루타메이트 신호전달을 방해할 때 발생하는 글루타메이트 기반 우울증GBD, glutamate-based depression을 발견하기도 했다.

주요 우울 장애를 가진 사람은 글루타메이트 항상성glutamate homeostasis과 신경전달neurotransmission이 제대로 작동하지 않는다는 충분한 증거가 확보되었다. … 우리는 글루타메이트 기반 우울증을 환경 스트레스와 글루타메이트 신경전달 이상에 따른 만성 우울증으로 정의한다. 이는 만성 염증 질환자들이 높은 우울증 발병률을 보이는 현상에 대한 생물학적 메커니즘을 제공한다.[44]

이 연구진은 글루타메이트 기반 우울증과 만성 염증 관련 질병이 불가분의 관계라고 말한다. 글루타메이트 기반 우울증과 높은 관련성을 보이는 질환에는 관상동맥 심장병, 알츠하이머병, 당뇨병, 파킨슨병, 헌팅턴병, 섬유근육통, 관절 류머티즘, 만성 통증 등이 있다. 안타깝지만 염증 유발의 원인이 해결된 후에도(예를 들어 코로나19 감염을 극복한 경우) 염증 발생 당시 재구성된 글루타메이트 신경망은 여전히 영향을 미친다(코로나19 감염 후유증인 지속적 통증이나 브레인 포그 증상). 다시 말해 질병은 극복했을지라도 새롭게 변형된 글루타메이트 수용체 지도는 여전히 남아 있으며, 그에 따른 에너지 소모가 만성적인 피로감을 유발한다는 것이다. 이것이 바로 우울증의 대표 증상인 무기력감이다.

이러한 통찰 덕분에 최근 우울증 치료에 글루타메이트 길항제(차단제)가 널리 사용되고 있다. 치료의 핵심은 글루타메이트 신경전달을 줄이는 것이다. 그래서 이 약물을 '글루타메이트 차단제'라고 부른다. 실제로 많은 우울증 환자들이 REID 식단 등의 식이요법으로 증상이 나아지는데, 이런 식단은 물리적으로 글루타메이트를 차단하기 때문이다.

당뇨병, 비만, 대사증후군

———————— 대부분의 사람에게 '대사metabolism'란 섭취한 음식

이 에너지로 변하는 과정을 가리키는 포괄적 용어다. 그래서 "나는 신진대사가 빨라"라는 식으로 활용한다. 이는 큰 틀에서의 개념일 뿐, 각 세포 안에서 일어나는 개별적인 대사도 넘쳐나지만 여기까지 생각하는 사람은 드물다. 실제로 질병과 체내 에너지 수요가 바로 이 지점에서 교차하는데 말이다.

질병에 걸린 세포의 특징 중 하나는 대사가 비정상적이라는 것이다. 이는 오늘날 활용되는 다양한 의학적 검사를 통해 확인할 수 있다. 현대 사회의 주요 건강 문제로 대두되는 대사증후군, 당뇨병, 비만은 모두 에너지 불균형 장애로 분류된다. 각 질환의 근본 원인은 세포 내부의 정상적인 대사 기능이 망가졌다는 데 있다. 글루타메이트는 세포 내의 다양한 대사 반응에 관여할 뿐 아니라 세포 간 신호전달에도 중요한 역할을 한다. 따라서 글루타메이트 조절 장애와 에너지 불균형이 밀접하게 관련되어 있다는 것은 놀라운 일이 아니다.

당뇨병

당뇨병은 혈액과 소변에는 포도당(혈당)이 과도하게 존재하지만, 정작 세포는 포도당을 충분히 흡수하지 못하는 대사성 질환이다. 이로 인해 세포는 만성적인 에너지 부족에 시달릴 수 있다. 당뇨병 환자는 대부분 갈증, 잦은 배뇨, 식욕 증가 같은 증상을 경험한다. 2022년 미국질병통제예방센터는 미국의 성인 중 1억 3천만 명

222

이상이 당뇨병을 앓고 있거나 당뇨병 전단계에 있다고 추정했다.[45] 당뇨병은 전형적인 에너지 불균형 질환으로, 그 핵심에는 신체가 인슐린을 제대로 생성하거나, 인슐린에 민감하게 반응하지 못해 혈당이 조절되지 않는다는 문제가 있다.

혈당 조절을 못 한다는 건 무슨 뜻일까? 먼저 알아두어야 할 것은 포도당이 세포의 주요 에너지원이긴 하지만, 세포 스스로 포도당을 흡수할 수는 없다는 것이다. 포도당은 단순히 배고픈 세포에 의해 흡수되는 것이 아니다. 세포막에 있는 특수한 '문gate'를 통해 능동적으로 들어가야 한다. 이 문은 세포막에 있는 인슐린 수용체와 인슐린이 결합할 때 열린다. 열쇠(인슐린)가 열쇠 구멍(인슐린 수용체)에 들어가 문(포도당 게이트)을 여는 것과 같은 원리다. 이때 타이밍도 매우 중요하다. 보통 인슐린은 식사하고 난 뒤 췌장에서 분비된다. 혈액에 포도당이 증가하는 바로 그 순간, 세포는 포도당을 맞이할 준비를 한다. 이렇게 섭취한 음식과 세포의 에너지 요구가 정확히 맞물리면서 효율적인 에너지 공급이 이루어진다. 적어도 원래는 그렇게 작동해야 한다.

당뇨병에 대해 아직 잘 알려지지 않은 정보가 있다. 바로 인슐린 분비에 글루타메이트가 중요한 역할을 한다는 사실이다. 실제로 췌장에서 인슐린 분비를 조절하는 건 혈당이 아니라 글루타메이트일 수 있다는 가능성이 제기되고 있다. 글루타메이트 과잉이 인슐린 조절 장애의 주요 원인일 수 있다는 뜻이다. 이제 의료계에서도 기존과는 다른 새로운 접근법을 받아들일 필요가 있다.

글루타메이트가 왜 중요한 역할을 할까? 인슐린은 췌장의 베타 세포β-cell에서 분비된다. 글루타메이트는 베타 세포에서 인슐린이 얼마나 분비될지를 조절한다. 췌장 내 글루타메이트 농도가 높을수록 인슐린도 더 많이 분비된다. 문제는 이 인슐린 분비가 혈당 상태와 관계없이 이루어질 수 있다는 점이다. 그 결과, 만성적으로 인슐린 수치가 높아지고, 이는 에너지 불균형의 원인이 된다.

세포가 지속적으로 높은 인슐린에 노출되면 포도당을 흡수하는 문을 줄이거나 인슐린에 대한 민감도를 낮추는 방식으로 반응한다. 즉, 문이 잘 열리지 않는 것이다. 실제로 세포는 동시에 이 두 가지 방식을 동원한다. 이것이 바로 인슐린 저항성의 기본 원리이자 제2형 당뇨병의 주요 특징 중 하나다. 인슐린 저항성에 돌입한 세포는 포도당 출입문을 차단하지만, 역설적으로 포도당을 갈구한다. 또 하나의 에너지 불균형이 발생하는 셈이다.

높은 인슐린 수치는 또 다른 문제들을 유발한다. 여러 신호전달체계가 췌장에 인슐린 분비를 멈추라는 메시지를 보내지만, 글루타메이트 신호가 과도하거나 베타 세포의 글루타메이트 수용체가 만성적으로 활성화되어 있으면 이 메시지가 왜곡된다. 그 결과, 췌장은 수도꼭지가 활짝 열린 상태로 계속해서 인슐린을 만들어낸다. 결국 베타 세포가 지치거나 손상되어 기능을 잃으면 췌장은 갑작스럽게 인슐린 생산을 중단한다. 인슐린 분비를 멈추라는 메시지를 받아들여서가 아니다. 더는 생산할 수 없기에 공장 문을 닫는 것이다.

인슐린 저항성은 뇌에도 영향을 미친다. 뇌는 체내 에너지 총량의 약 20%를 사용하는 기관으로, 주요 에너지원은 포도당이다. 뇌세포 또한 인슐린 저항성이 생길 수 있다. 인슐린 저항성 때문에 에너지 공급이 원활히 이루어지지 않으면 뇌세포의 기능이 떨어지고, 기억력과 인지 기능에 큰 결함을 초래한다. 이런 상태는 치매나 알츠하이머병 같은 질병으로 이어질 수 있다.

최근 인슐린 저항성과 다양한 질환 사이의 연관성이 밝혀지면서, 질병의 근본 메커니즘에 대한 새로운 통찰력이 대두되고 있다. 이제 알츠하이머병을 '제3형 당뇨병'이라 칭하는 게 어색하지 않을 정도다. 인슐린 조절 장애는 제2형 당뇨병 환자들이 흔히 경험하는 인지 저하(예를 들어 브레인 포그)의 원인이 되기도 한다. 그렇다면 제2형 당뇨병 진단 없이도 알츠하이머병에 걸릴 수 있을까? 가능하다. 뇌는 다른 장기에 비해 에너지 요구량이 매우 크기 때문에, 신체의 다른 부분보다 먼저 인슐린 저항성이 나타날 수 있다.

한 가지 염두에 두어야 할 것은 우리 신체에서 이루어지는 거의 모든 대사 조절이 항상성homeostasis, 즉 몸의 상태를 유지하기 위한 시도라는 점이다. 인슐린 수도꼭지가 망가지면 혈중에 포도당이 넘쳐나는데도 정작 세포는 이를 흡수하지 못하는 상황이 지속된다. 포도당을 받아들이지 못하는 세포는 굶주림을 해결하기 위해 지방을 활용하기 시작한다. 이는 생존을 위한 적응이지만, 거시적으로는 더 큰 문제를 유발한다. 에너지 수요가 증가하면 지방 조직은 중성지방triglycerides의 형태로 지방산을 방출한다. 중성지방은 혈액을 통해 세포로 운반되고, 세포는 이를 주요 에너지원으로 활용한다. 포도당 대사의 자리에 지방 대사가 끼어들면 지방 대사에 불균형이 생기고, 이상지질혈증 또는 지방 대사 조절 장애로 이어진다. 포도당 대사 이상에서 출발한 문제가 지방 대사 이상으로까지 확대되는 것이다.

당뇨병이 현대 사회 전반에 걸쳐 널리 퍼져 있고, 혈중 글루타메이트 수치와 높은 상관관계가 있다는 점을 고려하면,[46] 글루타메이트 과다 섭취에 대한 다양한 연구가 절실하다. 언젠가 명쾌한 결론이 나올 때까지 가공식품을 피하고, 글루타메이트가 첨가된 음식 섭취를 줄이며, 자연식 위주의 식단으로 건강을 지키기 바란다.

비만

현대 사회에서는 풍족한 음식에서 비롯된 질병이 전염병처럼 확산되고 있다. 미국질병통제예방센터에서 발표한 자료에 따르면, 2017~2018년을 기준으로 미국 성인 인구의 42.4%가 비만이고 4분의 3이 과체중이나 비만 상태다.[47] 가히 충격적인 수치지만 굳이 통계를 보지 않더라도 매일 거리를 걸으면 체감할 수 있다. 범인은 음식이 맞다. 그러나 모든 음식에 손가락질할 필요는 없다. 마트에 즐비하게 자리 잡은 '잘못된 음식'이 주범이니 말이다.

체질량지수BMI, body mass index score가 30.0 이상이면 비만으로 분류된다. 초과된 체중은 곧 에너지 불균형이라는 물리 현상을 가시적으로 드러낸다. 즉, 섭취 칼로리가 소비 칼로리를 초과하면 체중이 증가한다. 그러나 여기에 관여하는 또 다른 요소가 있으니, 바로 렙틴leptin 이라는 호르몬이다.

열량(칼로리)을 줄였는데도 체중이 줄지 않아 좌절감을 느낀 적이 있는가? 그렇다면 당신의 노력을 방해하는 원인이 렙틴, 특히 렙틴 조절 장애일 수 있다. 렙틴의 존재 이유를 설명하려면, 선사시대로 거슬러 올라가야 한다. 그때는 충분한 열량을 확보하기가 매우 어려웠다. 사실 인류 역사에서 지금 이 순간을 제외한 거의 모든 시기가 굶주림의 연속이었다. 인류는 궁핍한 시기를 견뎌야 했고, 렙틴은 대사율을 조절하여 생존을 도왔다. 음식이 부족할 때 렙틴은 신진 대사 엔진을 느리게 돌려 적은 열량으로도 생존할 수 있게 해준다.

문제는 현대 사회에서 렙틴이 조절 장애를 일으킬 때 발생한다. 이 경우 렙틴 신호 경로에 문제가 생겨 섭취하는 음식과 렙틴과의 상관관계가 깨진다. 열량을 줄이면 렙틴은 대사율을 낮추고 포도당을 지방으로 저장하게 된다(정상적인 상태에서 열량 섭취를 줄이면 렙틴 수치가 감소하여 대사율을 낮추고 에너지를 절약하게 만들긴 하지만 포도당을 지방으로 전환해 저장하지는 않는다 - 옮긴이). 살을 빼려고 다이어트를 해도 체중은 줄지 않고, 오히려 몸은 미래를 대비해 칼로리를 비축하는 것이다.

인슐린 조절 장애의 중심에 글루타메이트가 있는 것처럼, 렙틴 조절 장애의 중심에도 글루타메이트가 있다. 렙틴은 지방 조직에서 유래한 호르몬으로, 혈액뇌장벽을 통과한다. 뇌에 도달한 렙틴은 시상하부와 해마에 위치한 렙틴 수용체와 만난다. 이 부위는 배고픔, 갈증, 수면, 감정, 기억, 학습을 담당하는 주요 조절 중추다. 렙틴은 흔히 포만감 호르몬satiety hormone이라고 불리는데, 식욕을 조절하고 체지방으로 저장할 에너지의 양을 결정함으로써 에너지 균형을 유지한다. 즉, 렙틴이 뇌의 수용체와 결합하면 우리는 포만감을 느낀다.

드디어 글루타메이트가 등장한다. 글루타메이트는 췌장에서는 인슐린 분비를 조절하고, 지방 세포에서는 렙틴 분비를 조절한다. 이것이 글루타메이트가 비만을 유도하는 교묘한 방법이다. 혈중에 글루타메이트가 과도하게 존재하면 렙틴 대사가 교란되어 뇌세포가 렙틴에 둔감해지는 렙틴 저항성이 생긴다. 그 결과 식사 후 혈중에 렙틴이 충분히 존재하더라도 뇌는 배가 찼다는 신호를 받지 못한다. 그래서 계속 음식을 먹게 되고 점점 더 많은 음식을 원하게된다. 배가 불러야 멈출 수 있는데, 그 느낌이 오지 않는 것이다.

수십 년 전부터 연구자들은 글루타메이트가 렙틴 조절에 관여함으로써 비만을 유발한다는 사실을 알고 있었다. 아직도 의구심이 든다면 다음에 대해 생각해 보자. 제약 업계는 비만 치료 약물을 실험하기 위해 비만 상태의 쥐를 계속 만들어내야 한다. 그럼 비만 동물은 어떻게 만들어질까? 이미 앞에서 한 가지 방법을 밝힌 바 있다. 실험 동물에게 MSG가 첨가된 음식을 먹이는 것이다. 그런데 이 외에도 또 다른 방법이 있다. 바로 글루타메이트를 직접 주사하는 것이다.[48] 여기서 주목해야 할 점은 MSG를 주입한 동물이 더 많은 먹이를 먹은 건 아니라는 점이다. 그저 글루타메이트가 대사율을 교란시켰기에 뚱뚱해졌을 뿐이다.

MSG 섭취와 비만 사이의 연관성은 수많은 인구 집단 연구를 통해 확인되었다.[49] 한 연구에서는 장기간 MSG를 섭취한 사람들이 식욕 조절 기능 장애로 비만해졌으며 키도 더 작아졌다는 사실이 밝혀졌다. 연구 결과에 충격을 받은 연구진은 다음과 같은 경고를 덧붙였다.

이번 연구는 널리 사용되는 식품첨가물 MSG가 일반적인 농도보다 약간 높은 수준에서조차 시상하부의 식욕 조절 기능에 손상을 주어 비만을 유발할 수 있음을 처음으로 입증했다. 우리는 아미노산과 단백질의 일일 권장 섭취량을 재고하고, 특히 MSG와 같은 조미료 첨가를 자제하며, 대중적으로 인기 있는 고단백 식단을 피할 것을 제안한다.[50]

연구진이 말하고자 하는 바는, MSG를 식품첨가물로 광범위하게 사용하는 것이 전 세계적 비만을 유발할 수 있다는 것이다. 이를 우려해 식품 규제 기관에 아미노산과 단백질 섭취 기준의 재검토를 요청하고, MSG 섭취를 삼갈 것을 권고했다. 논문은 2006년에 발표되었지만, 이후 그 어떤 조치도 이루어지지 않았다. 더욱 우려스러운 것은, 오늘날의 식단에는 그때보다 훨씬 더 많은 MSG와 가공식품이 자리 잡고 있다는 사실이다. 식단 속 MSG 함량은 논문이 발표될 당시 연구진이 우려했던 수준을 이미 뛰어넘었을 가능성이 높다.

대사증후군

대사증후군Metabolic syndrome은 비만, 인슐린 저항성, 고혈압 등 심혈관계 질환의 위험 요소들이 동시에 나타나는 상태를 말한다. 심혈관 질환과 에너지 불균형 사이의 연관성은 매우 뚜렷하다.

과도한 혈당excess blood glucose은 지방으로 전환되어 지방 조직에 저장된다. 이때 혈중 중성지방 수치가 상승한다는 점을 기억해야 한다. 세포가 포도당을 에너지원으로 제대로 활용하지 못하면, 대신 지방을 새로운 에너지원 공급처로 삼는데, 이로 인해 혈중 중성지방 수치가 계속 높아진다. 즉, 세포 대사가 포도당 연소에서 지방 연소로 전환되면서 혈액 내에 중성지방이 과잉 축적되는 것이다. 그 결과 혈관과 간에 지방이 축적되어 고중성지방혈증과 지방간, 동맥경화증이 발생하며 이는 심혈관 질환으로 이어진다.

식품 속 글루타메이트가 당뇨병, 비만, 대사증후군,[51] 심혈관 질환과 직접적으로 연관된다는 주장은 새로운 것이 아니다.[52] 그 증거가 차고 넘침에도 불구하고 글루타메이트 산업은 이와 같은 연구들을 공격함으로써[53] 이 문제에 대한 대중적 인식을 약화시키는 데 열과 성을 다한다. 심지어 어느 정도 성공을 거두고 있기도 하다. 그럼에도 과학자들은 여전히 의문을 제기한다. 이 책의 마지막에 수록된 '참고 문헌'에 인용된 논문의 제목만 훑어보아도 이 분야 연구의 방향성이 어떤지, 누가 이런 연관성을 찾아냈는지, 현재까지 밝혀진 것이 무엇인지에 대해 가늠할 수 있을 것이다.

다발성 경화증

─────────── 다발성 경화증Multiple sclerosis은 면역 체계가 신경세포의 축삭axon(신경세포에서 뻗어 나온 긴 돌기 – 옮긴이)을 둘러싼 보호층인 미엘린 수초myelin sheath를 공격하는 자가면역질환이다. 증상으로는 근육 약화, 경련, 피로, 신체 여러 부위의 무감각 등이 있다. 불행하게도 이 증상은 다양한 신경계 질환의 증상과 유사해 종종 오진되기도 한다. 미국에서는 100만 명 이상이 다발성 경화증을 앓고 있으며, 전 세계적으로는 230만 명의 환자가 있다.[54]
대부분의 연구자들은 다발성 경화증이 급성 염증성 병변의 형성으로 시작된다고 본다. 이러한 병변은 신경세포의 보호층인 미엘린 수초를 손상시켜 신경 신호전달을 방해한다. 미엘린 수초가 서서히 소실되는 탈수초화demyelination는 신경 기능 저하로 이어져 몸을 쇠약하게 만든다. 다발성 경화증이 염증성 질환으로 분류되는 까닭은, 신경세포 손상이 만성적으로 상승한 글루타메이트 수치에 의해 발생하기 때문이다. 실제로 글루타메이트로 인한 세포 손상이 이 질환의 핵심 기전일 가능성이 높다. 한 논문에서는 이렇게 설명했다.

> 연구 결과는 글루타메이트 경로의 과도한 활성화가 다발성 경화증의 병태 생리에 중요한 역할을 한다는 개념을 뒷받침한다. 신경세포에 대한 직접적인 독성뿐 아니라, 희소돌기아교세포oligodendrocyte, 성상세포astrocyte, 내피세포endothelial cell, 면역 세포immune cell 등 다양한 세포에서 글루타메이트로 인한 손상이 발견되었다. 이러한 독성 작용은 축삭 손상, 희소돌기아교세포 사멸, 탈수초화, 자가면역 반응, 혈액뇌장벽 손상 등 다발성 경화증의 다양한 병리 기전을 잇는 연결 고리가 될 수 있다.[55]

뇌에서 글루타메이트와 글루타메이트 수용체가 증가하는 것은 이 질환의 특징이며[56] 20여 년에 걸친 수많은 연구 결과는 글루타메이트 수치 상승이 질병의 진행 및 증상의 심각성과 밀접한 관련이 있음을 명확히 보여준다.[57] 한 연구팀은 자기공명영상MRI을 이용해 평균 1.8년 동안 265명의 환자를 추적 관찰했는데, 글루타메이트 수치 상승과 신경 변성neurodegeneration 증가 사이에 유의미한 양의

상관관계를 확인하였다.[58]

예부터 염증을 줄이는 식단이 다발성 경화증 증상 완화에 도움이 된다고 알려졌지만[59] 정확히 어떤 식단이 염증을 낮추는지 확실히 답하기는 어렵다. 사람마다 반응하는 음식이 다르기 때문이다. 다만 지금까지 밝혀진 바에 따르면, 공장에서 가공된 음식, 즉 식품 첨가물과 조미료 등 다양한 방식으로 글루타메이트가 첨가된 식음료는 가급적 피하는 게 낫다.

파킨슨병(파킨슨증후군)

———————— 파킨슨병은 전 세계적으로 약 400만 명 이상이 겪는 진행성 신경퇴행성 질환으로[60] 보통 노년기에 증상이 드러난다. 대표적인 운동 증상으로는 자발적 동작 상실, 근육 경직, 안정 떨림 resting tremor, 자세 및 균형 문제 등이 있다. 이 병에 걸리면 셔츠의 단추를 잠그거나, 자연스럽게 춤을 추거나, 피아노를 연주하기 어려운 상황이 중첩된다. 또한 파킨슨병 환자들은 다양한 비운동 증상으로 고통받기도 한다. 남성은 여성보다 파킨슨병에 걸릴 확률이 약 1.5배 더 높다.

글루타메이트와 관련된 다른 질환처럼, 파킨슨병도 비정상적 글루타메이트 신호전달이 특징이다. 뇌에서 시작된 글루타메이트 신호전달은 움직임 조절에 필수적이다. 덕분에 '커피 한잔 마시고 싶군'이라는 생각이 근육으로 전달돼 행동으로 이어진다. 글루타메이트 수용체 지도가 정확하게 작동하여 커피잔을 들고 입으로 가져가게 만드는 것이다. 그러나 파킨슨병에 걸리면 뇌 깊숙한 곳에 있는 기저핵basal ganglia이라는 신경세포 집단에 손상이 발생하며 글루타메이트 신호가 제대로 전달되지 않는다. 기저핵은 감각계의 일부로, 이 부위의 신경세포가 오작동하면 의도한 동작과 실제 움직임이 달라진다.

세포 수준에서 볼 때 파킨슨병은 글루타메이트 수용체의 과잉 자극과 과도한 글루타메이트 신호전달로 간단히 설명할 수 있다.[61] 그러나 개인의 삶을 들여다보자면 꽤나 복잡한 질병이다. 손이 떨리고 움직임을 조절하지 못해 커피잔 하나 제대로 들기 어렵다. 커피를 입까지 흘리지 않고 가져가는 단순한 행동 하나에도 상당한 집중과 노력이 필요하다.

파킨슨병 연구에서 도파민 신경전달물질은 오랫동안 주요 쟁점이었다. 이 질환의 주요 바이오 마커 중 하나가 바로 신경세포의 도파민 수용체가 퇴화하는 것이기 때문이다. 그러나 이 측면을 이해하는 데 있어 종종 간과되는 사실이 있다. 도파민 대사 역시 글루타메이트에 의해 조절된다는 점이다(앞서 중독과 ADHD를 설명하며 언급한 바 있다). 파킨슨병에서는 글루타메이트 흥분독소가 도파민 수용체를 손상시키고, 그 결과 도파민 수치가 감소한다.[62] 도파민 수치가 감소하면 신경세포는 글루타메이트 흥분독소에 더 취약해지고, 이는 질병의 진행을 유도하는 악순환으로 이어진다.[63]

오늘날 우리는 식단과 장내 미생물군이 신경전달물질 균형에 어떻게 영향을 미치는지, 그리고 식생활이 파킨슨병과 같은 신경 질환의 발병 및 진행을 늦추는 데 어떻게 도움이 될지 잘 알게 되었다. 하지만 여전히 더 많은 연구와 실천이 필요하다. 2018년 발표된 한 연구는 신경계 질환에서 식이 신경전달물질이 수행하는 역할을 조사했는데, 식이요법이 다양한 신경 질환의 치료 전략으로 고려되어야 한다고 제안한다.[64]

조현병

——————— 조현병Schizophrenia은 사고, 행동, 세상에 대한 인식 방식마저 뒤바꾸는 뇌질환이다. 최악의 경우 현실과의 단절은 상당한 괴리감을 초래한다. 심각한 증상이 나타나기 전에 기억력 저하, 브레인 포그, 집중력 저하 같은 인지적 결함이 나타나기도 한다. 미국 인구의 약 1%가 조현병 진단을 받았다.

다양한 조현병 증상을 가장 잘 설명하는 근거는, 다른 질환들과 마찬가지로 병리학적 근원이 염증에 있다는 사실이다. 조현병을 앓는 사람들은 잦은 면역 반응과 만성 염증 병력이 비교적 이른 시기에 나타나는 경향이 있다.[65] 예를 들어 어린 시절의 만성 염증 사례로는 습진이나 기타 지속적인 피부 발진, 중등도 이상의 천식, 다양한 환경성 알레르기가 있으며, 면역 반응의 예로는 중등도 이상의 감염(연쇄상구균 감염, 단핵구증, 중이염 등), 외상, 자가면역질환, 셀리악병과 같은 음식에 대한 면역 반응이 포함된다.

이런 맥락에서 음식과 조현병 사이의 연관성은 특히 주목할 만하다. 일부 사람에게 조현병은 식이 항원, 예를 들어 글루텐의 구성 성분인 글리아딘과 유제품에 포함된 단백질인 카세인에 대한 혈청 항체serum antibody와 관련이 있다.[66]

개인적인 일화를 하나 덧붙이겠다. 글루타메이트의 위험성을 주제로 TEDx 강연을 마친 후 한 여성으로부터 이메일을 받은 적이 있다. 그녀는 젊은 시절 조현병 진단을 받았고, 평생 그 진단을 안고 살아가야 한다고 여겼다. 그런데 60세가 되어 건강상의 다른 이유로 식단을 조정하면서 밀과 유제품을 포함한 여러 식품을 멀리했고, 그 결과 거의 40년 동안 겪어온 조현병 증상이 더는 나타나지 않는다고 전했다. 나는 이 이야기에 깊이 공감했다. 우리는 음식 선택을 통해 삶을 변화시킬 수 있다.

그렇다면 세포 수준에서는 어떤 일들이 일어나는 걸까? 한 가지 가설은, 이른 시기에 면역계가 과도하게 활성화되는 사건[67]이 글루타메이트 흥분독소에 대한 민감성을 높이고, 이것이 훗날 조현병 발병의 토대를 마련할 수 있다는 것이다. 원인이 무엇이든 뇌 영상 연구, 사후 뇌 조직 분석, 동물 실험은 모두 글루타메이트 조절 장애로 인한 신경세포 손상이 조현병을 일으키는 근본적인 원인임을 시사한다.[68]

연구자들이 조현병과 글루타메이트의 연관성에 주목하게 된 데는 독특한 계기가 있다. 바로 글루타메이트 차단제인 케타민 ketamine과 PCPphencyclidine(펜시클리딘)가 조현병과 유사한 증상을 유발한다는 보고였다. 강력한 마취제로 일명 '스페셜 K'라고도 불리는 케타민은 해리성 환각을 일으키는 것으로 유명한데, 수술 중 마취는 물론 일각에서는 파티 약물로 오용하기도 한다. 또한 PCP 중독자들은 조현병 환자와 매우 유사한 행동을 보여 종종 조현병으로 오진되기도 한다. 조현병이라는 정신 질환에서 글루타메이트 조절 장애가 얼마나 여러 가지 역할을 하는지 드러내는 방증이다.[69]

발작/뇌전증

———————— 뇌전증 증상은 일시적인 주의력 저하나 졸음부터 영화나 드라마에 등장하는 심한 경련과 의식 상실까지 아우른다.

뇌전증 관련 인자는 이미 여러 번 등장한 익숙한 이름들이다. 뇌전증 환자의 혈장에는 글루타메이트, 아스파르테이트, 글리신 같은 아미노산 농도가 비정상적으로 높다.[70] 글루타메이트 수용체가 과도하게 자극될 경우, 간질 경련epileptic convulsion을 유발한다고 알려져 있는데[71] 다음과 같은 메커니즘으로 작동한다. 글루타메이트가 신경세포의 수용체에 결합하면 나트륨(Na^+)과 칼슘(Ca^{2+}) 이온 통로가 열린다. 이로 인해 신경세포의 활동이 증가하며, 이온 통로가 비정상적으로 작동할 경우 발작의 직접적인 원인이 된다. 실제로 이러한 활동 이상은 뇌전증 환자의 뇌파 검사에서 확인할 수 있다.

그렇다면 음식은 어떤 영향을 미칠까? 뇌전증 관리를 위해 글루타메이트 섭취를 줄이거나 식이요법을 해보라는 말은 잘 들리지 않는다. 다소 의아한 일이다. 1920년대에 개발된 케톤식(고지방, 저탄수화물 식단)은 본래 뇌전증 환자의 뇌에서 글루타메이트 신호전달을 조절하고 발작을 완화하기 위한 목적으로 만들어졌기 때문이다.[72]

나는 한 뇌전증 소년에게 식단 개선을 중심으로 접근한 적이 있다. 이선은 아기 때 입양되었고 생모는 메스암페타민 중독자였다. 아홉 살 무렵 이선은 빈번한 발작을 겪었는데, 심각한 발작으로 스탠퍼드병원에 입원하게 되자 양어머니 게일이 내게 도움을 요청해 왔다.

나는 가족 전체의 식단을 전면적으로 바꾸라고 조언했다. 혈당과 글루타메이트 수치를 안정적으로 유지하려면 가공되지 않은 자연식 위주의 식단이 중요했기 때문이다. 또한 겨울호박squash(열매 안에 씨앗이 가득 들어 있고 껍질은 단단한 저장용 호박 – 옮긴이) 씨와 케일, 파슬리 같은 짙은 녹색 잎채소를 식단에 포함할 것을 권장했다. 뇌전증 환자에게 흔한 마그네슘 결핍을 채워주는 훌륭한 천연 공급원이기 때문이다.

이러한 식이 변화는 이선과 그의 가족에게 삶을 바꾸는 전환점이 되었다. 매주 발생하던 발작은 이제 몇 달에 한 번 정도로 줄어들었다. 이제 열세 살이 된 그는 하이킹을 즐기는 건강한 소년으로 성장했다. 게일은 여전히 가끔 다른 입양 자녀들에 대해 자문을 구하며, 이선이 지금도 잘 지내고 있다는 소식을 전해온다.

기타 신경퇴행성 질환

——————— 지금까지 설명한 질병 외에도 비정상적 글루타메이트 신호전달을 초래하는 다양한 신경염증성 질환이 있으며, 글루타메이트 조절 장애로 이어지는 희귀 유전 질환도 존재한다.[73] 기전은 다양하다. 예를 들어 자가면역 요인(글루타메이트 수용체나 글루타메이트 대사에 관여하는 단백질과 결합하는 항체), 글루타메이트 수용체의 유전적 돌연변이, 만성 염증 등이 있다. 중요한 점은 이러한 질환들이 현대인의 생활 방식에 의해 악화된다는 것이다.

다음은 글루타메이트 조절 장애와 관련된 추가 질환의 일부 목록이다. 이 중에는 생소한 질환도 있고, 거의 모두가 아는 질환도 있다. 이 장에서 깊이 다루지는 않았지만 많은 독자들이 관심을 가질 수 있는 몇 가지 질환은 간략한 설명과 함께 덧붙였다.

- 에이즈 치매 증후군
- 근위축성 측삭경화증(루게릭병)
- 관절염
- 복합계통병(비타민B12 결핍)
- 섬유근육통(전신 근골격계 통증, 피로, 국소 부위의 압통을 특징으로 하는 만성질환): 글루타메이트가 풍부한 식품을 제거한 두 가지 식이 연구에서 증상의 현저한 개선이 보고된 바 있다.[74]
- 녹내장
- **헌팅턴병**(헌팅턴HTT 유전자 돌연변이에 의해 발생하는 유전 질환으로 신경 퇴행을 초래, HTT 유전자는 세포 내 소포체 안에서 글루타메이트의 포장과 수송에 관여하며, 유전자 돌연변이는 정상적인 글루타메이트 이동을 방해함): 글루타메이트 홍분독성은 신경퇴행 진행의 주요 기전 가운데 하나다.
- **면역 결핍**
- **염증성 피부염**(습진 등)
- **허혈**(조직이나 장기에 혈류 공급이 부족한 상태, 가장 대표적인 예로 뇌로 가는 혈류가 차단된 뇌졸중이 있음)
- **납중독 뇌병증**
- **편두통**(반복적으로 욱신거리는 두통으로, 종종 소리나 빛에 대한 민감성, 메

스꺼움, 구토를 동반함): 많은 사람들이 특정 음식 때문에 편두통이 유발되었다고 보고하는데 특히 MSG가 자주 지목된다. 식이요법이 증상 완화에 도움을 준다는 연구도 있다.[75] 편두통은 염증 및 글루타메이트 조절 장애와 같은 기저 질환이 있을 때 더 쉽게 유발된다.[76]

- 미토콘드리아 근병증(그리고 기타 유전적 또는 후천적 생화학적 장애)
- 신경병증성 통증 증후군(열통 또는 통증성 말초 신경병증 등)
- 본태떨림
- 하지불안증후군
- 레트증후군
- 베르니케 뇌병증

독을 알았다면 이제 해독할 시간

———— 이번 장에서 다룬 질병과 장애들은 모두 하나의 공통된 기전을 공유한다. 바로 글루타메이트 조절 장애다. 식단 속 글루타메이트는 질병을 더욱 악화시키는데, 말 그대로 불길에 기름을 붓는 격이다. 1959년 FDA가 글루타메이트를 '일반적으로 안전하다고 인정되는 물질'로 지정한 것은 오늘날의 가공식품 환경과 현대 의학적 관점에서 볼 때 매우 시대착오적인 판단이다. 그러나

지금껏 막대한 이익과 소비자의 중독성 넘치는 선호를 누려온 거대 식품 산업은 이런 제품을 절대 포기하지 않을 것이다.

그렇다면 우리는 어떻게 해야 할까? 이어지는 장은 해독제에 대한 것이다.

8장

흥분독소를 없애는 REID 식단

MSG SHOCK

다양한 건강 식단을 제안하는 책이 서점을 가득 채우고 있다. 비건, 채식주의, 팔레오paleo, 케토keto, 저지방, 저탄수화물, 좋은 탄수화물 등 건강식 레시피는 어디서든 접할 수 있다. 이런 접근법이라면 공통적으로 가공식품을 줄이거나 없앨 것을 권하리라 생각할 수 있다. 그러나 놀랍게도 인기 있는 여러 다이어트 책과 영양 전문서는 이에 대해 크게 강조하지 않는다. REID 식단은 가공식품을 식단에서 내모는 데 큰 비중을 둔다. 그렇다면 가공식품을 배제하는 것 외에 REID 식단만의 차별화된 특징은 무엇일까?

REID 식단은 음식이 건강에 미치는 영향을 분자 수준에서 고찰하는 식생활로, 생화학적 근거에 기반한다. 이 식생활은 가공식품에 다량 함유된 글루타메이트에 대한 인식에서 출발한다. 지금까지 살펴봤듯, 글루타메이트는 만성 염증성 질환과 명확한 연관성이 있다. 따라서 REID 식단은 식품에 존재하는 글루타메이트의 출처를 명시하고, 이를 통해 무엇을 먹고 무엇을 피해야 할지 구체적 지침을 제공한다. 음식을 새롭게 정의해 나가는 여정이라 생각하면 된다. 단순히 열량을 계산하거나 특정 식품을 더 많이, 혹은 더 적게 먹으라고 조언하는 기존의 식이요법과는 차별화된 접근법이다.

먼저 REID 식단을 구성하는 여섯 가지 핵심 원칙을 설명하겠다. 그다음에는 이 새로운 식생활에 적응하는 데 도움이 되는 열 가지 목표와 실천 단계를 제시한다. 이제 마트에서도, 가족 식사 자리에서도, 뷔페 테이블 앞에서도 자신감을 갖고 올바른 선택을 밀고 나가자. 우리 모두 해낼 수 있다!

REID 식단의 핵심 원칙

원칙 1. 흥분독소 줄이기

흥분독소는 세포를 과도하게 자극해 사멸에 이르게 한다. 가공 식품에 가장 풍부한 흥분독소는 단연 글루타메이트지만, 그 외에도 아스파르테이트, 아스파탐(인공 감미료), 시스테인, 글루타민 등도 여기에 포함된다. REID 식단은 글루타메이트와 기타 흥분독소에 대한 노출을 줄이는 것을 목표로 하며, 이를 통해 신경계를 보다 건강한 상태로 되돌리려고 노력한다.

〔그림 8.1〕에서 보듯, 글루타메이트 수치를 낮게 유지하는 것이 염증 조절의 핵심이다.

[그림 8.1] 체내 글루타메이트 수치를 높이는 다양한 요인

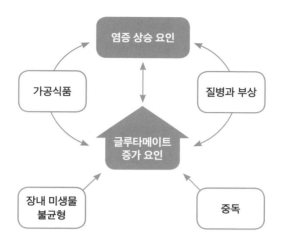

* 이 모든 요인이 염증으로 이어짐.

기저 질환이 있는 사람들은 글루타메이트의 흥분독소 작용에 특히 민감할 수 있다. 여기서 기저 질환이란 가벼운 꽃가루 알레르기부터 자폐증이나 파킨슨병 같은 중증 질환까지 다양하다. 이들은 평소에 이미 염증 수준이 높으므로 일반 마트에서 구입한 흔한 가공식품만으로도 흥분성 증상이 심각하게 악화된다. 이것이 바로 몇몇 사람들이 다른 이들보다 더 글루타메이트에 더 민감하게 반응하는 이유다.

원칙 2. 염증 줄이기

염증의 역치는 사람마다 다르며, 심지어 가족 구성원 간에도 차이가 있다. 안타깝게도 염증을 유발하는 식품은 매우 많고, 개인의 식품 민감성이나 알레르기, 대사 및 면역 기능 문제, 유전적 요인에 따라 특정 식품에 대한 반응이 달라질 수 있다. 그럼에도 불구하고 화학 첨가물이 들어 있거나 설탕이 첨가된 식품, 섬유질이 부족한 식품 등은 거의 모든 사람에게 염증을 유발한다. REID 식단은 이러한 식품을 피하도록 도와 모두의 염증 버킷을 비우는 데 기여한다. 이후에는 어떤 음식이 개인적인 염증을 유발하는지 직접 확인해보기를 권장한다. 나만의 맞춤 식단을 찾아가는 여정은 결국 지극히 개인적인 것이다.

원칙 3. 채소 섬유질 섭취하기

잎채소와 식이섬유가 풍부한 채소는 REID 식품 피라미드의 기본 요소다((그림 8.2) 참고). REID 식단은 섬유질을 탄수화물의 하위 항목으로 보던 전통적 분류에서 벗어나 독립적인 다량 영양소로 끌어올린다. 섬유질은 그만큼 건강에 중요한 '슈퍼 다량 영양소SUPER-macronutrient'다. 우리가 흔히 말하는 '소화되지 않는 전분indigestible starch', 즉 저항성 전분이라는 것은 사실상 존재하지 않는다. 장내 미생물이 이들 음식에서 에너지를 추출하기 때문이다.

REID 식단은 식품을 선택할 때 인간뿐 아니라 장내 미생물 생태계까지 고려해 영양소 비율을 잡는다. 미생물도 인간 세포처럼 다양하고 균형 잡힌 자연식품을 필요로 한다. 식단에 아스파라거스, 브로콜리, 셀러리, 회향, 케일 같은 고섬유질 채소가 단백질이나 지방보다 훨씬 높은 비율을 차지하면, 대장 환경은 건강한 미생물군을 지원하고, 이는 곧 우리의 건강으로 이어진다.

[그림 8.2] REID 식품 피라미드

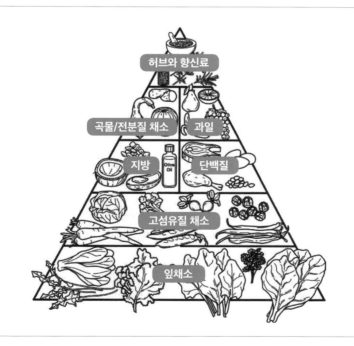

원리는 이렇다. 대장에 섬유질이 공급되지 않으면, 미생물군은 살아남기 위해 단백질과 지방을 발효하고 이는 곧 염증을 유발한다. REID 식단은 요즘처럼 '단백질 강화'라는 문구가 붙은 제품이 잘 팔리고 단백질에 집착이 강한 식문화에서 벗어나, 첨가 단백질 소비를 줄이고 대신 채소 섬유질을 늘리는 방식으로 균형을 잡는다. 또 하나 기억할 점은, 음식은 소장이 아닌 대장에서 발효되어야 한다는 점이다. 소장에서 발효가 일어나면 세균 과증식 문제가 발생할 수 있다. REID 식단은 소장 발효를 자연스럽게 억제하는 다양한 허브와 쓴맛 나는 식품을 권장한다. 자세한 전략은 부록 B를 참고하기 바란다.

원칙 4. 식단을 다양화하기

여기서 핵심은 다양성, 다양성, 그리고 또 다양성이다. 여태껏 셀러리액celeriac(뿌리가 희고 커서 뿌리째 먹는 셀러리의 일종 – 옮긴이) 먹어본 적이 없거나 민들레차를 마셔본 적이 없다면, 지금이 바로 도전할 기회다. 알차고 신선하고 다양한 자연식품은 에너지 요구를 가장 효과적으로 충족시키며, 신경계 재정비와 질병 위험 감소에도 도움이 된다. 건강한 삶은 내면에서 시작된다. 다양한 음식을 시도하면 몸이 알아서 필요한 영양소를 찾아내고 활용할 것이다.

원칙 5. 음식의 출처와 제조 과정 알기

식품 라벨을 살펴본다고 해서 음식에 대한 모든 정보를 정확히 알 수는 없다. 하지만 그것이 출발점이다. REID 식단은 '천연 향료natural flavors'처럼 모호한 성분이 나열된 식품은 피하라고 권장한다. 그 분류에 수천 가지 화학물질이 존재하기 때문이다. 식사에서 느끼는 풍미는 재료 자체와 허브에서 비롯되어야 하며, 인위적인 향이나 첨가물로 교란해서는 안 된다.

원칙 6. 하나의 라이프 스타일로 받아들이기

음식을 통해 치유될 수 있다는 사실을 부정하거나 회의적으로 바라보는 태도, 나아가 염증성 건강 상태를 '원래 다 그렇지, 뭐'라고 여기고 체념하는 태도는 변화를 가로막는다. 이 여정을 새롭고 흥미로운 도전이라 여기자. 우리는 서로 다른 개성을 지녔기에 자신만의 모험을 통해 배워나가야 한다. 나 자신과 가족에게 맞는 방법을 자발적으로 즐겁게 찾아보자.

REID 식단 실천을 위한 열 가지 목표

—————— 다음은 새로운 라이프 스타일을 시도하는 여러분을 위한 열 가지 실천 목표다. 기억하자. 성공의 열쇠는 마음가짐에

있다. 나와 가족을 위해 건강한 음식을 고르겠다는 단호한 결심이야말로 이 여정의 원동력이다.

목표 1. 음식 재정의하기
목표 2. 밀 글루텐과 가공 곡물 피하기
목표 3. 유제품 먹지 않기
목표 4. 고섬유질 채소와 허브 일일 섭취량 늘리기
목표 5. 주방부터 시작해 주변 정리하기
목표 6. 주방 재정비하기
목표 7. 정제당을 피하고 제한된 양의 과일 섭취하기
목표 8. 나만의 비상 간식 찾아내기
목표 9. 외식할 때 미리 계획하기
목표 10. 완벽한 식단을 향한 여정 즐기기

목표 1. 음식 재정의하기

많은 사람에게, 특히 우리 가족에게 이 여정은 음식을 재정의하는 일이었다. 첫 번째 목표는 정신적인 준비에 가까우니 단단히 마음을 먹어야 한다.

진짜 음식은 땅이나 바다, 혹은 자연 방목으로 자연스럽게 얻는 것이다. 처음 식단을 시작할 때 가장 먼저 떠오르는 생각은 '그럼 대체 뭘 먹지?'일 것이다. '편식하는 아이에게 회향이나 근대를 어떻게 먹이란 거야?' 하는 의문도 들 것이다. 결론부터 말하면 할 수 있다. 방법은 곧 깨우치게 될 것이다. 인생은 원래 전쟁터다. 이 싸움은 그중에서도 가장 가치 있는 전투라는 점을 기억하자. 가공식품이 사방에서 쏟아져 내리는 환경은 특히 아이들에게 치명적이다. 일찍 싸울수록 건강한 식생활은 더 빨리 습관이 되고, 가족의 핵심 가치로 자리 잡는다.

1단계: 음식을 통해 가족의 건강을 개선하겠다는 열정을 불태우자. 인내심을 가져야 한다. 변화는 어렵지만, 건강이라는 보상은 그 노력을 충분히 가치 있게 만들어준다(좋아하는 쿠키 금지령에 아이가 통곡할지라도).

2단계: 서로를 격려하자. 건강한 음식을 먹는 것이 얼마나 중요한지에 대해 이야기를 나누자.

- 음식이 어떻게 우리 몸에 영양분을 주는지 설명한다. 어떤 음식은 우리를 건강하고 튼튼하게 만들어주지만, 어떤 음식은 우리를 아프게 하거나 피로하게 만들고, 과잉 에너지를 분출하게 하거나 심지어 더 배고프게 만든다.
- 특정 음식이 자신에게 어떤 영향을 미치는지 이야기하는 시작을 갖자. 먼저 나서서 "_____를(을) 먹을 때, 나는 _____

하게 느꼈어"라고 말해 보자. 장은 뇌와 소통하므로 우리가 느끼는 감정이 음식의 자극 정도를 알려줄 수 있다. 이런 대화는 가공식품이 완전히 식단에서 사라지지 않은 초기 단계에 특히 효과적이다.

3단계: REID 식단은 다양한 자연식품을 포함하는데, 몇 가지 기본 도구를 준비하면 이 여정이 훨씬 수월해진다.

- 스테인리스 스틸 냄비와 프라이팬, 품질 좋은 부엌칼 세트는 필수 도구다.
- 고성능 블렌더는 스무디, 소스, 수프, 드레싱, 반죽, 딥 소스, 살사 소스를 쉽게 만들도록 돕는다. 나는 매일 블렌더를 사용한다. 캠핑이나 여행을 갈 때도 챙겨 갈 만큼 없어서는 안 될 도구다.
- 커피 그라인더나 분쇄기를 이용하면 밀가루를 직접 만들 수 있다.
- 인스턴트 포트Instant Pot®(우리나라의 전기 압력솥과 비슷한 멀티 압력 쿠커 - 옮긴이)는 대용량 조리에 유용하며, 대가족의 식사나 일주일치 식단 준비를 수월하게 해준다.
- 푸드 프로세서는 저녁 식사에 여섯 가지 채소를 쓰는 데 도움을 준다. 이 내용은 추후 설명할 것이다.

4단계: 주방에서 창의력을 발휘한다. 일단 즐겨라! 진짜 음식을 요리할 때는 지루할 틈이 없다. 아이들을 포함해 가족이 요리에 참여하면 음식을 더 잘 먹게 될 것이다.

- 식사를 준비하면서 음악이나 팟캐스트를 튼다.
- 가족들을 조리 과정에 초대한다. 아이들이 참여하면 주방이 어질러진다는 점은 감수하자.
- 향신료와 허브의 향을 직접 맡게 한다.
- 요리하는 동안 맛을 보며 다음에 무엇을 넣을지 함께 결정한다. 아이들이 잘게 썬 채소 같은 재료를 조금 집어먹게 허용하고 어른도 함께 맛본다.
- 가족이 즐겁게 두를 특별한 앞치마를 마련한다.
- 새로운 레시피에 도전한다. 요리 프로그램을 보며 아이디어를 얻을 수 있다.
- 주방이나 베란다에서 허브를 키운다. 또는 마당에 텃밭을 만들어 거기서 난 식재료로 요리한다.
- 샐러드 드레싱이나 알록달록하고 맛있는 수프를 집에서 직접 만들어본다. 창의력을 발휘해 만들고 즐겁게 나누자!

5단계: 30일 동안 REID 식단을 실천한다. 어떤 행동이든 30일간 연속으로 실천하면 습관화할 수 있다. 중요한 것은, 이 30일 동안은 계획한 REID 식단을 모두 지켜야 한다는 것이다. 가공식품이나 염증 유발 음식을 허용하면 효과를 기대하기 어렵다.

다음은 가족 모두를 새로운 식생활에 참여하도록 격려하는 방법이다.

- 어린아이에게는 영양소가 풍부한 식사를 먹으면 가장 좋아하는 것을 할 수 있게끔 보상한다.
- 보상에 적응을 못 한다면 좋아하는 음식을 미끼로 사용해 보자. 싫어하는 채소를 먹으면 그 후엔 좋아하는 음식을 먹도록 허락하는 식이다. 그것도 어렵다면 섬유질, 단백질, 탄수화물, 지방이 균형 잡힌 음식끼리 섞어서 주어도 좋다. 예컨대 감자와 당근에 브로콜리, 케일, 볶은 해바라기씨를 섞고 커민, 마늘, 생강을 추가하는 것이다. 신선한 허브도 잊지 말자!
- 청소년의 경우 좀 더 강한 유인책이 필요할 수 있다. 30일 동안 REID 식단을 잘 실천하면 친구들과 함께하는 당일치기 여행이나 주말 캠핑을 허락하는 등 특별한 보상을 제시하는 것도 방법이다.
- 가족 전체가 참여하도록, 30일 도전 이후 가족 여행이나 휴가 같은 특별한 계획을 세운다.
- 식습관 프로그램이 30일 뒤에 영원히 끝나는 게 아님을 잘 이해시켜야 한다. 30일은 건강한 생활 방식의 토대를 다지는

시간이다. 30일 후 가족이 함께 신체적 변화를 가늠하고, 각자 느낀 점, 새 식단으로 인한 변화를 평가하는 시간을 갖는다. 물론 참여를 거부할 수도 있다. 그럴 땐 집에 좋은 음식을 사두고 선택하게 하는 수밖에 없다. 건강한 재료만 사고, 그걸로 요리하고, 식탁에 올리자. 먹을 게 그것밖에 없다면 결국 먹을 것이다.

- 반려동물도 잊지 말고 챙긴다. 대다수 사료에 글루타메이트가 첨가되어 있으며, 이는 사람이 먹는 음식보다 더 해로울 수 있다.[1]

우리는 돈을 벌고 재정적 안정을 유지하는 데 대부분의 에너지를 쓴다. 하지만 미래를 위한 최고의 투자는 지금 먹는 음식일 수 있다. 건강한 노인은 의료비가 적게 든다. 오늘의 삶의 질뿐 아니라 노후 건강까지도 지금의 선택에 달려 있다.

건강 악화에 따른 재정적 결과를 과소평가해서는 안 된다. 나는 가끔 테일러가 건강해지며 얼마나 큰 비용이 절약되었는지를 떠올린다. 지금부터 음식에 투자해야 하는 비용은 만만치 않다. 하지만 특수 치료가 필요한 아이를 돌보는 데 드는 비용에 비하면 아무것도 아니다. 많은 부모들이 아이의 특수 치료비를 감당하기 위해 일을 그만둔다. 부모 중 한 사람만 그만두더라도 소득 손실이 막대하다. 테일러가 치유되며 우리 가족은 돈은 물론 그 이상의 것을 되찾았다. 이전에 감당해야 했던 시간, 에너지, 스트레스는 돈으로 환산할 수 없는 가치였다. 우리 가족이 누리게 된 삶의 질에 대한 감사는 말로 표현할 수 없을 정도로 크다.

목표 2. 밀 글루텐과 가공 곡물 피하기

밀과 가공 곡물은 자연적으로 높은 함량의 글루타메이트를 포함하고 있으며, 소화 과정 초기에 분해되어 글루타메이트를 방출하는 단백질 조각도 들어 있다. 기억하자. 글루텐은 MSG의 최초 원료였다.

1단계: 밀을 가공되지 않은 통곡물 또는 다른 통식물성 탄수화물로 대체한다. 통곡물을 구매하면 산성 가수분해, 발효, 탈지 같은 제조 과정을 거치며 생성되는 유리 글루타메이트와 기타 부산물의 섭취를 피할 수 있다. 제품 라벨에 현미 시럽brown rice syrup, 쌀겨rice bran, 파보일드parboiled(곡물이나 채소를 완전히 익히기 전에 부분적으로 삶는 과정으로 파보일링이라고도 부름 - 옮긴이), 백미(대부분의 백미는 영양가 높은 쌀눈을 화학적 공정으로 제거해 만든다) 등의 가공 표시가 있다면 유리 글루타메이트 함량이 높아졌을 가능성이 있다(쌀을 주식으로 삼는 우리나라에서는 물리적 공정만으로 백미를 도정함 - 옮긴이). 주방에 구비해 둘 만한 곡물로는 깐 메밀, 야생 벼, 흑미, 적미, 현미, 퀴노아, 통귀리, 아마란스 등이 있다. 시중의 글루텐 제품을 가공된 글루텐 프리 제품으로 대체하는 식의 그럴듯한 함정에 빠져서는 안 된다. 피해야 할 음식에는 가공 시리얼, 글루텐 프리 빵이나 페이스트리, 곡물 크래커, 곡물 스낵 등이 있다.

2단계: 시판 빵을 대체한다. 효모나 미생물이 첨가되었다면 진정한 '통곡물' 빵이 아니다. 발효 과정에서 효모나 미생물이 곡물을 분해하여 빵을 부풀리기 때문이다. 곡물이 발효되고 구워지면 그때부터는 정제 탄수화물 범주에 포함된다. 대신 효모나 사워도우 sourdough처럼 배양균을 사용하지 않고 만든 플랫브레드나 집에서 만든 무발효 빵으로 대체한다. 발효 빵은 중독성을 높이는 속성을 가지고 있다.

3단계: 비곡물 가루를 사용한다. 가루를 반드시 곡물에서 얻을 필요는 없다. 씨앗, 견과류, 뿌리채소를 갈면 크래커, 플랫브레드, 와플, 머핀을 만들 수 있다. 직접 분쇄해 가루를 만들면 가공과 저장 과정을 제어할 수 있다. 간 메밀 같은 통곡물을 구입해 커피 그라인더나 블렌드로 갈면 비교적 쉽게 나만의 가루를 만들 수 있다. 직접 만든 가루는 유리로 된 밀폐 용기에 담아 냉장 보관하면 된다. 필요한 만큼만 가루를 내면 상업용 가루에서 흔히 발생하는 산화나 곰팡이 문제도 방지할 수 있다. 이런 곰팡이는 염증을 유발하므로 일석이조다. 다양한 견과류, 씨앗, 통곡물을 혼합해 다양한 맛의 글루텐 프리 가루를 만들 수 있다. 참고로 옥수수도 곡물에 속하는데, 유기농 옥수수나 가공하지 않은 제품을 선택하는 것이 좋다.

목표 3. 유제품 먹지 않기

이 주제와 관련해서는 설명할 내용이 많다. 우선 자주 묻는 질문과 우려 사항부터 훑고 가겠다.

- 왜 유제품을 멀리해야 할까? 우유와 치즈의 주요 단백질인 카세인은 글루타메이트 함량이 매우 높다. 저온 살균, 균질화, 탈지, 치즈 가공 과정을 거치며 카세인 단백질은 유리 글루타메이트나 글루타메이트를 포함한 짧은 펩타이드로 바뀌는데, 이는 상부 소화관에서 빠르게 흡수된다. 일반적으로 유제품은 고도로 가공된 식품 범주에 속한다.
- 칼슘 섭취는 어떻게 해야 하나? 다양한 견과류와 씨앗, 그리고 녹색 잎채소와 허브에서 충분한 칼슘을 공급받을 수 있다. 아이러니하게도 유제품은 오히려 칼슘 순손실을 부른다. 예를 들어 치즈를 먹고 혈중 pH가 떨어지면, 몸은 이를 복구하기 위해 뼈에서 칼슘을 끌어 쓴다. 유제품으로 인해 몸에 염증이 발생하면 염증이 혈중 pH를 낮추기 때문에 칼슘이 더 많이 빠져나간다.
- 치즈와 아이스크림을 대체할 음식은 없을까? 부록 B에서 치

즈 대체식품(비상업용)과 수제 아이스크림 레시피를 찾을 수 있다. 개인적으로 유제품을 제외한 것이 큰 변화를 가져다줬다. 이제 우리 가족은 유제품 대체식품을 좋아하게 되었다.

이제 유제품을 왜 끊어야 하는지 알았으니, 지금부터는 식단에서 유제품을 빼는 구체적인 방법을 알아보자.

1단계: 유제품을 모조리 치운다. 여기에는 우유, 요구르트, 치즈, 식품에 포함된 모든 유제품 부산물이 포함된다. 생raw치즈도 고도로 가공된 유제품이다. 직접 만들거나 최종 제품에 60일 숙성과 살균이 필수인 나라에 살지 않는 한 그럴 수밖에 없다. 나는 식단 자문을 구하는 사람들에게 초기에는 유제품을 몽땅 끊으라고 권한다. 추후 염증이 줄고 건강이 개선되면 집에서 만든 요구르트처럼 덜 가공된 유제품을 천천히 다시 시도할 수 있다.

2단계: 유제품의 빈자리를 편하고 입맛 돋우는 대체식품으로 쉽사리 채워서는 안 된다. 상업적으로 생산된 대체 우유에는 대부분 글루타메이트가 첨가되어 있다. 시판 대체 우유에는 견과류와 물 외에도 가공 성분이 다수 들어 있다. 미국 내 모든 대체 우유는 저온 살균 과정을 거친다. 비건 식단에서 흔히 등장하는 견과류 치즈 nut cheese도 주의해야 한다. 대부분 발효된 견과류로 만들고 살균하는데, 이때 유리 글루타메이트가 다량 생성된다. 부록 B에 견과류 치즈 소스 레시피가 있으니 직접 만드는 것이 좋다. 더불어 비건 치즈나 발효된 콩류가 들어간 치즈 대체식품도 피해야 한다. 모두 상당한 양의 글루타메이트가 들어 있다.

3단계: 유제품을 직접 만든 대체식품으로 바꾼다. 우유 대신 집에서 만든 견과류 우유와 씨앗 우유를 시도해 본다. 젖병에 우유를 담아 마시는 영유아가 있다면 견과류 우유와 씨앗 우유를 먹여보자. 아이들은 우유 속에 든 많은 양의 당분(젖당) 때문에 우유를 선호하고 쉽게 끊지 못한다. 대체식품은 이런 아이들이 젖병을 떼는 데 도움이 될 수 있다. 견과류 씨앗 소스는 곧 일상이 될 채소 요리에 감칠맛 나는 단백질과 지방을 더해준다. 감칠맛을 얻기 위해 간장, 피시 소스, 토마토 페이스트 같은 제품을 쓰지는 말자. 이런 제품에는 유리 글루타메이트가 들어 있다.

목표 4. 고섬유질 채소와 허브 일일 섭취량 늘리기

마음껏 먹을 수 있는 음식도 있다! 물론 마음 놓고 먹을 수 있는 식품이 극히 드물기는 하지만 말이다. 오늘날 대형 마트의 농산물 코너에는 놀라울 정도로 다양한 식재료가 있다. 평소 익숙하지 않은 새로운 식재료를 선택하기란 쉽지 않은 일이다. 부록 B에 있는 〔표 B. 2〕를 참고해 첫발을 떼어보자. 매주 새로운 채소 한두 가지를 선택해 식단에 포함시키면 된다.

또한 밀 싹(잎에는 글루텐 단백질이 없음), 귀리 싹, 보리 싹, 알팔파 싹 등 녹색 채소와 다양한 허브에도 관심을 기울이자. 바질, 월계수 잎, 고수, 커리 잎, 파슬리, 딜, 레몬밤, 오레가노, 세이지, 민트, 로즈 메리, 타임, 타라곤, 마저럼, 스테비아 잎 등이 있다.

식습관 개선을 도울 때 가장 많이 듣는 말은 "우리 아이는 채소를 먹지 않아요"다. 테일러도 비슷했다. 테일러의 식단은 가공식품이었고, 거기에 영양소라고는 없는 걸 아는 나는 늘 좌절감을 느꼈다. 채소를 먹이려고 부단히 노력했지만 테일러는 완강히 거부했다. 접시 위에 초록색만 보여도 울며 떼를 썼다.

영양소가 결핍된 식단은 그 자체로 건강 적신호다. 우리의 몸은 생존을 위해 다양한 영양소를 필요로 한다. 특히 염증과 싸울 때는 그 수요가 더 높아진다. 뇌 역시 제대로 기능하려면 여러 식품에서 유래한 다양한 영양소가 필요하다. 나는 새로운 관점으로 생각해보자고 제안한다. 우리는 우리 자신과 가족에게 무엇을 먹일지 선택할 수 있다. 중독과 집착에 얽매인 식습관을 유지할 수도 있지만, 중독의 악순환을 끊고 영양이 풍부한 진짜 음식으로 입맛을 돌릴 수도 있다. 우리 몸의 대사든 장내 미생물의 대사든, 우리는 올바른 양과 비율의 영양소를 자연식품에서 얻어야 한다.

1단계: 채소 섭취를 늘리는 작은 실천부터 시작하자.

- 간식을 포함해 끼니마다 녹색 채소를 한 종류 이상 포함시킨다.
- 저녁식사에 최소 세 가지 채소를 늘어놓는다(이미 세 가지를 섭취하고 있다면 다섯 가지, 여섯 가지로 종류를 늘려간다).
- 매주 새로운 채소 세 가지를 식단에 추가한다.
- 스무디에 다섯 가지 이상의 채소와 허브를 넣는다.

이제 스무디로 넘어가자. 스무디를 만들면 쉽고 빠르게 더 많은 채소를 섭취할 수 있다.

2단계: 스무디 만드는 법을 배운다. 중요한 내용이라 영상으로도 만들었으니 확인하기 바란다.[2] 스무디는 다양한 생채소, 허브, 기타 영양소가 풍부한 식재료를 단번에 섭취할 수 있는 훌륭한 방법이다. 우리 가족은 아침마다 마시는 스무디 한 잔으로 평소의 일주일 치보다 더 많은 녹색 채소를 섭취한다. 스무디를 마시기 전에는 모든 아이가 그렇듯 테일러도 어두운 잎채소를 전혀 먹지 않았다.

씨앗, 견과류, 대추야자, 비트, 케일 줄기를 갈려면 고성능 블렌더가 필요하다. 식감은 선호도에 큰 영향을 미친다. 목 넘김이 부드러운 스무디가 나오도록 파워가 좋은 블렌더를 구비해 두길 추천한다.

기본적인 스무디 재료는 대부분 유기농 생채소와 허브고 여기에 씨앗, 견과류, 과일도 포함된다. 재료를 블렌더에 넣은 다음 원하는

264   MSG 쇼크

농도에 맞춰 물과 얼음을 넣고 돌리면 끝이다.

부록 B에 기본적인 스무디 레시피를 수록했다. 다음의 팁을 참고해 만들기 바란다.

- 유기농 생 견과류와 씨앗을 넣으면 단백질 파우더 없이도 단백질, 지방, 다양한 미네랄을 섭취할 수 있다.
- 땅콩은 견과류가 아니라 콩류다. 스무디에 넣는 것은 권장하지 않는다.
- 과일을 너무 많이 넣지 않도록 주의한다. 아이들 입맛에는 과일 위주 스무디가 더 당기겠지만, 스무디의 본래 목적은 평소에 부족한 채소와 허브를 보충하는 것이다.
- 채소, 허브, 과일은 되도록 다양한 색상을 고른다. 색은 폴리페놀과 플라보노이드 같은 다양한 미량 영양소를 나타내는 지표이며, 이는 우리 몸의 세포와 장내 미생물의 연료가 된다.
- 지역 농산물, 즉 로컬 푸드를 최대한 활용하고 제철 식재료를 고른다.
- 비트, 당근, 무, 루타바가Rutabaga, 순무 같은 뿌리채소의 잎 부분도 영양가가 높으니 활용한다.
- 낭비하지 않으면 완전한 영양이 채워진다. 보통은 버려지는 콜리플라워 잎, 겨울호박의 씨와 껍질, 브로콜리 줄기, 회향, 루바브Rhubarb, 키위 껍질, 석류 껍질에는 많은 영양소가 들어

있다. 식재료를 다듬고 남은 껍질과 잎, 씨앗, 줄기 부분을 따로 보관했다가 스무디에 쓴다.

- 식물은 꽃, 뿌리, 껍질, 잎, 씨앗, 열매, 줄기 등 먹을 수 있는 부분이 많다. 오늘 식단에는 몇 가지 식물 껍질이 포함되었는 가? 이번 주에는 계피와 송피 같은 나무껍질도 추가해 보자.
- 녹즙 같은 색이 싫다면 보라색 양배추, 비트, 베리, 당근, 강황 등의 밝은 색 재료를 추가해 색상을 바꾼다.
- 자녀가 색상 때문에 스무디를 꺼린다면 스테인리스 컵에 담아 색이 안 보이게 준다.
- 어린아이는 알록달록한 무늬의 리유저블 파우치에 담아 먹게 한다.
- 긍정적 보상은 아이들이 스무디를 식사의 일부로 받아들이는 데 도움이 된다.
- 스무디는 만들자마자 바로 먹는 게 가장 좋다.
- 남은 스무디는 뚜껑이 있는 유리병에 보관한다. 공기와의 접촉을 줄이고 산화를 방지하기 위해 표면에 물을 살짝 붓는다. 이렇게 보관하면 며칠 더 신선도를 유지할 수 있다.
- 냉동 보관도 가능하다. 얼음 틀에 스무디를 부어두면 아침마다 간편하게 녹여서 떠먹을 수 있다. 여름철에는 얼린 스무디를 아이스바로 즐긴다.
- 요거트, 대체 우유, 꿀, 아가베 시럽은 넣지 않는다.

- 대체 우유 대신 섬유질이 제거되지 않은 통 씨앗, 견과류, 물을 추가한다. 이러면 만들기 간단하고 낭비가 적으며 비용이 덜 들고 섬유질도 채울 수 있다.
- 대부분의 단백질 파우더는 가공식품이므로 권장하지 않는다. 견과류와 씨앗만으로도 단백질, 지방, 섬유질이 보충된다.
- 냉동 과일, 냉동 채소, 냉동 허브는 사용해도 괜찮다.
- 스무디 초보자라면 성인은 하루에 약 180ml, 5세 미만 어린이는 약 90ml로 시작해서 점차 늘린다. 참고로 나는 하루에 350~475ml 정도 마신다.
- 스무디는 인체와 장내 미생물 대사에 강한 영향을 주므로, 처음에는 몸이 적응할 시간이 필요할 수 있다. 사람에 따라 며칠간 메스꺼움을 느낄 수 있으니 천천히 시작해 적응해 나가기를 권장한다.
- 아이가 스무디를 거부할 경우, 처음엔 홈메이드 주스로 시작해 채소 퓌레를 천천히 추가해 본다.

나는 스무디를 꾸준히 마시기 시작한 이후로 음식 선택이 가져오는 변화를 몸소 체험했다. 스무디를 시작하기 전에는 이렇게 많은 채소를 한꺼번에 먹어본 적이 없지만, 지금은 매일의 루틴이 되었다.

지금까지 내가 상담했던 거의 모든 사람이 스무디를 꾸준히 마신 결과 건강이 눈에 띄게 좋아졌다고 했다. 처음 며칠간은 해독 작용으로 인해 몸이 좋지 않았다는 사람도 있었지만, 대부분 에너지가 늘고, 혈당 스파이크로 인한 감정 기복이 줄었으며, 당과 탄수화물에 대한 갈망이 줄어들고, 소화가 잘된다고 보고했다. 특히 혈압 문제가 있던 사람들 중에는 약을 줄이거나 끊은 경우도 있었다(약물 변경 전에 반드시 의사와 상담해야 한다). 식이섬유 섭취가 늘어난 덕분에 대부분 매우 규칙적인 배변 습관을 갖게 된 것도 특징이다.

　3단계: 채소 몰래 넣기. 스무디가 가족에게 맞지 않는다면, 다른 방법으로 다양한 채소와 허브를 채워야 한다. 생채소로 먹을 수도 있지만 그게 어렵다면 전략이 필요하다. 창의력을 발휘해 채소를 교묘하게 숨겨서 넣어보자. 집에서 만든 케일 칩이나 고수, 바질, 시금치 같은 채소를 넣은 딥 소스는 특히 잎채소 섭취를 늘리는 데 도움이 된다. 다음은 내가 '기습공격'이라고 부르는 채소 몰래 넣기 아이디어다.

- 채소에 견과류나 씨앗 소스를 곁들이자. 특히 브로콜리나 양배추와 잘 어울린다.
- 카레나 마리나라 소스를 만든 뒤 불을 끄고 생채소 퓌레를 넣는다.
- 다양한 종류의 수프에 다진 생채소나 퓌레를 추가한다. 뜨거

MSG 쇼크

운 수프를 그릇에 붓고 한 김 날린 다음 다진 생채소나 퓌레를 올리면 된다.

- 다양한 딥 소스나 스프레드(페스토, 후무스, 과카몰리, 파테)에 채소 퓌레를 더한다.
- 다진 채소를 미트로프, 콩 패티, 프리타타, 스크램블드에그, 머핀, 타코 등 다양한 요리에 곁들인다.
- 여름에는 채소 퓌레 아이스바를 만든다.
- 와플이나 팬케이크 반죽에 비트, 겨울호박, 당근, 케일, 계피, 육두구(너트메그), 카다멈, 정향 등의 허브를 넣어본다.
- 퀴노아 샐러드 같은 샐러드에 다진 브로콜리, 콜리플라워, 양배추, 비트, 루타바가, 당근을 올린다. 또는 이 채소들로 퓌레를 만들어 드레싱처럼 뿌려도 좋다.
- 채소를 아주 잘게 썰어 아이들이 골라내지 못하게 한다.

경험상 가장 배고픈 시간은 저녁 식사 직전이다. 이 시간이 되면 다들 음식 냄새를 따라 주방으로 모여들어 주전부리를 찾는다. 이때 영양가 낮은 간식을 너무 많이 먹으면 저녁 식사를 망칠 수 있다. 계획대로 끌고가기 위해선 허기를 잘 활용해야 한다. 다양한 채소를 먹기 좋게 잘라 딥 소스와 함께 두자. 이러면 자연스럽게 채소를 섭취한다. 식사 전 먹을 수 있는 간단한 간식은 다음과 같다.

- 생 그린빈, 피망, 브로콜리, 콜리플라워, 후무스 또는 타히니
  (중동식 참깨 소스 – 옮긴이)
- 당근, 히카마, 오이와 과카몰리
- 스냅 완두콩, 케일 칩, 비트 스틱, 루타바가 칩
- 레몬과 마늘을 넣은 오일에 찍어 먹는 구운 아스파라거스
- 페스토나 채소/허브 페이스트와 함께 먹는 브로콜리 또는 콜리플라워
- 그린 샐러드
- 채소를 잘게 썰어 만든 콜슬로

식사 직전에 건강한 음식으로 간식을 먹으면 건강한 영양소 섭취를 늘릴 수 있다. 언제나 시장이 반찬임을 기억하자.

추가로 덧붙이자면, 껍질을 벗긴 완두콩, 감자, 얌은 섬유질이 풍부한 채소가 아닌 전분 채소다. 영양학적으로는 탄수화물에 더 가깝기 때문에 채소가 아닌 전분 섭취로 간주해야 한다. 양상추는 좋은 섬유질을 가지고 있지만 콜라드그린, 근대, 케일, 민들레 잎, 겨자 잎, 비트 잎 등 짙은 녹색 잎채소만큼 영양이 풍부하지 않다.

목표 5. 주방부터 시작해 주변 정리하기

이제 먹는 음식이 달라졌으니, 집을 정리할 때다. 식생활을 꾸준히 유지하려면 주방을 유기농 및 천연 식재료로 채워두는 것이 좋

다. 다시 말해 찬장과 냉장고에 들어찬 기존 식재료를 처분해야 한다는 뜻이다.

1단계: [표 2.2]의 글루타메이트가 함유된 식품 라벨 성분 목록을 보면서 주방 식품을 검토한다. 찬장과 냉장고를 살펴보면 대부분의 시판 조미료, 소스, 드레싱, 딥, 과자, 양념, 시리얼, 포장 식품 등 거의 모든 가공식품에 유리 글루타메이트가 들어 있을 것이다. 이러한 가공식품을 치우는 것만으로도 염증 유발 성분을 상당 부분 제거할 수 있다. 자연식품을 먹는 것이 언제나 훨씬 간단하면서도 건강하다.

2단계: 발효 식품에는 주의를 기울여야 한다. 요즘 발효 식품이 유익한 프로바이오틱스 공급원으로 인식되며 인기가 높아지고 있지만, 주의해야 할 사항이 있다. 다음은 발효 음식에 대한 몇 가지 조언이다.

- 이상적인 프로바이오틱스는 섬유질 소화에 필요한 유전자가 이미 활성화되어 있으므로 채소 및 허브 발효에 매우 능하다. 대표적인 예로는 설탕을 첨가하지 않은 사우어크라우트(독일식 김치 - 옮긴이), 김치, 비트 크바스(동유럽 및 러시아에서 즐기는 전통 발효 음료 - 옮긴이) 같은 발효 음식이 있다. 이런 식품에는 식이섬유를 분해하는 미생물이 포함되어 있으므로, 미생물 생태

계가 건강해진다.

- 주의해야 할 것은 단순당, 정제당, 단백질, 지방을 주성분으로 둔 식품을 발효한 경우다. 치즈, 낫토(발효 콩), 콤부차, 도사 Dosas(발효된 쌀과 렌틸콩) 등이 여기에 해당한다. 이러한 발효식품은 발효 과정에서 글루타메이트 외에도 염증을 유발하는 부산물(알코올, 알데하이드, 페놀, 아민 등)이 생성되므로 피하는 것이 좋다.

목표 6. 주방 재정비하기

첫 단계는 바로 어떤 음식을 집으로 들이는가 하는 것이다. 집에 중독성 있는 음식이 없으면 결국 안 먹게 된다. 주방을 재정비하는 건 진정한 변화를 불러오는 최고의 방안이다. 주방을 채울 목록을 안내하겠다.

1단계: 우리 지역에서 가장 품질 좋은 식자재를 파는 곳이 어딘지 파악한다. 농산물 도매 시장, 지역 농산물을 취급하는 로컬푸드, 지역 농부, 주말 농장도 좋고, 우리 집 텃밭이 될 수도 있다. 해안가에 살고 있다면 매일 수산시장에서 신선한 생선이나 해산물을 구할 수 있다. 땅이나 바다에서 자란 온전한 농수산물이라면 라벨 없이도 믿을 수 있을 것이다.

2단계: 〔표 2.2〕의 글루타메이트가 함유된 식품 라벨 성분을 들고 마트에 가자. 여유를 갖고 포장된 상품의 라벨을 꼼꼼하게 읽으면서 확인한다. 처음에는 자녀를 데리고 가지 않는 것이 좋다. 식품 라벨에 적힌 내용이 어느 정도 이해가 될 때쯤 아이들을 대동하고, 먹을 수 있는 음식이 무엇인지 가르쳐준다. 일반적으로 온전한 식품이나 자연식품은 마트의 중앙 통로가 아닌 외곽에 위치한다는 점을 기억하자. 아이들과 쇼핑할 때는 카트를 어디로 끌고 갈지 미리 계획을 세워둔다.

3단계: 장바구니를 채우자! 카트에 담는 모든 품목은 자연식품이어야 한다.

- 채소
- 신선한 허브/향신료
- 견과류/씨앗
- 고기/달걀(적당량): 자연 방목/초지 사육, 자연식으로 자란 가축, 신선한 것을 고르고 가공육이나 보존제가 포함된 고기(베이컨, 햄, 프로슈토, 소시지, 페퍼로니, 미리 포장해 둔 고기)는 피한다.
- 과일(적당량)
- 콩류(렌틸콩과 일반 콩, 적당량): 건조된 것을 사서 직접 조리한다. 통조림은 피한다.

- 통곡물(적당량): 퀴노아, 장립종 쌀, 굵게 간 옥수수(처음에는 피하는 게 좋음), 메밀, 귀리, 아마란스
- 되도록 유기농 제품만 구입하고, 고기는 유기농 초지 사육이나 자연 방목 또는 자연산으로 구입한다.
- 되도록 GMO(유전자 변형 생물) 식품을 피한다. 제초제의 활성 성분인 글리포세이트glyphosate 등의 화학물질에 오염되었을 가능성이 있다.
- 의심스러우면 사지 않는다. 라벨만으로는 모든 정보를 알 수 없으며, 제조 공정과 수확 방식은 소비자에게 투명하게 공개되지 않는다.
- 천연 감미료로 바꾼다. 생과일, 스테비아 잎, 감초 뿌리, 유기농 생꿀이 좋다. 개인적으로 음식에 단맛을 낼 때 과일을 사용하는데, 대추야자는 시럽으로 만들기 좋다.
- 며칠간의 식단을 미리 짜두고 오일, 허브, 향신료, 견과류, 씨앗, 콩, 렌틸콩, 통곡물 등 기본 식료품을 충분히 비축해 둔다. 식단 계획은 부록 B를 참고하자.

오일 종류, 즉 기름에 대해 알아두어야 할 것이 있다. 기름마다 발연점이 모두 다르다. 발연점에서 기름이 산화되면 활성 산소가 생기는데 이것이 몸에 염증을 유발한다. 그러니 조리 방법에 어울리는 기름을 선택하는 게 중요하다. 또한 기름은 햇빛이나 고온에

노출되면 빠르게 산화되므로 어둡고 서늘한 곳에 보관해야 한다. 카놀라유, 해바라기유, 홍화씨유, 식물성 기름, 옥수수유, 기타 염증을 유발하는 기름은 오메가-6/오메가-3 지방산 비율이 나쁘고, 글리포세이트에 노출될 가능성이 있으며, 본래 염증을 유발하는 성질이 있기 때문에 되도록 피하거나 극도로 제한해 쓰는 게 좋다.

- 올리브유는 드레싱, 딥, 스프레드, 소스를 만들기 적합하다. 발연점이 낮으므로 높은 온도와 중간 온도에서 조리하는 프라이팬 요리에는 쓰지 않는다. 일반적인 조리 온도는 괜찮지만, 구울 때는 올리브유 사용을 자제한다.
- 아보카도유와 호두유는 발연점이 높아서 프라이팬 요리에 적합하다. 이 기름은 씨앗에서 추출한 기름보다 가공이 덜 되어 있다.
- 코코넛유는 중간 발연점을 가지고 있어 중저온 조리에 적합하다. 볶음이나 고온 조리 시에는 사용을 피한다.
- 기버터(녹여 만든 액상 버터-옮긴이)나 고기에서 잘라낸 지방도 다양하게 활용하자.

향신료와 허브는 가능한 한 생으로 사용한다. 그대로 쓰는 게 말린 것보다 더 향이 강하다. 생 허브를 구할 수 없다면 차선책으로 말린 것을 선택할 수밖에 없다. 말린 허브와 향신료는 시간이 지남에 따라 산화되고 효능을 잃기 때문에 처음 모양이 유지된 '통whole' 형태로 구입하는 것이 가장 좋다. 통 정향, 통 계피, 타임 줄기, 로즈메리 잎, 통 육두구처럼 온전한 형태를 유지한 것을 사서 조리 직전에 갈아 사용하면 된다. 이러면 갈아 나온 것보다 산화 속도가 느리다. 갈아 나온 허브 가루는 3개월마다 교체하는 것이 좋다. 다음은 허브와 향신료를 구매할 때 유의할 사항이다.

- 유기농 또는 야생에서 채취한 허브와 향신료가 가장 좋다.
- '향신료 혼합', '향신료', '독점 향신료 혼합' 같은 모호한 표기는 피한다.
- 이산화규소silicon dioxide(실리콘 디옥사이드)나 응고 방지제anti-caking agent 같은 첨가제가 들어간 향신료는 피한다.
- 공장에서 생산된 가루 제품은 피한다. 양파 가루, 마늘 가루 같은 제품은 종종 방사선 조사, 훈증 및 열 처리되거나 제조 장비에 달라붙지 않도록 유동제가 첨가된다.

식재료가 어디서 왔는지 항시 확인하자. 현명한 소비자는 항상 출처를 확인하며, 이 산업이 어떻게 변화하는지 촉을 세운다. 다음은 출처에 대한 조언이다. 굵은 글씨가 가장 건강한 식재료다.

- 가축
    - 어떻게 사육되었는가? (비좁은 공간, 산업형, **소규모**)
    - 먹이는 무엇인가? (곡물, 유기농 곡물, **목초, 자연 방목**)
    - 항생제를 투여했는가? (예, **아니오**)
- 민물 어패류와 해산물
    - 어디에서 왔는가? (수입, **현지**)
    - 어떻게 사육되었는가? (양식, **자연산**)
    - 어떻게 보관되었는가? (**신선, 신선 냉동**, 냉동 후 해동)
- 경작 방식
    - 농장이 어디에 있는가? (**가까운 지역, 농촌**, 국내, 해외)
    - 토양 등급은 어떤가? (**유기농, 야생 채취[허브류]**, 관행)
    - 농장에서 무엇을 재배하는가? (소수 작물, **다양한 작물, 작물 순환**)
    - 농장 크기는 어느 정도인가? (산업형, **소규모, 다양성, 가족 농장**)

　

동네 마트에서 이 모든 질문에 대한 답을 얻기는 어렵다. 그럼에도 계속 질문해야만 지역 커뮤니티에서 관심을 가질 것이다. 결국 타협해야 할 수도 있다. 그러나 중요한 것은 식품의 출처를 확인하기 시작했다는 것이다. 마트에 있는 식재료 중 무엇이 최선의 선택인지, 예산에 맞는 것은 어떤 것인지 스스로 따져보자.

목표 7. 정제당을 피하고 제한된 양의 과일 섭취하기

식탁에서 정제당을 몰아내야 에너지 균형도 맞추고 염증도 줄일 수 있다. 사탕무와 사탕수수에서 추출한 설탕은 모두 정제당이다. 글루타메이트처럼 설탕도 가공을 거쳐 50가지 이상의 다른 이름을 가진다. 설탕의 다른 이름으로는 자당, 포도당, 과당, 유당, 맥아당, 덱스트로스dextrose, 말토덱스트린maltodextrin 등이 있다. 시럽(옥수수, 쌀, 메이플 시럽 등), 과일 농축액, 과일 또는 초콜릿 리큐어, 맥아 등도 설탕의 다른 형태다. 과일에 자연적으로 포함된 당분조차 다른 영양소와 균형을 맞춰 섭취해야 한다.

희소식이 있다. 가공식품만 빼도 정제당의 대부분을 피할 수 있다. 정제당은 어디에나 있다. 짭짤하거나 매운 음식에도 상당한 양의 정제당이 들어 있을 수 있다. 샐러드 드레싱, 소스, 딥도 마찬가지다. 아침 식사로 자주 권유되는 베이킹 제품, 시리얼, 팬케이크 믹스와 와플 믹스는 피해야 할 목록의 꼭대기 층을 차지한다. 많은 첨가물과 함께 정제당이 더해졌으며 고도로 가공된 상태이기 때문이다. 사실상 많은 사람이 아침 식사로 디저트에 가까운 식품을 섭취하고 있는 것이다.

직접 요리하면 가장 순수한 재료를 선택할 수 있고, 진짜로 건강한 식단을 꾸릴 수 있다. 테일러가 열두 살이 되었을 때였다. 생일에 매번 먹는 채소 반죽의 초록색 와플이 아닌 다른 와플을 먹어도 되냐고 물었다. 나는 흔쾌히 허락했다. 참고로 초록색 와플 레시피는 부록 B에서 확인할 수 있다. 한 가지 더! 초콜릿은 먹어도 될까? 고급 다크 초콜릿 한 조각 정도는 괜찮다. 되도록 하나를 몽땅 다 먹지 않도록 주의하자. 다음은 식단에서 정제당을 줄이기 위한 팁이다.

- 당은 결국 당이다. 엿기름이나 과일에서 나왔다고 해도 말이다. 아이들이 과일을 잘 먹는다고 흡족해하는 부모가 많은데, 하루에 다섯 번 넘게 먹는다면 오히려 걱정해야 한다. 과일과 채소는 서로 대체할 수 없으며, 권장 섭취량을 함께 묶어 생각해서는 안 된다. 물론 식단에 다양한 과일을 포함시키는 것은 좋은 생각이다. 중요한 건 적당량을 지키는 것이다. 과일은 치아시드 푸딩의 토핑으로 사용하거나 특별한 간식 정도로 여기자. 식단에 과일이 너무 많으면 소장 내 세균이 과다 증식할 수 있다.
- 과일 주스는 아예 빼거나 과감히 줄이자. 공장에서 가공을 거친 과일 주스는 모조리 몰아내야 한다. 제조 과정에서 영양소가 파괴되고 첨가물이 포함되기 때문이다. 심지어 집에서 신선하게 짜낸 과일 주스도 썩 좋은 음식은 아니다. 섬유질은 빠지고 탄산음료에 버금가는 당분이 농축되기 때문이다. 가공을 거치지 않은 신선한 생과일만으로도 충분히 만족스러운 단맛을 느낄 수 있다.

- 건과일, 특히 상업적인 시설에서 생산된 말린 과일은 피하거나 제한해야 한다. 과일 건조 과정에서 황산염sulfate이 자주 사용되는데, 이는 미생물 불균형을 겪는 사람에게 문제가 될 수 있다. 그러나 적당히 활용하면 건과일은 당분에 대한 갈망을 충족시키고 설탕 중독에서 벗어나도록 도울 수 있다.

목표 8. 나만의 비상 간식 찾아내기

가장 약해지는 순간은 배고플 때다. 허기지면 우리는 무엇이든 입에 넣고 본다. 가족을 위해 어떤 간식이 적합할지 찾아보고 상비해 두자. 이러면 정제 탄수화물이 간절해지는 순간도 이겨낼 수 있다. 다음의 팁을 활용하자.

- 당일치기 여행 시 건강 간식 꾸러미를 준비한다. 집에서 직접 만든 트레일 믹스trail mix(작은 크기의 시리얼이나 건조된 과일, 견과류, 콩, 씨앗, 초콜릿 등이 혼합된 스낵 – 옮긴이), 프로틴 바, 신선한 과일, 잘게 썬 채소와 딥, 뿌리채소 칩(비트, 루타바가, 고구마, 얌, 감자)을 담는다.
- 비상 상황을 대비해 차에 간식을 준비해 둔다. 집에서 만든 트레일 믹스도 좋다.
- 배고플 때 바로 먹을 수 있는 아이템을 준비해 둔다. 채소와 딥, 트레일 믹스, 치킨과 채소 샐러드, 삶은 달걀, 견과류 버

MSG 쇼크

터를 얹은 사과나 배 조각도 좋다. 겨울에는 큰 통에 가득 끓였다 소분해 둔 수프 한 컵도 도움이 된다.

- 피곤하거나 시간이 없는 날을 위한 저녁 식사 백업 플랜을 준비한다. 냉동실에 집에서 만든 수프, 스튜, 칠리, 콩과 채소로 만든 패티, 와플, 머핀을 비축해 두면 빠르게 식사 준비를 끝낼 수 있다. 비상용으로 냉동 채소도 준비해 둔다. 단백질 바를 만들어 일부는 냉동실에 보관한다. 가족들의 '행그리' 반응, 즉 너무 배고파서hungry 화를 내는angry 상태는 피하는 게 좋다.

식단은 주말이나 휴일에 미리 짜두자. 바쁜 일상생활 중에 시간이 부족하면 불가피하게 건강에 좋지 않은 식품에 의존하게 된다. 예를 들어 수프와 캐서롤을 미리 만들어두면 저녁 식사뿐 아니라 점심이나 간식으로도 먹을 수 있다. 퀴노아를 대량으로 구매하면 주중에 샐러드로 활용하거나 볶은 채소를 추가해 메인 요리로 변신시킬 수 있다. 나는 콩류를 대량으로 불려 요리한 뒤 남은 것을 냉동 보관했다가 빠르게 식사 준비를 해야 할 때 활용한다. 병아리콩 한 묶음만 있으면 채소 후무스를 만들거나 채소와 토마토소스를 더한 따뜻한 음식을 낼 수 있다. 주말에 신선한 농산물을 씻고 불리고 말려서 보관하면 신선도가 더 오래 지속되고 주중에 사용하기도 좋다. 저녁을 준비하는 동안 가족들이 간식으로 먹을 수 있도록 채소를 잘게 썰어두는 것도 추천한다.

목표 9. 외식할 때 미리 계획하기

집에서는 식단을 잘 지키다가도 밖에만 나가면 나쁜 음식에 노출된다. 아이들 생일 파티만 해도 핫도그, 피자, 설탕이 잔뜩 든 음료, 케이크, 아이스크림처럼 가공식품 일색이다. 직장에 가면 동료들이 집에서 직접 만든 제과류나 도넛 상자를 가져오고, 점심 식단은 대부분 가공식품 위주다. 가족 여행을 떠나 고속도로에서 만나는 음식은 죄다 패스트푸드다. 이런 상황에서 취할 수 있는 방법은 '미리 계획하기' 하나뿐이다.

사회적 모임 자리에서 주로 즐기는 음식은 우리가 추구하는 바와 거리가 멀 확률이 높다. 안타깝게도 편의성 때문에 MSG가 많이 들어간 가공식품이 다수 선택된다. 모임에 참여하고는 싶지만 음식이 걱정이라면 내가 먹을 음식을 싸 가는 걸 추천한다. 예를 들어 케일 퀴노아 샐러드처럼 나눠 먹기 좋은 음식을 준비하면 자연스럽게 어울리며 먹을 수 있다. 음식이 정해지지 않은 모임이라면 운에 맡기지 말고 백업 음식이라는 대비책을 마련하자.

자녀가 있다면 생일 파티가 문제가 될 것이다. 아이가 생일 파티에 초대되었다면 집에서 만든 피자와 오렌지 아몬드 케이크, 홈메이드 컵케이크 또는 견과류 버터 쿠키 같은 건강한 간식을 준비해 싸준다. 그러면 MSG나 당분 섭취 없이 즐거운 시간을 보낼 수 있다. 다행히도 생일 파티에는 재미있는 게임과 활동이 있어 아이들은 생일 케이크 없이도 즐거운 시간을 보낼 수 있다. 물론 친구들이 달콤한 크림 아이싱이 듬뿍 덮인 케이크를 먹는 것을 지켜보는 것은 어린아이에게 어려운 일이다. 그러나 건강한 식습관이 가족의 중요한 가치임을 어릴 때부터 알려주면 아이들도 올바른 선택을 한다.

가족이 함께하는 저녁 모임 같은 소규모 모임이라면, 원하는 메뉴로 조율할 수 있는지 모임원들과 상의해 보자. 다행히도 최근 들어 식단에 대한 의식이 높아지면서 모임 전에 무엇을 먹을지, 무엇을 피할지 서로 이야기하는 환경이 만들어지고 있다. 같이 먹을 음식을 가져가겠다고 하거나 모임원들이 좋아할 만한 몇 가지 메뉴를 추천하는 것도 방법이다.

만약 음식에 대해 왈가왈부하는 것이 민망하다면, 방문 전에 미리 식사하거나, 간단한 음식을 가져가거나, 집에 돌아와 식사하는 방식으로 조율하면 된다. 건강 문제나 식단의 과학적 근거를 구구절절 설명할 필요 없다. "다이어트 중이에요"라는 말 한마디면 충분하다.

명절이나 휴일에 직장, 학교, 가족 구성원이 모이는 대규모 모임이 잡혔다면 주의하자. 규모가 클수록 건강한 음식이 나올 확률이 낮다. 이런 자리에 갈 때는 배를 든든히 채우고 가는 게 답이다. 포만감이 있으면 유혹에 빠질 가능성이 줄어든다.

학교는 의외의 복병이다. 우리 딸 테일러가 특수학교에 다닌 지 4개월째에 접어들었을 때, 나는 GF/CF 식단을 요청했다. 현재 따르는 REID 식단이 아닌, 단순히 글루텐과 카세인을 빼는 정도의 간단한 식단이었다. 하지만 학교는 내 의견을 무시하고 기존 식단을 고수했다. "그런 식단은 아무런 소용이 없어요. 게다가 테일러를 소외시킬 거예요." 선생님이 이렇게 회유했을 정도다. 미디어가 자폐 아동을 위한 GF/CF 식단에 대해 주목하고 있었지만, 학교는 요지부동이었다. 자폐 아동이 전교생의 25%나 차지했는데 말이다. 아이들에게 가공식품을 흔쾌히 먹이는 학교가 존재한다는 사실에 지금도 종종 충격을 받는다.

가장 취약한 시기는 유치원에 다닐 때다. 영유아는 자신의 권리를 주장하기엔 너무 어리며, 심지어 친구의 음식을 집어 먹을 수도 있다. 우선 유치원이 새로운 식단에 얼마나 열려 있는지 확인하자. 집에서 준비해 간 음식만 먹이길 원한다면, 그 내용을 명확히 서면으로 요청한다. 만약 유치원에서 거부할 경우, 아이를 위해 다른 시설도 생각해 보기를 권한다.

유치원은 종종 외부 행사가 있다. 담당 선생님과 상담하여 예정된 행사를 미리 파악하고, 아이가 함께할 수 있도록 대체 음식을 준비하는 것도 좋다. 예를 들어 다음과 같은 방법이 있다.

- 행사용으로 컵케이크를 한 번에 여러 개 구워두고, 위에 프로

스팅과 과일 조각을 얹어 보관한다. 밀폐 유리나 스테인리스 용기에 넣어 냉동하면 몇 달간 보관이 가능하다. 행사 당일 아침에 꺼내 실온에서 해동하면 된다.

- 갑작스러운 행사에 대비해 담당 선생님에게 아이 간식을 미리 맡겨둔다. 홈메이드 쿠키, 과일 아이스바(유치원에 냉동고가 있는 경우), 또는 급할 때는 건포도처럼 간단한 것도 괜찮다.

아이들은 학교 안팎에서 끊임없이 해로운 음식에 노출된다. 지금 우리가 손잡고 노력하면 급식 정책의 흐름을 바꿀 수 있다. 참고로 나는 몇몇 학교에서 실시하는 '음식 공유 금지' 정책을 적극 지지한다. 지금도 나는 아이에게 필요한 하루치 음식과 음료를 모두 직접 준비해 보낸다. 아직은 MSG의 존재를 잘 모르는 사람들이 많으니 그저 맡겨만 둘 수 없어서다.

직장에 다닌다면 도시락을 싸서 가자. 간식도 함께 준비하면 업무 중 출출할 때 도움이 된다. 당근 스틱 한 줌과 후무스는 스트레스를 해소하기 딱 좋다. 출퇴근길에도 간식을 챙기자. 개인적으로 가장 좋아하는 간식은 직접 만든 트레일 믹스와 사과다.

- 저녁 식사 시 음식을 넉넉히 만들어 점심 도시락으로 활용한다.
- 식품 보관용기, 특히 유리나 스테인리스 용기를 넉넉히 준비

해 둔다.

- 아침에 만든 스무디를 유리 용기나 텀블러에 담아 직장으로 가져간다.
- 견과류 버터, 홈메이드 트레일 믹스, 아마 씨 크래커 같은 간식을 책상 서랍에 비치해 둔다.
- 시간이 없어 도시락을 못 싼다면 손쉽게 먹을 수 있는 간식 (생채소, 과일, 견과류 등)을 준비하자.
- 회의나 외부 행사 시에는 본인이 먹을 음식을 준비하거나, 미리 먹을 만한 음식을 요청해 둔다.
- 비즈니스 미팅 등 외부 식사 자리에서는 드레싱이나 양념이 없는 단순한 메뉴를 선택한다. 올리브유와 소금만 사용한 샐러드나 소스 없는 고기처럼 덜 자극적인 음식이 좋다. 재료가 명확하지 않다면 어떤 향신료가 들어가는지 문의한다.

여행 및 휴가를 떠날 때 가장 중요한 원칙은 '건강한 음식을 항상 준비해 두는 것'이다. 계획을 세우고, 문밖을 나서는 순간부터 돌아올 때까지 필요한 식사를 확보하자. 가족이 꾸준히 건강한 음식을 먹을 수 있도록 준비하며 유혹을 이겨내는 것이 중요하다. 어쩔 수 없이 피해야 할 음식을 먹었다면 그때 나타나는 변화를 기록해 둔다. 경험은 때로 강력한 동기부여가 되기도 한다. 다음은 자동차 여행 시 참고가 될 만한 팁이다.

- 충분한 음식과 도착지에서 먹을 간식까지 함께 챙긴다. 홈메이드 트레일 믹스, 채소와 딥, 샐러드, 과일, 캐서롤, 보온병에 담은 수프 등 다양한 옵션이 있다.
- 예약한 숙소에 따로 주방이 없다면 믹서와 스무디 재료를 챙긴다. 채소와 과일은 보냉 상자에 담아 가져가면 된다. 멀티 쿠커가 있다면 미리 음식을 조리한 다음 기계째로 가져가도 좋다. 여행 중에 먹을 수도 있고 도착지에서 데워 먹기도 좋다.
- 식사할 장소를 고를 때는 잠시 멈춰서 신중히 찾는다. 건강한 식재료를 쓰는 음식점도 좋고, 미리 챙겨 간 음식을 테이블에 늘어놓고 먹을 만한 경치 좋은 공원도 추천한다.

비행기나 기차 여행의 경우, 음식이나 조리도구를 가져가기에 버겁다. 이런 여행을 위한 몇 가지 방법도 소개한다.

- 출발부터 도착 후 몇 시간 뒤까지 먹을 만큼 충분한 음식을 준비한다.
- 장거리 여행을 떠나기 전, 음식을 개별 용기에 나누어 포장한다. 퀴노아 샐러드, 채소, 밥과 고기, 팔라펠 패티(병아리콩이나 누에콩을 으깨 만든 중동식 패티 – 옮긴이)와 채소를 곁들인 후무스, 타히니를 추천한다.

- 집에서 만든 트레일 믹스나 프로틴 바, 과일, 채소 등 손쉽게 먹을 수 있는 간식을 준비한다.
- 도착 후 바로 먹을 수 있는 음식을 캐리어에 넣어 가져가면, 여독으로 지친 상태에서도 식사 고민을 줄일 수 있다.
- 여행지 인근의 마트나 건강식 식당 정보를 사전에 조사하자. 우리 가족은 여행지 선택 기준으로 '건강식 옵션의 유무'를 고려한다.

여행을 떠나기 전에는 음식을 미리 준비해야 한다는 것을 기억하자.

장기 여행 중 외식을 할 때, MSG가 많이 들어간 음식 때문에 식단이 흔들리는 경우가 많다. 음식점은 재료를 모두 공개할 의무가 없으며, '특제 소스'나 '비법 레시피'라는 이름 아래 MSG를 숨기기도 한다. 실제로 어떤 고객이 아이의 행동 퇴행 문제로 상담을 요청했는데, 식단을 검토한 결과 KFC 치킨을 자주 먹고 있음을 확인했다. KFC는 패스트푸드 브랜드 중에서도 MSG 함량이 높은 곳으로 꼽히는데, 이것이 바로 '할아버지의 비밀 레시피'다.[3] 치킨은 그냥 치킨이고 감자튀김은 그냥 감자튀김이라고 생각할 수 있지만, 패스트푸드 브랜드를 포함한 여러 식당에서 의도적으로 음식에 MSG를 첨가한다.

많은 식당에서 MSG를 사용하지 않는다고 주장하며, 실제로 이

MSG 쇼크

러한 주장이 셰프의 진심일 수 있다. 그러나 대부분의 요리에 상당량의 MSG가 포함되어 있다. 안타깝게도 식당에서는 식재료와 식품 제조 과정에 대해 정확하게 알지 못하므로, 그들의 주장을 무조건 믿어서는 안 된다. 식당에서 따로 MSG를 쓰지 않았더라도 식재료에 이미 들어가 있을 확률이 높다.

나는 종종 식당에서 소스나 샐러드 드레싱에 쓴 향신료를 하나 보여달라고 요청하며 눈에 보이지 않는 MSG 찾는 법을 알려준다. 라벨을 보고 MSG나 유리 글루타메이트 성분을 찾아낸 다음, 이 책의 내용을 90초 버전으로 요약해 전달한다. 물론 이런 정보가 항상 달갑게 받아들여지는 건 아니다. 그러나 대부분은 식품 속 글루타메이트의 다양한 공급원에 대해 전혀 몰랐다며, 정보를 주어서 고맙다고 전한다. 사실상 이런 기회를 활용하지 않는다면 어떻게 사회적인 관심을 도모하겠는가.

한번은 여행 중에 묵었던 호텔에서 조식 뷔페를 먹은 적이 있다. 첫날 아침, 나는 뷔페에서 감자와 달걀을 골라 먹었다. 그런데 아침을 먹자마자 심한 두통이 오더니 온종일 이어졌다. 다음 날 나는 뷔페에 차려진 음식을 골라 담는 대신, 양념하지 않은 감자와 달걀을 따로 주문했다. 웨이터는 "뷔페에 이미 있는 음식인데요? 게다가 뷔페를 이용하면 같은 가격에 훨씬 더 다양한 음식을 맛볼 수 있어요"라고 말했다. 아무래도 감자에 향신료가 뿌려진 것 같다고 했더니, 파프리카 가루와 소금이 들어갔다고 답했다. "순수한 파프리카

맞아요?" 내가 묻자 "그럼요, 그냥 파프리카로 된 가루예요"라고 답했다.

나는 내가 우려하는 바를 설명한 뒤 향신료 제품을 직접 볼 수 있는지 물었다. 웨이터는 흔쾌히 가져다주었다. 커다란 플라스틱 통 안에 붉은색 가루가 담겨 있었다. 성분표를 살펴보니 파프리카뿐만이 아닌 최소한 20가지 성분이 있었고, 그중 첫 번째 성분은 글루탐산나트륨monosodium glutamate, 즉 MSG였다. 그 외에도 '효모 추출물', '가수분해 대두 단백' 등 MSG를 다량 함유한 성분이 10가지 이상 들었고, 파프리카는 다섯 번째쯤에 자리 잡고 있었다.

나는 웨이터에게 성분표를 보여주며 "이 양념은 소량의 파프리카로 색만 낸, 사실상 MSG 혼합물이에요"라고 설명했다. 그는 충격을 받았고, 동시에 이런 정보를 알려주어 고맙다고 전했다. 종종 여행 중에 몸 상태가 나빠지는 데는 이유가 있다. 외식 말고 다른 선택지가 거의 없기 때문이다.

다음은 음식점에서 식사할 때 유용한 몇 가지 팁이다.

- 농장 직거래 식재료 또는 지역에서 생산된 식재료, 유기농, 자연식품을 사용하는 음식점을 찾아본다. 믿을 만한 음식점을 찾으면 외식이 훨씬 수월해진다.
- 일부 프랜차이즈 식당에는 다양한 샐러드바가 마련되어 있다. 특히 낯선 지역을 여행할 때, 이런 샐러드바는 아주 유용

라도 큰 도움이 된다.

- 주문할 때 음식이 어떻게 조리되는지 반드시 질문한다. 밀, 유제품, 대두를 빼달라고 하고, 드레싱이나 소스, 양념은 어떻게 만드는지 구체적으로 확인하자.

- 의심스러울 때는 최대한 단순한 음식을 선택한다. 소스를 뺀 고기나 드레싱 없는 샐러드처럼 조미료가 들어가지 않은 음식을 고르고, 샐러드에는 올리브유와 레몬 조각을 따로 요청해 곁들인다.

- 자신의 허브와 향신료를 직접 가져가서, 양념 없이 조리된 음식을 받은 후에 원하는 대로 맛을 내는 것도 좋은 방법이다. 이 식단을 몇 주 정도만 지속하면 미각이 놀랍도록 예민해져서 신선한 음식의 섬세한 풍미를 더 잘 느낄 수 있게 된다.

목표 10. 완벽한 식단을 향한 여정 즐기기

완벽한 식사로 특정 음식을 꼽기는 어렵지만(너무 많아서!) 공통적인 특징은 설명할 수 있다.

무엇보다도 완벽한 식사는 다채롭다. 빨강, 노랑, 보라, 주황, 그리고 수많은 초록빛이 가득하다! 그리고 다양한 식감을 느낄 수 있다. 아삭하고, 부드럽고, 바삭하고, 단단하며, 쫄깃하다. 또, 풍성한 풍미를 자랑한다. 짭조름하고, 톡 쏘며, 상큼하고, 과일 향이 나고,

달콤하고, 새콤하고, 매콤하며, 잘 익은 신선한 과일과 채소, 견과류, 씨앗에서 비롯된 자연 그대로의 감칠맛이 배어 있다.

부록 B는 이 여정의 출발점이 될 수 있다. 이 과정을 통해 다시 요리를 처음부터 배우는 기분이 들 수도 있다. 이건 좋은 신호다! 모험을 받아들이자. 식단에서 뺄 것들을 떠올리기보다는, 이제부터 새롭게 추가될 음식들을 생각해 보자. 한 번도 먹어보지 않은 채소, 허브, 발효식품에 도전하자.

예전에 마켓에서 생소한 식재료를 계산대에 올리니 직원이 물었다. "이거 뭐예요?" 나는 잘 모르겠다고 하며 "오늘 저녁에 요리해 보려고요"라고 대답했다. 그때 내가 선택한 채소는 셀러리액이었다.

가능하다면 직접 식재료를 길러보기 바란다. 식물의 어디까지 먹을 수 있는지 새롭게 깨우치면서, 우리가 먹는 음식이 얼마나 깊이 있는 영양분을 담고 있는지 느껴보자. 주어진 여건 안에서 최선을 다하면 된다. 다양한 허브 조합을 시도하고 색다른 맛을 탐색하자. 새로운 레시피에 도전하고 자신만의 레시피를 만들어보자. 지금까지의 모든 노력은 나와 내 가족, 지구를 건강하게 만드는 길이다.

영양 보충제

──────── 영양 보충제는 내가 제일 처음 시도한 방법이다. 딸아이가 워낙 정해진 음식만 먹으려 들었기에 다른 방법으로 중요한 영양소를 채워 넣어야 했다. 당시에는 영양을 보충할 만한 다른 대안이 떠오르지 않아 시중에서 판매되는 보충제를 사 먹이기 시작했다. 그러나 이후 많은 보충제에 유리 글루타메이트뿐 아니라, 체내에서 바로 글루타메이트로 전환되는 글루타민이 들어 있음을 알게 되었다.

보충제 말고 다른 방법은 없을까? 일반적인 보충제 한 달 분량의 가격으로 고성능 블렌더를 살 수 있다. 차라리 신선한 자연식품을 블렌더로 갈아 먹는 게 나을 수 있다. [표 8.1]은 여섯 가지 재료로만 만드는 심플 스무디 레시피이다(정말 맛있으니 꼭 한번 시도해 보기 바란다!)

[표 8.1] **심플 스무디 레시피**

깐 해바라기씨	1/4컵
땅콩호박	1/4컵(50g)
블루베리	1/4컵
파슬리	1/4컵
아보카도(중간 크기)	1/3개
고수	12줄기
물	1컵

이제 〔표 8.2〕에서 스무디 한 컵에 들어 있는 영양소를 살펴보자.

[표 8.2] 영양 성분: 심플 스무디(250ml 또는 대략 한 컵)

다량 영양소Macronutrients		일일 권장 섭취량
단백질(g)	15.2	20%
탄수화물(식이섬유 포함, g)	48	11%
지방(g)	46.26	60%
미량 영양소Micronutrients		
칼슘(mg)	400	20%
마그네슘(mg)	169.5	48%
칼륨(mg)	1917	41%
인(mg)	317	45%
철분(mg)	4.45	44%
비타민K(mcg)	320.5	290%
비타민A(mcg)	7289	909%
비타민C(mg)	44.6	50%
비타민E(mg)	10.6	67%
비타민B$_1$(티아민, mg)	0.307	28%
비타민B$_2$(리보플라빈, mg)	0.22	20%
비타민B$_3$(나이아신, mg)	4.65	31%
비타민B$_4$(콜린, mg)	34.6	10%
비타민B$_5$(판토텐산, mg)	2.283	46%
비타민B$_6$(피리독신, mg)	0.484	37%
비타민B$_9$(엽산, mcg)	125.3	31%
비타민B$_{12}$(코발라민, mcg)	0	-

MSG 쇼크

요오드(mcg)	0	-
아연(mcg)	3.34	30%
셀레늄(mcg)	6.975	13%
구리(mg)	0.42	47%
망간(mg)	1.6	85%

　불과 여섯 가지 재료로 이 정도의 영양소를 섭취할 수 있다! 게다가 이건 빙산의 일각에 불과하다. 오랜 시간 여러 내담자와 상담한 경험을 통해 깨달은 바가 있다. 바로 시중 보충제가 해가 될 수도 있다는 것이다. 대량 생산된 보충제에 든 유리 상태의 비타민과 영양소는 체내에 빠르게 흡수되는데, 이러면 세포가 들어온 영양분을 처리하려고 대사적으로 과도하게 작동할 수 있다. 나아가 보충제를 단기간에 대량으로 섭취하면, 대사 과정에서 생성되는 부산물이 축적되어 독성 반응을 일으킬 수 있다. 이러한 화학적 불균형은 결국 과도한 글루타메이트 신호전달을 초래한다. 게다가 쉽게 소화되는 보충제 속 영양소는 소장에서 미생물 활동을 촉진하는데, 이것 역시 염증 및 글루타메이트 신호 증가와 관련이 있으므로 피해야 한다.

　우리 몸이라는 하나의 생태계를 고려한다면, 영양소는 보충제보다 음식을 통해 섭취하는 것이 바람직하다. 가능하다면 먼저 자연식품을 활용하고, 그 후에 개인의 상태에 따라 필요한 보충제를 복

[표 8.3] 일반적으로 보충되는 영양소의 자연식품 대체원

영양소	식품 공급원
아세틸 L-카르니틴ALC	육류 및 채식 소스: 달걀, 퀴노아, 호로파 씨, 치아 씨, 아보카도, 스틸컷 오트밀
알파리포산ALA	브로콜리, 시금치, 콜라드그린, 근대, 기타 녹색 채소/허브
베타글루칸	스틸컷 오트밀, 표고버섯, 잎새버섯, 메밀
BH4 (테트라하이드로비오프테린)	연어, 정어리, 고등어, 다양한 색상의 채소(녹색 잎채소, 십자화과, 뿌리채소, 겨울호박 등)
칼슘	캐슈, 아몬드, 콜라드그린, 케일, 순무 잎
카르니틴	적색육, 닭고기, 생선, 아보카도
CoQ10(유비퀴놀)	내장육, 지방이 많은 생선, 브로콜리, 달걀, 참깨, 올리브
체내 유비퀴놀 합성 촉진	짙은 녹색 잎채소, 녹색 채소, 햇빛
구리	굴, 케일, 버섯, 견과류, 씨앗, 콩류, 아보카도
디메틸글리신DMG	퀴노아, 비트, 시금치, 양고기
글루타티온	아스파라거스, 아보카도, 시금치, 오크라, 브로콜리, 토마토, 당근, 자몽, 레몬
체내 글루타티온 합성 촉진	브로콜리, 콜리플라워, 양배추, 방울양배추, 마늘, 시금치, 비트, 강황, 계피, 카다멈, 블랙 커민 씨
철분	콩류, 해바라기씨, 짙은 녹색 잎채소, 브로콜리, 아스파라거스, 스틸컷 오트밀(및 기타 통곡물), 타임, 파슬리, 참깨, 회향, 강황, 셀러리 씨, 대마 씨, 적색육
리튬	콩류, 겨자씨, 피스타치오, 달걀, 허브, 가지과 채소
마그네슘	호박씨, 짙은 녹색 잎채소, 참깨, 캐슈, 연어, 고등어, 송어
쿼세틴Quercetin	생으로 섭취: 고추, 아스파라거스, 케일, 베리류, 자두, 피망, 양파, 브로콜리, 회화나무 잎/꽃
비타민B₁(티아민)	연어, 아마 씨, 통곡물, 도토리 호박, 아스파라거스, 홍합
비타민B₂(리보플라빈)	아몬드, 적색육, 참깨, 기름진 생선(연어, 참치), 달걀

비타민B₃(나이아신)	버섯, 아보카도, 통곡물, 생선(참치, 연어), 고구마
비타민B₆(피리독신)	다양한 씨앗, 바나나, 사과, 참치, 육류, 브로콜리, 당근, 아보카도, 달걀, 다양한 짙은 녹색 잎채소, 콜리플라워, 베리류
비타민B₇(비오틴)	달걀, 간, 연어, 정어리, 아몬드, 아보카도, 고구마, 콜리플라워, 버섯
비타민B₉(엽산)	잎채소, 아스파라거스, 비트, 방울양배추, 브로콜리, 아보카도, 견과류/씨앗, 감귤류, 소간
비타민B₁₂(코발라민)	생선(정어리), 내장육, 달걀, 발효 채소, 살코기
비타민C	비트, 당근, 시금치, 브로콜리, 케일, 양배추, 파슬리, 방울양배추, 생강, 콜리플라워, 크랜베리, 아스파라거스, 아사이베리, 딸기, 체리, 블랙베리, 블루베리, 라즈베리
비타민D₃	햇빛(하루 20분), UVB 램프(300nm 이하의 파장), 지방이 많은 생선(연어, 정어리, 참치, 고등어), 달걀노른자
비타민E	아몬드, 참깨, 해바라기씨, 아보카도, 송어, 다소 연한 녹색 잎채소 및 브로콜리
아연	굴, 호박씨, 해바라기씨, 캐슈, 통 메밀

용하는 쪽을 권한다. 〔표 8.3〕은 의사가 자주 권장하는 보충제를 대체할 만한 자연식품을 정리한 목록이다. 하나의 식재료가 여러 영양소를 가지고 있다는 것이 눈에 띄는데, 자연식품이라면 당연한 일이다.

영양소는 음식으로 채워야 한다. 음식 속에 든 다양한 보조 인자와 결합해야 효과적으로 작용하기 때문이다. 당근이 훌륭한 것은 그 안의 비타민 A 때문이 아니다. 당근 그 자체가 좋은 것이다.

여러 특허 문서와 보충제 제조 과정을 조사하면서 나는 대량으로 만들어진 보충제 역시 고도로 가공된 제품임을 알게 되었다. 보충제에는 추출물, 향료, 스테아르산마그네슘magnesium stearate 같은 유동제, 당류(말토덱스트린, 시럽 등), 젤라틴, 식용유, 레시틴 등의 성분이 들어가는데, 모두 REID 식단에서는 피하는 항목이다. 또한 보충제가 장내 미생물군에 미치는 영향에 대한 연구는 여전히 부족하다. 온갖 영양소가 들어 있는 종합 비타민을 무턱대고 복용하는 것은, 실제로는 단 하나의 비타민이 부족한데 다른 영양소까지 넘치게 쏟아붓는 격이 될 수 있다. 우리 몸은 자연식품을 통째로 섭취할 때 균형 잡힌 영양소를 훨씬 효과적으로 받아들인다.

자연식품으로 돌아가라

────────   음식 선택은 삶의 질에 거대한 영향을 미친다. 지금까지 많은 이야기를 했지만, 이 책을 통해 알리고 싶은 내용은 결국 이 한 문장이 전부다. 딸아이의 병을 고치기 위해 절박하게 달려온 나의 궤적이 비슷한 어려움을 겪는 다른 이에게도 도움이 되기를 바란다. 개인사로 시작해 동병상련의 환우를 위해 연구를 진행했지만, 이를 통해 발견한 내용은 보편적인 건강 상식을 뛰어넘었다.

오늘날 우리는 인류 역사상 전례 없는 건강 위기에 직면해 있다.

정신 질환, 중독, 비만, 만성 염증, 면역 질환, 자폐증 등 여러 질병에 글루타메이트가 중심적 역할을 한다는 사실이 밝혀졌으니, 이제는 후속 연구가 필요할 때다. 음식, 구강 제품, 심지어 화장품에까지 들어가는 글루타메이트의 범람이 건강에 얼마나 영향을 미치는지, 글루타메이트를 차단하면 얼마나 좋아지는지, 질병과 글루타메이트의 연관성을 철저히 조사해야 한다.

제대로 된 연구를 위해서는 환경에서 유입되는 글루타메이트 공급원을 원천 차단해야 한다. 그러나 지금까지 조사한 바에 따르면 글루타메이트는 상상도 못할 만큼의 다양한 경로를 통해 여기저기에 존재한다. 글루타메이트 제품을 솎아내려고 찬장, 냉장고, 욕실을 전전했던 사람이라면, 이 작업이 얼마나 어려운지 잘 알 것이다. 인간을 대상으로 한 글루타메이트 통제 실험에 막대한 비용이 드는 이유다.

과학자이자 연구자의 입장에서 보면, 내 딸과 가족, 친구, 그리고 지금까지 약 2천 명에 달하는 내담자들과의 경험이 그 자체로 무언가를 증명한다고 할 수는 없다. 완벽한 논리를 세우려면 자금을 확보하고 제대로 설계된 임상 실험을 해야 한다. 그러나 임상 실험에서 확실한 결과를 얻기까지 마냥 기다리기보다 경험이 주는 통찰을 바로 적용하는 쪽이 현명하지 않을까. 다양한 사례는 결국 방대한 일화적 증거다. 그리고 테일러는 자폐증 증상이 극적으로 나아졌다. 글루타메이트 조절 장애, 그리고 MSG와 질병 사이에 연관성이 있다는 초기 가설이 옳은 방향이었다는 방증이라고 나는 믿는다.

여러분 각자가 걸어가는 음식과 건강의 여정 속에서, 여러분과 가족에게 가장 잘 맞는 방법을 찾아가기 바란다. 건강 문제를 겪고 있다면 이미 많은 스트레스를 받고 있을 것이다. 하지만 해낼 수 있다! REID 식단의 본질만 기억해도 충분하다. 가공식품을 없애고, 밀가루, 유제품, 당분 섭취를 줄이거나 피하며, 채소와 허브를 충분히 먹고, 여기에 과일, 견과류, 씨앗을 곁들이며, 필요에 따라 육류와 생선을 포함하면 된다. 어디까지 실천하든 부디 이 여정을 즐기기 바란다.

부록

MSG
SHOCK

가공식품 단백질에 숨어 있는 MSG

가공식품 속 단백질에서 유래한 MSG의 총량을 추정하려면 몇 가지 수치가 필요하다. 사람들이 얼마나 많은 가공식품을 섭취하는지, 거기에 얼마나 많은 단백질이 포함되어 있는지, 제조 과정을 거치며 단백질이 얼마나 분해되는지가 그것이다. 다행히 가공식품이 건강에 미치는 영향을 연구하는 과학자들 덕분에 이 정보를 확보할 수 있었다.[1] 참고로 북미, 즉 미국과 캐나다 자료를 토대로 정리했음을 밝혀둔다.

계산식에는 여러 국가의 식단을 분석할 때 표준으로 사용되는 NOVA 식품 분류 체계[2]를 적용했다. NOVA는 식품을 가공 정도와 특성에 따라 네 가지 그룹으로 나눈다. 〔표 A.1〕은 NOVA 그룹별 음식의 예시다. 캐나다 연구를 기반으로 하루 평균 2,064kcal를 섭취한다고 가정할 때, 각 그룹별 섭취 비율(전체 섭취 열량 대비 비율)을 백분율로 계산할 수 있다.[3]

이 데이터는 다른 국가의 가공식품 소비 연구 결과와 일치한다.[4] 특히 미국은 전 세계에서 초가공식품을 가장 많이 소비하는 국가

[표 A.1] NOVA 식품 그룹과 각 그룹의 일일 섭취 열량 비율

NOVA 식품 그룹	일일 섭취 열량 (kcal)* 비율(%)
그룹 1: 미가공 또는 최소 가공식품 (채소, 견과류, 생선, 무염육, 주스, 밀가루, 파스타, 요거트)	39.20%
그룹 2: 가공된 요리 재료 (오일, 샐러드 드레싱, 분말 조미료, 시럽, 기버터, 버터, 전분)	6.10%
그룹 3: 가공식품 (통조림 콩류, 통조림 채소, 빵, 치즈, 염장육, 알코올, 소스)	7.00%
그룹 4: 초가공식품 (통조림 파스타, 스낵, 디저트, 소다, 인스턴트 수프, 유아용 조제 분유, 에너지 대체 음료, 가당 주스, 냉동식품, 피자, 치킨 너깃, 절반 이상의 상업용 시리얼)	47.70%

* 논문에 등장하는 'kcal(킬로칼로리 또는 1,000칼로리)'는 식품 라벨에서 볼 수 있는 '칼로리'와 동일하게 쓰인다. 이 기준에 따르면 연구에 참여한 캐나다인은 하루에 2,064kcal를 섭취하고 있다.

로 꼽힌다는 점에 주목해야 한다.

다음은 각 그룹에서 유리 글루타메이트를 추정한 방법이다. 먼저 〔표 A.1〕의 데이터를 바탕으로 각 그룹에서 단백질로부터 얻는 열량을 계산했다. 미국인 표준 식단에서 단백질이 차지하는 비율은 16.3%이므로, 하루 2,064kcal를 섭취한다고 가정하면 그중 336kcal가 단백질로부터 나온다.[5] 1g의 단백질이 4.1kcal의 에너지를 제공한다는 변환 계수를 사용해 단백질의 열량을 질량으로 변환할 수 있다.

336kcal/일 ÷ 4.1kcal/g = 82g/일

각 그룹의 가공 정도에 따라 소비되는 유리 아미노산의 양을 추정했다. 이어서 유리 아미노산 중 글루타메이트가 차지하는 비율을 계산해 보겠다.

그룹 4

MSG 제공에 기여도가 가장 높은 초가공식품부터 시작해 보자. 캐나다 연구진은 그룹 4 식품에서 총 열량의 8.5%(175kcal)가 단백질에서 온다고 추정했다. 4.1kcal/g 단백질 변환 계수를 사용하면 그룹 4 식품의 단백질 질량은 다음과 같다.

175kcal ÷ 4.1kcal/g = 42.7g

보수적인 추정으로는 해당 단백질의 20%가 글루타메이트다. 이 그룹은 초가공식품에 해당하기 때문에, 단백질이 거의 완전히 분해되어 유리 아미노산과 가수분해된 펩타이드 형태로 8.5g의 글루타메이트가 존재한다.

8.5g의 유리 글루타메이트 역시 보수적인 추정치임을 염두에 두어야 한다. 그룹 4 식품을 제조하는 데 사용되는 수많은 화학적 가공 과정에서는 산성 조건이 형성되는데, 이때 아미노산인 글루타민

이 글루타메이트로 전환된다. 단백질 속 글루타민은 글루타메이트만큼 풍부하게 존재하므로, 실제 글루타메이트 양은 8.5g의 두 배에 달할 수 있다. 글루타민이 산성 조건에서 글루타메이트로 전환되는 현상은, 식품 가공이 식품 내 MSG 양을 증가시키는 또 다른 사례다.

그룹 3

평균적으로 식단에서 7%의 열량이 그룹 3 가공식품에서 나왔으며, 그중 절반인 3.5%는 치즈에서 기인한다. 치즈에서 얻는 칼로리를 계산하면 다음과 같다. 2,064kcal/일 × 3.5% = 72kcal/일. 치즈는 약 30%가 단백질로 이루어졌으므로, 치즈에서 나오는 단백질의 열량은 다음과 같이 계산할 수 있다. 72kcal/일 × 30% = 22kcal/일. 이제 열량과 단백질 질량 사이의 변환 계수를 사용해 치즈에서 유래한 단백질의 양을 다음과 같이 계산할 수 있다.

$$22kcal/일 \div 4.1kcal/g = 5.4g/일$$

치즈 단백질인 카세인의 25%가 글루타메이트로 구성되어 있다는 점을 기억하자. 이 단백질 중 분해되는 양은 치즈 제조 공정에 따라 크게 달라진다.[6] 첨가된 효소와 배양균의 양, 치즈가 숙성되는 시간이 단백질 분해의 주요 요인이다. 보수적으로 치즈의 단백질 중 50%가 분해된다고 추정해 보자(즉 치즈의 글루탐산 중 50%가 유리 아미노산이거나 작은 펩타이드로 존재). 이는 평균적인 사람이 하루 동안 치즈로 섭취하는 5.4g의 단백질 중 0.7g이 글루타메이트임을 뜻한다. 계산식은 다음과 같다. 5.4g 단백질 × 50% 단백질 분해 × 25% 글루타메이트 = 0.7g. 이는 보수적인 추정치일 뿐이다. 치즈 제조 과정에서 글루타민이 글루타메이트로 가수분해되는 것을 고려하지 않았기 때문이다. 추가적으로 그룹 3에서 한 사람의 총 일일 열량 소비량의 약 2%가 가공육, 육류 대체품, 가공된 견과류 및 씨앗에서 나온다.[7] 이는 하루에 41kcal에 해당하는 양이다. 이들은 단백질이 풍부한 식품이므로, 이 칼로리의 약 30%가 단백질에서 나오는 것으로 추정할 수 있다. 41kcal/일의 30%는 12.4kcal/일에 해당한다. 이를 질량으로 변환하면 하루에 약 3.0g의 단백질을 섭취하는 셈이다. 이러한 견과류 및 육류 단백질은 글루타메이트 함량이 높지 않아도 글루타메이트 부담을 증가시킬 수 있으므로, 보수적으로 10%만이 글루타메이트로, 그리고 단백질의 50%가 분해된다고 가정하면, 추가로 0.15g의 유리 글루타메이트가 그룹 3 식품에서 유래하게 된다.

참고로 그룹 3 식품에는 방부제, 향료, 기타 글루타메이트를 함유한 첨가물이 자주 추가되는데, 이는 이 추정치에 포함되어 있지 않다.

빵도 그룹 3의 범주에 속한다. 빵은 많은 식단에서 주식으로 자리 잡은 데다, 발효 및 가공되었고, 글루타메이트가 풍부한 단백질인 글루텐으로 만들어졌기 때문에 문제가 된다. 빵의 단백질 분해량은 제조 과정에 따라 다르나, 평균적으로는 빵의 단백질 중 50%가 분해된다고 추정한다.[8] 연구자들은 전체 식단에서 빵으로부터 오는 단백질 섭취가 약 6%를 차지한다고 추정한다(케이크, 파이, 글루텐을 포함한 디저트는 제외함).[9] 식단에서 단백질로부터 오는 칼로리가 16.3%라면, 이는 336kcal와 동등하다. 이 중 6%가 빵에서 나온다면, 이는 하루에 약 20kcal의 열량이 빵에서 나온다는 것을 뜻한다. 앞선 계산법을 적용해 열량을 질량으로 환산하면 20kcal/일 ÷ 4.1kcal/g = 4.9g이라는 수치가 나온다. 이 단백질의 약 50%(약 2.4g)가 분해되고 그중 25%가 글루타메이트라면, 빵에서 나오는 유리 글루타메이트는 0.6g이다.

그룹 3에 해당하는 치즈, 빵, 가공육의 기여도를 합산하면 유리 글루타메이트의 양은 각각 0.7g + 0.15g + 0.6g으로, 보수적인 총 추정치는 1.5g이다.

그룹 2

그룹 2에 속하는 가공된 식재료, 즉 샐러드 드레싱, 분말 조미료 등은 가공 단백질에서 유래한 유리 글루타메이트를 포함하고 있다. 연구에 따르면 하루에 섭취하는 2,064kcal 가운데 6.1%의 칼로리 섭취량, 즉 126kcal가 그룹 2에서 나온다. 이 중 약 25%가 단백질에서 비롯된다. 25%×126kcal/일을 계산하면 31.5kcal/일이 그룹 2 식품에서 유래하는 것이다. 열량을 질량으로 변환하면 그룹 2에서 7.7g의 단백질을 얻는 셈이다. 그룹 2 식품은 그룹 3과 4보다 덜 가공되었기 때문에, 이 단백질 중 10%만 분해된다고 추정할 수 있다. 단백질 분해를 통해 0.8%의 유리 아미노산이 생성되는 것이다. 유리 아미노산 중 10%가 글루타메이트라고 보수적으로 추정하면, 그룹 2 식품에서 약 0.1g의 유리 글루타메이트가 생성된다고 할 수 있다.

그룹 1

그룹 1은 최소한으로 가공된 식품이다. 겉보기에는 대부분이 자연식품처럼 보이지만, 자세히 살펴보면 꼭 그렇지만은 않다. 그룹 1에는 생고기 또는 냉동육, 생우유 또는 저온 살균 우유와 플레인 요구르트, 통곡물 또는 도정된 곡물, 생과일, 냉동 또는 건조 과일, 무가당 과일 주스가 포함된다. 그룹 1의 표준 제조 공정에는 세척과 비식용 부분 제거, 분할, 강판, 플레이크화, 건조, 도정, 냉각, 냉동, 저온 살균, 발효, 지방 감소, 진공과 가스 포장, 압착, 간단한 포장이 포함된다. 그룹 1에는 가공 과정 중 손실된 영양소를 보충하기 위한 비타민과 미네랄 강화도 허용된다. 초고온 살균된 식품, 예를 들어 락토스 저감 우유도 이 범주에 속한다. 살펴보면 그룹 1도 사실상 상당한 가공이 이루어지고 있다. 보수적으로 추정해도 그룹

1에서 얻은 단백질의 10%는 분해된 것으로 볼 수 있다.

그렇다면 그룹 1에서 단백질 가공으로 생성된 유리 글루타메이트 및(또는) 가수분해 단백질을 계산하면 다음과 같다. 연구에 따르면 총 열량의 37.7%가 그룹 1에서 나온다고 한다. 이는 하루 778kcal에 해당한다. 총 열량의 약 25%가 단백질에서 나온다고 할 때, 단백질에서 얻는 열량은 195kcal이다. 열량을 질량으로 환산하면, 그룹 1에서 47.5g의 단백질(195kcal/일 ÷ 4.1kcal/g)이 제공된다. 보수적으로 보아, 이 단백질의 약 10%가 유리 아미노산으로 분해되거나 최소한 부분적으로 가수분해된다고 가정하자. 10%는 4.8g에 해당한다. 이 중 10%가 유리 글루타메이트라면 그룹 1 식품에서 추가로 0.5g의 MSG를 섭취하게 된다.

이제 가공된 단백질로부터 나오는 그룹별 글루타메이트의 양을 합산해 보자.

- 그룹 1: 0.5g
- 그룹 2: 0.1g
- 그룹 3: 1.5g
- 그룹 4: 8.5g

이것이 〔표 2.3〕에 사용된 계산법이다.

균형 잡힌 식사: 레시피, 재료, 식단 플랜

이 부록은 당신과 가족, 그리고 당신의 소화관에 존재하는 수많은 미생물군을 위해 만들어진 영양학적 식단이다.

식재료 고르기

냉장고 속 재료만으로도 가벼운 점심, 성대한 만찬, 늦은 아침 식사, 두 사람을 위한 로맨틱한 만찬까지 모두 만들 수 있다고들 한다. 맞는 말이다. 식사의 본질은 전적으로 요리사의 상상력과 선택에 달렸다. 필요한 재료를 선택하고 불필요한 재료를 배제하는 것도 요리사의 능력이다.

현대 사회에는 먹을 수 있는 음식이 넘쳐난다. 따라서 "무엇을 먹을까?"라는 질문에 답하려면, 먼저 우리가 원하는 식사의 모습을 상상해야 한다. 그런 다음 건강에 이로운 재료를 선택하고, 해가 될 만한 재료는 걸러야 한다.

무엇을 얼마나 먹어야 할까

그렇다면 무엇을, 매일 얼마나 먹어야 좋을까? [표 B.1]에는 몇 가지 권장 식품과 1회 제공량이 정리되어 있다. 낯선 식재료가 있다면 온라인 검색을 해보자. 금세 정보를 찾을 수 있다.

[표 B.1] **음식 섭취 가이드라인**(2,000cal/일 기준)

음식	일일 권장 섭취량	예시
고섬유질 채소[a]	6회 이상 1회 제공량: 생채소 1컵, 조리된 채소 1/2컵	케일, 물냉이, 아스파라거스, 브로콜리, 콜라드그린, 근대, 민들레 잎, 잎이 달린 비트, 잎이 달린 당근, 아티초크, 양파, 양배추, 오크라, 겨자 잎, 순무, 겨울호박, 회향, 방울양배추
통곡물 단백질[b]	6~7회 1회 제공량: 고기 28g, 조리된 콩 1/4컵, 달걀 1개, 견과류 버터 1큰술, 견과류 또는 씨앗 14g	가공되지 않은 고기, 연어, 달걀, 아몬드, 호두, 피칸, 치아시드, 호박씨, 아마 씨, 참깨, 병아리콩, 팥
통곡물 탄수화물	4회 1회 제공량: 1/3컵	홍감자, 얌, 고구마, 순무, 히카마, 카사바, 루타바가, 돼지감자, 애호박, 땅콩호박 등 전분이 많은 채소 스틸컷 오트밀, 통귀리, 퀴노아, 야생 쌀(백미 아님), 붉은쌀 또는 검은쌀, 깐 메밀, 아마란스 등 통곡물 렌틸콩, 콩 등 콩류 과일(하루에 2회 이하로 제한)
과일	1~3회 1회 제공량: 신선한 과일 1/3컵, 건과일 28g	포도, 블루베리, 딸기, 오렌지, 사과, 키위, 레몬, 석류, 아보카도, 토마토, 오이 등 신선한 과일(주스 아님) 고당지수 과일인 바나나, 파인애플, 망고 등은 피하거나 제한

자연 유래 지방	2~3회 1회 제공량: 견과류 또는 씨앗 28g, 작은 아보카도 1개, 지방이 많은 고기 28g, 오일 1큰술	올리브, 아보카도, 생/정제되지 않은 오일(올리브, 아보카도, 코코넛 등), 씨앗(참깨, 치아, 아마 씨, 호박씨), 견과류(피칸, 호두, 브라질너트), 견과류 버터, 지방이 많은 고기(내장육), 지방이 많은 생선
허브류와 그 외 양념	무제한	생강, 세이지, 페퍼민트, 블랙베리 잎, 계피, 레몬밤, 정향, 로즈메리, 오레가노, 카다멈, 바질, 고수, 레몬그라스, 캐모마일, 강황, 마늘, 후추, 카엔페퍼, 육두구, 파슬리, 호로파 씨, 커민시드, 타임, 요리용 수막 sumac(중동 요리에 쓰이는 향신료-옮긴이), 마저럼, 딜, 민트, 세이보리 savory(꿀풀과의 한해살이 풀), 타라곤, 월계수 잎

a: 이상적으로는 채소의 50%를 생으로 섭취하는 것이 좋다. 채소를 조리할 때는 섬유질을 최대한 보존하기 위해 가볍게 요리해서 아삭한 상태를 유지하도록 한다.

b: 육류와 생선 고르는 법은 8장을 참고하라. 가능하다면 육류는 자연 방목이 좋고, 생선도 자연산이 좋다. 유기농 식품을 섭취하고, 런치 미트(샌드위치나 간단한 식사에 사용되는 가공된 육류 제품을 뜻함-옮긴이)나 잘게 썰어 빵가루를 입히고 튀긴 치킨 등의 가공육은 피한다.

참고할 만한 하루 식단

이제 자연식품을 한 끼 식사에 담아보자. 나는 식사 계획을 세울 때 특정 레시피보다 밸런스 잡힌 전체 식단을 중시한다. 기본적으로 에너지원의 균형을 잡고, 단백질과 탄수화물, 지방, 식이섬유(특히 채소에서 나오는 식이섬유)를 포함시킨다. 그리고 허브도 빼놓지 않는다. 허브는 영양소의 놀라운 원천이므로 REID 식품 피라미드의 꼭대기에 위치해 있다. 이러한 영양 구성은 간식을 포함한 모든 식사에 적용된다.

자연은 언제나 최고의 것들만 선사한다. 어떤 식재료는 여러 에너지원이 결합된 파워푸드이기도 하다. 예를 들어 아보카도는 단맛이 없는 과일이지만 건강한 지방, 탄수화물, 식이섬유, 소량의 단백질까지 함유하고 있다. 참깨 역시 건강한 지방, 식이섬유, 단백질을 모두 제공한다. 그러면 얼마나 먹어야 할까? 대답은 나이, 체중, 활동량 등 다양한 요인에 따라 달라진다. 하루에 식이섬유가 풍부한 채소를 여러 번 섭취하거나, 간식을 거의 먹지 않을 수도 있다. 결국 얼마나 먹을지는 스스로의 직관을 따르는 것이 좋다.

우선 아침 식사부터 살펴보자. 먼저 단백질을 선택한다. 오늘의 단백질은 달걀 2개다. 단백질이 충족되었다. 생채 그대로, 혹은 찌거나 볶은 다양한 종류의 채소 한 컵을 추가한다. 브로콜리, 시금치, 양배추 등이 여기 포함된다. 채소와 식이섬유가 충족되었다. 탄수화물로는 홍감자를 아보카도유에 마늘과 함께 볶는다. 탄수화물과 지방이 충족되었다. 로즈메리, 타임, 오레가노 등 세 가지 허브를 감자 위에 뿌린다. 허브가 충족되었다. 그리고 아보카도 슬라이스를 올린다. 식이섬유, 지방, 탄수화물이 충족되었다.

이제 저녁 식사를 살펴보자. 저녁으로는 섬유질이 풍부한 채소 여섯 가지를 선택한다. 예를 들면 회향, 근대, 비트, 양파, 셀러리액, 루콜라가 들어가면 된다. 이제 커민, 생강, 파프리카, 호로파 씨, 고수 씨, 강황 등 여섯 가지 허브를 선택한다. 전분이 함유된 채소나 퀴노아 같은 통곡물을 추가한다. 그리고 단백질과 지방이 풍부한 견과류나 씨앗 소스를 그 위에 얹는다. 식이섬유, 지방, 단백질, 탄수화물, 허브가 모두 충족되었다.

주간 식단 플랜

다음은 REID 식단을 기준으로 한 일주일 식사 예시다. 균형 잡힌 식사에는 여러 가지 형태가 있을 수 있다. 다양하고 신선한 자연식품으로 가득하다면 균형 잡힌 식사로 손색이 없다. 별표(*)가 표시된 항목은 부록 마지막 부분에 레시피를 실어두었으니 참고하기 바란다.

1일 차

아침: 따뜻한 오트밀과 스무디

- 기본 스무디* 170g
- 스틸컷 오트밀(또는 기장이나 메밀) 익힌 것 1/3컵
- 토핑 재료: 아마 씨 1큰술, 간 해바라기씨 1큰술, 계피와 육두구 각각 1/4작은술, 강황 1작은술, 베리류 1/4컵

간식: 크래커와 스프레드

- 씨앗 크래커*
- 스프레드(치킨 샐러드*, 연어 샐러드, 견과류 버터*, 처트니, 콩 딥 등)

점심: 치킨과 검은 강낭콩 흑미 샐러드

- 야생 흑미밥 1/3컵
- 닭고기(구이나 볶음) 57g
- 생채소(시금치, 케일, 근대, 파슬리, 당근, 양배추, 비트 등) 2컵

샐러드에 견과류 치즈 소스*를 끼얹어 먹는다.

간식: 과일, 구운 견과류 또는 씨앗

- 과일 1/4컵(사과 1/2개, 베리류 1/4컵 등)
- 살짝 구운 견과류나 씨앗, 견과류 버터* 28g

저녁: 연어와 현미, 채소

- 구운 연어 85g
- 현미밥 1/3컵
- 가볍게 볶은 채소 무제한(다양성을 위해 5~6개 추가, 브로콜리, 양배추, 비트, 회향, 순무, 근대 등)
- 올리브유 1작은술
- 토핑 재료: 오이, 토마토, 아보카도, 파슬리, 고수, 바질, 딜, 겨자분(취향에 따라 4개 선택)

볶은 채소에 올리브유를 끼얹고 토핑용 재료를 뿌린다.

2일 차

아침: 달걀과 채소

- 기본 스무디* 170g

- 달걀(조리법 무관) 2개

- 고구마(구이나 볶음) 1/3컵

- 볶은 시금치, 피망, 토마토, 양파 1컵

- 강황, 생강, 마늘(생것 또는 볶음) 1작은술

간식: 트레일 믹스

- 트레일 믹스* 1/3컵

점심: 홈메이드 기로스

- 플랫브레드* 또는 씨앗 크래커* 1개

- 유기농 방목 닭고기(익힌 것 큐브 형태) 57g

- 레몬, 겨자, 마늘, 딜이 들어간 견과류 치즈 소스* 1/3컵

- 다진 오이, 토마토, 양파 1/2컵

- 잘게 채 썬 양배추, 비트, 당근 1/2컵

간식: 채소 칩과 딥

- 다양한 채소(당근, 파스닙, 비트, 루타바가, 돼지감자, 순무, 무, 감자, 고구마, 콜리플라워, 케일, 셀러리액 등)

- 딥(과카몰리, 후무스, 타히니*, 콜리플라워 딥* 등)

채소를 얇게 썰어 150~180℃ 오븐에서 바삭하게 굽고 딥에 찍어 먹는다.

저녁: 구운 고기와 채소

- 닭고기 또는 소고기 57g
- 올리브유 1작은술
- 구운 고구마 1/2개
- 구운 채소(양파, 비트, 루타바가, 방울양배추, 피망, 브로콜리, 콜리플라워, 케일, 마늘, 돼지감자 등) 2컵
- 생 잎채소(봄 상추, 루콜라, 시금치, 라디치오 등) 1/2컵

올리브유를 둘러 구운 고기 위에 생 잎채소를 얹고 견과류 치즈소스*, 사우어크라우트 또는 피클을 곁들인다.

3일 차

아침: 스무디와 머핀

- 기본 스무디* 170g
- 든든한 한입 머핀* 1~2개

간식: 삶은 달걀

- 삶은 달걀(소금이나 허브 포함) 1개

- 과카몰리를 곁들인 당근과 회향 스틱 10개

점심: 치킨 샐러드*

간식: 쿠키와 당근

- 쿠키* 1개
- 당근 스틱

저녁: 닭고기 채소볶음*

4일 차

아침: 채소 스크램블과 스무디

- 기본 스무디* 170g
- 달걀 2개

달걀로 스크램블드에그를 만들고 볶은 채소를 곁들인다. 토핑으로 슬라이스 아보카도, 다진 토마토, 고수를 올린다.

간식: 베리류와 그래놀라

- 혼합 베리 1/3컵
- 그래놀라* 1/3컵

점심: 채소 콥 샐러드

- 혼합 잎채소(케일, 시금치, 파슬리, 고수, 근대, 루콜라 등) 1컵
- 삶은 달걀 1개
- 구운 채소(방울양배추, 겨울호박, 고구마 등) 1컵
- 다진 양파, 오이, 토마토 1컵
- 타히니*, 레몬주스, 견과류 치즈 소스* 2큰술

간식: 견과류 버터와 채소 스틱

- 프로틴바*
- 견과류 버터*
- 생당근과 그린빈

저녁: 따뜻한 치킨과 곡물 샐러드

- 닭고기 또는 다른 육류 57~85g
- 야생 쌀밥(또는 퀴노아, 메밀, 기장 등 다른 곡물을 익힌 것) 1/2컵
- 시금치와 혼합 잎채소 2컵
- 타히니*, 레몬주스, 견과류 치즈 소스* 2큰술
- 생채소(채 썬 양배추, 오이, 파슬리, 고수, 브로콜리, 그린빈, 양파 등) 1컵

5일 차

아침: 와플과 스무디

- 베지리셔스 스무디* 113g
- 채소 와플* 또는 채소가 들어간 팬케이크 1장
- 토핑 재료: 대추야자 시럽* 1큰술, 혼합 베리 1/3컵

간식: 아보카도와 플랫브레드

- 슬라이스 아보카도 1/3개
- 플랫브레드* 1조각

플랫브레드 위에 잘게 썬 고수와 토마토를 올리고 레몬즙과 소금으로 간한다.

점심: 채소 프리터, 연어, 채소

- 조리된 연어 85g
- 다진 토마토·회향·양파·고수·레몬즙 각 1/2컵씩

레몬즙을 섞어 만든 샐러드를 채소 프리터 위에 얹는다.

간식: 고구마

- 찐 고구마 1/2개
- 다진 근대 1/2컵
- 토핑 재료: 정향·후추·강황·소금 조금씩
- 코코넛유 1큰술

고구마를 으깨고 아마 씨(또는 호박씨, 참깨, 해바라기씨)를 추

가한다. 근대와 토핑 재료, 코코넛유를 섞어 고구마에 곁들인다.

저녁: 닭고기와 야생 쌀 수프, 채소

- 닭고기와 야생 쌀 수프* 2컵
- 다진 생채소(고수, 파슬리, 차드, 겨자잎, 케일, 루콜라, 혼합 잎채소, 시금치, 민들레 잎 등)

다진 채소 위에 뜨거운 수프를 붓는다.

6일 차

아침: 포리지

- 포리지* 1컵

간식: 스무디

- 베리 퓨전 스무디* 170g

점심: 주키니 파스타와 채소

- 구운 스파게티 호박(조리 시 스파게티와 비슷한 끈이 형성되는 겨울호박의 일종-옮긴이) 또는 나선형으로 자른 주키니 또는 잘게 썬 비트 1컵
- 마리나라 소스* 1컵
- 구운 채소(브로콜리, 방울양배추, 버섯 콜리플라워, 비트 등) 1컵

간식: 삶은 달걀과 채소

- 삶은 달걀 1개

- 그린빈, 당근 스틱, 히카마

- 타히니 머스터드 드레싱* 1큰술

저녁: 홈메이드 생선 타코

- 토르티야* 2장 또는 크레이프* 2장

- 채 썬 양배추 1/4컵

- 채 썬 비트 1/4컵

- 삶은 검은 강낭콩 1/2컵

- 조리된 연어 또는 다른 생선 85g

- 허브(카옌페퍼, 커민, 생강, 후추, 마늘, 오레가노, 타임) 3~6가지

타코 위에 다진 양파, 토마토, 아보카도, 고수, 사우어크라우트, 피클을 토핑으로 올린다.

7일 차

아침: 스무디

- 베지리셔스 스무디* 227g

- 사과와 배 크리스프* 1/2컵

간식: 채소와 견과류 버터

- 아마 씨 크래커*
- 견과류 버터* 2큰술
- 혼합 그린빈, 당근 스틱, 오이 슬라이스

점심: 구운 채소와 치킨 샐러드

- 치킨 샐러드* 1컵
- 구운 채소 1/2컵(또는 다양한 색상의 채 썬 생채소 1컵)

샐러드에 레몬주스와 타히니를 각각 1큰술씩 넣고 버무린다.

간식: 크래커와 정어리

- 정어리를 곁들인 아마 씨 크래커*
- 그린빈, 회향, 파스닙, 오이, 당근

저녁: 채소 카레*

레시피

주간 식단 계획에 소개한 레시피와 앞으로 여러분이 직접 식단을 짤 때 유용하게 활용할 만한 레시피를 모았다. 개인적으로는 미리 만들어둔 견과류 버터, 너트 소스, 타히니를 식단에 요긴하게 활용하고 있다.

견과류 버터

- 견과류와 씨앗 조합(피칸, 호두, 브라질너트, 아몬드, 헤이즐넛, 해바라기씨, 호박씨, 아마씨 등) 2컵
- 아보카도유(또는 코코넛유) 2큰술
- 소금 적당량

오븐 팬에 견과류부터 올리고 150°C의 오븐에서 5분간 굽는다. 여기에 씨앗을 추가해 3~5분간 더 굽는다. 구운 견과류와 씨앗, 아보카도유, 소금을 블렌더로 곱게 간다. 낮은 속도로 시작해 점차 높은 속도로 올려 원하는 질감이 될 때까지 섞는다. 소스가 너무 꾸덕꾸덕하면 아보카도유를 더 넣어 점도를 맞춘다.

견과류 우유, 씨앗 우유, 곡물 우유

- 다양한 견과류, 씨앗, 곡물, 무가당 코코넛 플레이크 또는 잘게 썬 신선한 코코넛 1컵
- 물 2컵
- 선택 재료: 계피

모든 재료를 블렌더에 넣고 곱게 간 다음 면포에 거른다. 코코넛 우유의 경우, 코코넛 카레 소스를 준비할 때는 거르지 않고 그대로 사용해도 무방하다.

견과류 치즈 소스, 견과류 씨앗 소스와 스프레드(치즈 대용으로 사용)

- 살짝 구운 다양한 씨앗과 견과류 1컵
- 마늘 1쪽
- 소금 적당량
- 선택 재료: 다양한 맛을 위한 허브(커민, 카옌페퍼, 생강, 타임, 로즈메리, 오레가노, 호로파 씨, 겨자씨, 딜, 타라곤, 바질 등) 적당량

위의 재료를 상황에 맞추어 적절히 섞어 사용한다. 예를 들어 내가 만든 타이 스파이스 소스의 재료는 다음과 같다.

- 고수 씨 1큰술
- 커민 씨 2작은술
- 카다멈 씨 1작은술
- 정향 1/2작은술
- 통후추 1/2작은술
- 육두구 가루 1/4작은술
- 강황 1작은술
- 고춧가루 1작은술
- 물 적당량

블렌더에 모든 재료를 넣어 고루 섞는다. 물은 원하는 질감이 될 때까지 추가한다. 걸쭉하게 만들면 크래커에 발라 먹을 수 있고, 묽게 만들면 소스나 드레싱으로 사용할 수 있다. 치즈 같은 오렌

지색을 원하면 당근이나 주황색 비트를 추가한다.

그래놀라(트레일 믹스 항목 참고)

기본 스무디

- 채소 2컵
- 과일 1/2컵
- 허브(파슬리, 바질, 고수, 계피, 생강, 강황, 정향, 육두구 등) 3가지
- 견과류와 씨앗(견과류 두 가지와 씨앗 두 가지를 각각 1큰술씩 사용) 1/4컵
- 물 적당량
- 얼음 적당량

모든 재료를 블렌더에 넣고 간다. 물이나 얼음은 질감이나 온도 기호에 따라 가감한다.

닭고기 채소볶음

- 렌틸콩(또는 다른 콩류) 1/2컵
- 시금치 1컵
- 채소(브로콜리, 그린빈, 아스파라거스, 회향, 오크라 등) 2컵
- 볶은 닭고기 57g
- 캐슈 치즈 소스* 2큰술

렌틸콩은 익히고 닭고기는 미리 볶아둔다. 팬에 캐슈 치즈 소스

를 제외한 모든 재료를 함께 넣어 볶는다. 재료가 모두 익으면 그릇에 담고 캐슈 치즈 소스를 끼얹어 낸다.

닭고기와 야생 쌀 수프

- 채소 육수* 또는 닭육수* 4컵
- 채소(당근, 브로콜리, 루타바가, 회향, 양배추, 콜리플라워, 비트, 순무, 무 등) 2컵
- 잎채소(파슬리, 케일, 근대, 고수, 바질, 시금치, 민들레 잎, 루콜라 등) 1컵
- 적양파 1개
- 셀러리 2줄기
- 다진 닭고기 1컵
- 마늘 2쪽
- 야생 쌀 1/2컵
- 아보카도유 1큰술
- 생강·커민·호로파 씨(또는 세이지, 타임, 오레가노, 로즈메리, 강황 등) 1/4작은술씩

채소와 잎채소, 적양파, 셀러리, 닭고기, 마늘, 생강은 모두 곱게 다진다. 팬을 중간 불로 달구다 열이 오르면 아보카도유를 두르고 적양파와 셀러리부터 볶는다. 허브와 향신료를 추가해 재료가 모두 부드러워질 때까지 5분간 더 볶는다. 다진 닭고기를 넣고 겉면이 노릇하게 익을 때까지 볶다가 육수를 붓고 끓인다. 육수가 끓으면 야생 쌀을 넣고 약한 불에서 30분간 뭉근하게 끓인

다. 쌀이 어느 정도 익으면 채소를 넣고 10~15분간 더 끓여 마무리한다. 그릇에 잎채소를 담고 그 위에 뜨거운 수프를 붓는다.

대추야자 시럽
- 대추야자 3개
- 비트 1조각
- 케일 잎(또는 시금치, 민들레 잎) 1장
- 계피·정향·육두구·카다멈 조금씩
- 물 적당량

블렌더에 모든 재료를 담고 원하는 시럽의 농도에 맞추어 물을 붓는다. 곱게 갈아 와플, 머핀, 크레이프, 포리지, 그래놀라, 트레일 믹스 위에 올려 먹는다.

든든한 한입 머핀
- 달걀 4개
- 대추야자 2개
- 유기농 코코넛유 1/3컵
- 유기농 생 호박씨 1컵
- 유기농 해바라기씨 1컵
- 유기농 겨울호박이나 호박 또는 고구마 3컵
- 베이킹소다 1작은술

- 유기농 계핏가루 3/4작은술
- 유기농 육두구 가루 1/2작은술
- 유기농 생강가루 1/4작은술
- 유기농 정향 가루 1/8작은술
- 천일염 1/4작은술

오븐을 180°C로 예열한다. 겨울호박이나 호박, 또는 고구마는 찌고 코코넛유는 잘 녹인다. 가루류는 한꺼번에 섞어둔다. 블렌더에 가루류를 제외한 모든 재료를 넣고 섞는다. 여기에 섞어둔 가루류를 천천히 넣어가며 고르게 섞는다. 모든 재료가 고루 섞여 부드러워지면 반죽을 미니 머핀 틀에 나누어 담고 오븐에 넣어 약 50분 동안 겉면이 단단해질 때까지 굽는다.

땅콩호박 코코아와 계피 대추야자 간식
- 땅콩호박 1개
- 코코아 가루 1/2작은술
- 대추야자 1개
- 계피 1/2작은술
- 정향 1/8작은술
- 코코넛유 1큰술
- 소금 적당량

오븐은 180°C로 예열한다. 땅콩호박은 깍둑썰기해 부드러워질 때까지 굽거나, 반으로 잘라 씨앗과 과육은 제거하고 자른 단면이 아래로 향하도록 오븐 팬에 놓고 굽는다. 이때 제거한 씨앗과 과육은 스무디용으로 남겨둔다. 블렌더에 코코넛유, 향신료, 대추야자를 넣고 간다. 구운 땅콩호박에 블렌더로 간 재료를 부어 완성한다. 취향에 따라 소금을 추가해 먹는다.

마리나라 소스

- 양파 1개
- 마늘 3쪽
- 당근 2개
- 비트 1개
- 케일 1단
- 바질 잎 4장
- 오레가노·로즈메리·타임 2작은술씩
- 토마토(또는 시판용 다진 토마토) 4개
- 엑스트라 버진 올리브유 1큰술
- 소금과 후추 적당량

모든 재료를 블렌더에 넣고 곱게 간다. 고루 섞인 재료를 팬에 붓고 약한 불에서 20~30분간 졸인다. 기호에 따라 소금과 후추로 간을 맞춘다.

베지리셔스 스무디

- 채소(시금치, 케일, 물냉이, 민들레 잎, 비트 잎) 혼합 2컵
- 회향 1줄기
- 고수 또는 파슬리 1/4컵
- 생강·강황 1작은술씩
- 아마 씨 1큰술
- 피칸(또는 호두, 아몬드, 헤이즐넛) 1큰술
- 레몬(껍질 포함) 1/4개
- 생과일 또는 냉동 과일 1/2컵
- 물 적당량
- 얼음 적당량

모든 재료를 블렌더에 넣고 간다. 물이나 얼음은 질감이나 온도 기호에 따라 가감한다.

베리 퓨전 스무디

- 냉동 베리 1/2컵
- 오이 1/2개
- 비트 1/4조각
- 잎채소(케일, 시금치, 루콜라, 민들레 잎, 비트 잎, 파슬리, 고수) 1컵
- 양배추 1/4컵
- 셀러리 1줄기

- 아마 씨·해바라기씨·아몬드 1큰술씩
- 생강 1조각
- 계핏가루 1/8작은술
- 레몬(껍질 포함) 1/8개
- 물 적당량
- 얼음 적당량

모든 재료를 블렌더에 넣고 간다. 물이나 얼음은 질감이나 온도 기호에 따라 가감한다.

사과와 배 크리스프

- 사과 2개
- 배 2개
- 견과류와 씨앗(호박씨, 해바라기씨, 기장, 아마 씨, 아몬드, 헤이즐넛, 브라질너트 등)
- 무가당 코코넛 플레이크 1/4컵
- 허브(계핏가루, 정향, 카다멈, 육두구 등) 2큰술
- 코코넛유 2큰술
- 레몬 1/2개
- 대추야자 시럽* 2큰술
- 천일염 1꼬집

오븐은 180°C로 예열한다. 사과, 배, 견과류와 씨앗은 모두 잘게 썰고, 레몬은 즙을 낸다. 손질한 사과와 배, 레몬즙을 섞어 만든

반죽을 오븐 팬에 펼쳐 담고 오븐에서 10분간 굽는다. 그릇에 잘게 썬 견과류, 씨앗, 허브를 섞는다. 여기에 코코넛유와 대추야자 시럽, 천일염을 넣고 섞어 견과류 토핑을 만든다. 이 견과류 토핑을 오븐에 굽던 반죽 위에 얹고, 다시 15~20분간 굽는다. 겉면이 노릇해지고 바삭바삭해질 때까지 구웠다가 식혀 먹는다.

아마 씨 크래커, 씨앗 크래커

- 아마 씨 가루(또는 참깨, 해바라기씨, 호박씨, 아마 씨, 치아시드, 헴프시드 등의 혼합 씨앗) 1컵
- 다진 양파 2큰술
- 마늘 1쪽
- 로즈메리 가루 1작은술
- 타임 가루 1작은술
- 소금 1/2작은술
- 물 1/2컵
- 참고 사항: 견과류 버터용 크래커를 원한다면 허브를 빼고 계피, 육두구, 정향, 카다멈을 추가한다.

가루류를 모두 섞고 물을 조금씩 추가하며 반죽을 치댄다. 물의 양은 사용하는 씨앗에 따라 조절한다. 유산지를 깔고 반죽을 올린 다음 위에 다시 유산지를 얹고 밀대로 반죽을 편다. 약 0.6cm 두께가 되면 위에 얹은 유산지를 떼어내고 사각형 크래커 모양

으로 자르거나 선을 그어둔다. 150°C로 예열한 오븐에 약 25분 간 또는 윗면이 노릇하게 익을 때까지 굽는다. 굽는 시간은 크래커의 두께에 따라 달라질 수 있다.

아이스크림

- 냉동 과일 1컵
- 씨앗 또는 견과류 조합 1/2컵
- 물 적당량
- 계핏가루 1/8작은술

블렌더에 모든 재료를 넣고 고루 섞는다. 원하는 아이스크림 질감이 나올 때까지 약 30분간 냉동실에 넣고 중간에 꺼내어 가볍게 젓는다.

와플/크레이프

- 견과류 또는 씨앗으로 만든 홈메이드 밀가루* 2컵
- 달걀 3개
- 밀크시슬(또는 다른 녹색 채소) 1/4컵
- 비트(또는 다른 채소) 1/4컵
- 강황 1/2작은술
- 계피 1/2작은술
- 카다멈 1/4작은술

- 바닐라 가루 1/4작은술
- 소금 조금
- 물이나 아몬드 우유 약 1컵

모든 재료를 블렌더에 넣고 고루 섞는다. 준비된 반죽을 와플 기계에 부어 와플을 만든다. 와플 반죽에 대추야자 2개를 추가하면 더 달콤하게 즐길 수 있다. 크레이프를 만들고 싶다면 반죽에 물이나 직접 만든 아몬드 우유를 추가해 더 묽게 만든다. 달군 팬에 얇게 반죽을 부어 한쪽 면이 갈색이 될 때까지 익혔다 뒤집는다. 짭짤한 크레이프를 원할 경우, 로즈메리, 타임, 오레가노 등 허브를 추가한다. 참고로 홈메이드 밀가루는 아마 씨 1/2컵, 깐 메밀 1/2컵, 귀리 1/4컵, 피칸 1/4컵을 사용하여 만들 수 있다.

육수

뼈로 육수를 낼 때는 자연 방목 환경에서 자란 동물의 깨끗한 뼈를 쓴다. 채소 육수는 대파의 윗부분, 양파의 끝부분, 케일 줄기, 양배추 심지 등 자투리 채소를 모아두었다 쓴다. 여기에 회향, 콜리플라워, 브로콜리, 청경채, 비트, 루타바가, 무 같은 채소를 추가한다.

큰 냄비에 뼈, 채소를 넣고 로즈메리, 타임, 강황, 커민, 월계수 잎, 회향 씨, 마늘 등 다양한 허브를 각 1작은술씩 추가한다. 뼈나 채소가 잠길 정도로 물을 붓고 끓인다. 끓어오르면 뚜껑을 덮고 약한 불에서 뭉근하게 3시간 이내로 끓인다(뼈를 오래 끓이면 뼛속 단백질인 콜라겐

이 분해되며 유리 글루타메이트의 양이 증가한다). 육수를 충분히 식힌 뒤 체에 걸러낸다. 바로 사용하거나 밀폐 유리 용기에 담아 보관한다. 냉장 보관으로는 최대 일주일, 냉동 보관 시에는 최대 3개월까지 보관 가능하다.

채소 카레

카레 소스 재료

- 올리브유 2큰술
- 양파 1개
- 마늘 2쪽
- 생강 1큰술
- 커민 씨 1작은술
- 고수 씨 1작은술
- 강황 1작은술
- 가람 마살라 1작은술
- 고춧가루 1/2작은술
- 소금 1/2작은술
- 토마토 3개
- 코코넛 플레이크 1컵

- 채소(좋아하는 종류로 준비) 2컵

- 고수 2큰술
- 현미밥 또는 야생 쌀 밥 1/2컵

기호에 맞게 준비한 채소는 잘게 썰고 고수는 잘게 다진다. 블렌더에 카레 소스 재료를 모두 넣어 고르게 섞는다. 섞인 소스를 팬에 붓고 약한 불에서 10분간 끓인다. 잘게 썬 채소 2컵을 넣고 10분간 더 끓였다 익힌다. 밥 위에 카레를 올리고 다진 고수 잎을 얹는다.

채소 프리터

- 메밀가루 1/2컵
- 깻가루 1큰술
- 아마 씨 가루 1큰술
- 고구마 1/2컵
- 골드비트(또는 당근, 파스닙, 루타바가, 양배추 등) 1/4컵
- 달걀 2개
- 계피·정향(또는 오레가노, 로즈메리, 타임, 세이지, 마늘 등 향신료 대체) 1/4작은술씩
- 소금 적당량
- **선택 재료: 다양한 맛을 위해 삶은 고기나 렌틸콩 28g 추가 가능**

메밀가루가 없다면 깐 메밀을 커피 그라인더나 블렌더에 갈아 가루로 만든다. 고구마는 강판에 간다. 가루류부터 한데 모아 고

루 섞은 다음, 나머지 재료를 넣어 반죽한다. 반죽이 너무 질면 메밀가루를 조금 더 넣어 농도를 맞춘다. 달군 팬에 양쪽 면을 뒤집어가며 굽거나, 180°C로 예열한 오븐에 속이 완전히 익을 때까지 굽는다.

치킨 샐러드(닭고기 대신 연어나 다른 생선으로 대체 가능)

- 삶은 닭고기 57g
- 오이·양파·토마토 1/2컵씩
- 팥(또는 통곡물 쌀, 퀴노아, 렌틸콩) 1/3컵
- 고수·민트·바질 2작은술씩
- 시금치와 다른 생채소(당근, 양배추, 비트 등) 2컵
- 견과류와 씨앗 1/4컵
- 아보카도 1개
- 타라곤·바질·생강·딜(또는 좋아하는 허브) 1작은술씩
- 소금 적당량
- 선택 재료: 견과류 씨앗 소스* 1큰술

팥은 삶아 익히고 고수와 민트, 바질, 아보카도는 잘게 다진다. 시금치와 생채소는 먹기 좋은 크기로 자르거나 채 썬다. 그릇에 모든 재료를 골고루 섞는다. 취향에 따라 견과류 씨앗 소스, 다진 파슬리 또는 고수를 토핑으로 올린다.

케일 퀴노아 샐러드

- 퀴노아 1컵
- 케일 1단
- 구운 채소(비트, 겨울호박, 얌, 고구마, 루타바가, 순무, 콜리플라워, 회향, 셀러리액 등) 1컵
- 생채소(브로콜리, 당근, 파슬리, 고수, 바질, 시금치, 근대, 루콜라, 양배추 등) 2컵
- 레몬 1개
- 엑스트라 버진 올리브유 1큰술
- 소금 조금

퀴노아는 미리 익혔다 식혀둔다. 케일은 줄기를 제거하고 잘게 썬다. 생채소는 잘게 다지고 레몬은 즙을 짠다. 큰 샐러드 볼에 다진 케일, 소금, 레몬즙, 올리브유를 넣고 케일이 부드러워질 때까지 손으로 조물조물 주무른다. 퀴노아와 다양한 구운 채소, 생채소를 넣고 잘 섞는다. 견과류 씨앗 소스나 타히니를 얹어 마무리한다.

콜리플라워 딥

- 콜리플라워 1개
- 참깨 2큰술
- 해바라기씨 2큰술
- 올리브유 2큰술

- 마늘 1쪽
- 레몬 1개
- 천일염·후추 조금씩
- 커민·파프리카·강황 1/8작은술씩

콜리플라워는 찌거나 굽고 참깨와 해바라기씨는 미리 갈아둔다.
블렌더에 모든 재료를 넣어 부드럽게 섞일 때까지 간다.

쿠키

- 견과류와 씨앗 섞은 것 1컵
- 달걀 1개
- 호박 또는 겨울호박 1큰술
- 계피 1작은술
- 코코넛유(비정제유) 1큰술

오븐을 150°C로 예열한다. 블렌더에 모든 재료를 넣고 고루 섞
일 때까지 블렌딩한다. 오븐 팬에 유산지를 깔고 반죽을 떠서 올
린다. 150°C의 오븐에서 15~20분간 반죽이 갈색으로 익을 때까
지 굽는다.

캐슈 치즈 소스(견과류 치즈 소스 항목 참고)

크레이프(와플 항목 참고)

타히니

- 볶은 참깨(또는 해바라기씨, 아마 씨, 헴프시드, 호박씨, 견과류) 1컵
- 아보카도유(또는 올리브유) 3큰술
- 소금 1꼬집
- 허브(겨자씨, 바질, 파슬리, 로즈메리, 마늘, 오레가노, 호로파, 카옌페퍼 등) 적당량

볶은 참깨가 없다면 생참깨를 150°C의 오븐에 5분간 굽는다. 모든 재료를 블렌더에 넣고 곱게 간다.

타히니 머스터드 드레싱

타히니*에 갈아둔 겨자씨 1작은술을 추가해 블렌더로 섞는다. 더 달콤한 머스터드 소스를 원한다면 대추야자를 1개 추가해 블렌더로 섞는다.

타히니, 레몬 주스, 견과류 치즈 드레싱

- 마늘 2쪽
- 타히니* 2큰술
- 견과류 치즈 소스* 2큰술
- 레몬 주스 2큰술
- 엑스트라 버진 올리브유 1/3컵
- 천일염 1/2작은술
- 생 파슬리 3큰술

- 물 2큰술

모든 재료를 블렌더에 넣고 곱게 간다.

토르티야

- 아마 씨 가루 1/2컵
- 메밀가루 1/2컵
- 무가당 코코넛 플레이크 1/3컵
- 베이킹소다 1/4작은술
- 레몬즙 조금
- 물 2/3컵
- 히말라야 소금 또는 천일염 1/4작은술
- 아보카도유 적당량

그릇에 아보카도유를 제외한 모든 재료를 넣고 섞거나, 블렌더에 모든 재료를 넣어 고속으로 1분간 갈아 반죽을 만든다. 달군 팬에 아보카도유를 두르고 반죽을 0.6cm 두께로 올린 뒤 주걱으로 눌러 편다. 또는 팬에 올리기 전에 반죽을 밀대로 미리 밀어 두었다 구워도 된다. 중간 불에서 한 면당 2~3분간 굽고, 가장자리가 너무 빠르게 갈색으로 익으면 불을 조절해 가며 온도를 맞춘다.

트레일 믹스 또는 그레인 프리 그래놀라

- 견과류(아몬드, 헤이즐넛, 피칸 등) 2컵
- 무가당 코코넛 플레이크 2컵
- 아마 씨(또는 호박씨, 해바라기씨, 헴프시드 등) 가루 1/2컵
- 대추야자나 건포도 1/4컵
- 코코넛유(비정제유) 2큰술
- 바닐라 추출물 1작은술
- 계핏가루 1/2작은술
- 선택 재료: 정향 가루, 다진 생강, 카다멈, 육두구, 카옌페퍼

견과류, 대추야자나 건포도는 잘게 다진다. 모든 재료를 볼에 넣고 고루 섞는다. 취향에 따라 얇게 썬 사과나 배를 위에 올려도 좋다. 유산지를 깐 팬에 반죽을 넓게 펼쳐 넣은 뒤 180°C의 오븐에서 약 25분간 굽는다. 중간에 한 번 뒤적여 고루 익힌다.

포리지

- 통곡물 혼합(메밀, 귀리, 퀴노아, 기장 등) 1컵
- 과일/베리류 1/3컵
- 견과류나 씨앗(호두, 피칸, 호박씨, 해바라기씨 등) 1/3컵
- 물 2컵
- 선택 재료: 계피, 육두구, 올스파이스, 정향, 바닐라 가루, 생강, 강황, 기타 취향에 맞는 허브 등

통곡물은 잘 세척하고 과일이나 베리류는 잘게 썬다. 견과류나 씨앗도 잘게 다져둔다. 냄비에 물 2컵을 붓고 끓이다가 물이 끓어오르면 통곡물을 넣고 약한 불에서 15~20분간 곡물이 부드러워질 때까지 끓인다. 불을 끄고 잘게 다진 견과류, 씨앗, 과일, 허브를 넣어 고루 섞는다. 취향에 따라 대추야자 시럽*을 얹어 마무리한다.

프로틴 바

- 다양한 견과류와 씨앗 1컵
- 대추야자 1개
- 코코넛유 1큰술
- 선택 재료: 카카오 1큰술 또는 다크 초콜릿 1조각, 코코넛 플레이크 57g, 건포도 57g

오븐은 $180°C$로 예열한다. 블렌더에 선택 재료를 제외한 모든 재료를 넣고 섞는다. 잘 섞이지 않으면 달걀 1개를 추가한다. 여기에 선택 재료를 넣고 손으로 살살 섞어 반죽을 만든다. 오븐 팬에 반죽을 3.5cm 크기로 고루 얹은 다음 포크로 납작하게 눌러 정사각형 모양을 만든다. 예열한 오븐에 약 15분간 또는 겉이 노릇하게 익을 때까지 굽는다.

플랫브레드

- 곡물, 씨앗, 또는 견과류 1컵(깐 메밀 1/3컵, 아마 씨 1/3컵, 피칸 1/3컵 등으로 자유롭게 조절)
- 베이킹소다 1/4작은술
- 레몬즙 1큰술
- 물 2/3컵
- 히말라야 소금 또는 천일염 1/4작은술
- 선택 재료: 오레가노, 로즈메리, 타임, 후추, 세이지, 다진 마늘, 겨자분, 커민 가루

오븐을 150°C로 예열한다. 곡물, 씨앗, 견과류를 블렌더로 곱게 간다. 간 가루와 베이킹소다, 소금, 취향에 맞는 허브를 고루 섞는다. 물과 레몬즙을 섞고, 가루 재료에 조금씩 부어가며 반죽을 한 덩어리로 뭉친다. 유산지 위에 반죽을 올리고 다시 유산지로 덮은 다음 원하는 두께로 밀어 편다. 오븐 팬에 반죽을 올리고 위쪽 유산지를 떼어낸다. 예열된 오븐에서 25분간 혹은 표면이 노릇해질 때까지 굽는다. 완성되면 취향에 따라 원하는 토핑을 추가한다.

피자

레시피에 따라 플랫브레드*부터 만든다. 그 위에 마리나라 소스*와 견과류 씨앗 소스*를 얹고 150°C로 예열한 오븐에 5분간 굽

는다. 구운 닭고기, 신선한 바질, 구운 브로콜리나 다른 채소를 토핑으로 얹는다.

홈메이드 밀가루

통곡물, 씨앗, 견과류 2컵을 섞는다. 예를 들어 깐 메밀, 아마 씨, 피칸 등으로 조합하면 된다. 이 재료를 커피 그라인더나 블렌더에 넣어 곱게 간다. 더 고운 질감을 원하면 체에 친다. 원하는 양에 맞추어 재료 비율을 조절한다.

지금까지 소개한 식단과 메뉴는 본격적인 REID 식단의 간략한 밑그림에 불과하다. 이를 토대로 더 많은 통곡물, 다양한 식재료, 그리고 무엇보다 중요한 채소를 식단에 포함시키기 바란다. 익숙하지 않은 음식을 준비할 때는 인터넷을 활용하는 것도 방법이다. 이 책을 통해 지식을 얻었으니, 이제는 온라인 레시피에 흔히 포함된 염증 유발 성분을 건강한 재료로 대체할 수 있을 것이다. 예를 들어, 구운 아티초크를 먹을 때, 곁들이로 마요네즈 기반의 딥 대신 콜리플라워 딥을 선택할 수 있다.

음식을 선택하는 가장 중요한 원칙은 다음과 같다. 가공식품을 피하고, 글루타메이트 또는 그 유사물이 첨가된 식품을 피하며, 밀과 유제품 섭취를 피하거나 제한하고, 자연식품을 선택하며, 다양성을 즐길 것.

이제 장볼 준비가 되었는가? 그럼 〔표 B.2〕를 확인하고, 우리 몸에는 채소가 꼭 필요하다는 것을 잊지 말자!

[표 B.2] 먹어야 할 채소

ㄱ
가지Eggplant
감자Potato
겨울호박Squash
겨자 잎Mustard Greens
고구마Sweet Potato
고사리Fiddlehead Fern
고추냉이Wasabi
그린빈Green Bean

ㄴ
노팔레스Nopales

ㄷ
당근Carrot
도토리 호박Acorn Squash
동부콩Vigna Bean
돼지감자Jerusalem Artichoke

ㄹ
라디치오Radicchio
라이머콩Lima Bean
래디시Radish
로마네스코Romanesco

루콜라Arugula
루타바가Rutabaga
리크Leek

ㅁ
마늘Garlic
무Daikon
물냉이Watercress
민들레 잎Dandelion Greens
밀 싹Wheatgrass

ㅂ
백일홍Zinnia
버섯Mushroom
브로콜리Broccoli
브로콜리 라베Broccoli Rabe
브로콜리니Broccolini
비트Beet

ㅅ
상추Lettuce
샤고티Xacuti
샬롯Shallot
서양고추냉이Horseradish

셀러리Celery
수박무Watermelon Radish
순무Turnip
시금치Spinach
쐐기풀Nettle

ㅇ

아스파라거스Asparagus
아티초크Artichoke
얌Yam
양배추Cabbage
양파Onion
업랜드 크레스Upland Cress
에스카롤Escarole
엔다이브Endive
연근Lotus Root
오크라Okra
울루코Ulluco
유카 뿌리Yucca Root
이탈리안 파슬리Italian Parsley

ㅈ

잠두콩Fava Bean
제비꽃Violet

주키니Zucchini

ㅋ

케일Kale
켈리테스Quelites
콜라비Kohlrabi
콜리플라워Cauliflower

ㅌ

타로 뿌리Taro Root

ㅍ

파스닙Parsnip
파슬리Parsley
프렌치빈French Bean

ㅎ

허버드 호박Hubbard Squash
호리병박Gourd
호박Pumpkin
호박꽃Xochitl Squash
회향Fennel
히카마Jicama

참고 문헌

1장 위기는 현실이다

1 질 볼트 테일러, 장호연 옮김, 《나는 내가 죽었다고 생각했습니다》, 윌북, 2019; 노먼 도이지, 김미선 옮김, 《기적을 부르는 뇌》, 지호, 2008.

2 마크 하이먼, 이재석 옮김, 《ADHD 우울증 치매 이렇게 고쳐라》, 정말중요한, 2023.

3 최근 연구에 따르면 글루탐산과 도파민이 쾌락 보상과 연관되어 있으며, 두 신경전달물질 모두 뇌의 중독 회로와 연결되어 있다는 사실이 밝혀졌다. 관련 자료는 다음을 참고하라. Silas A. Buck et al., "Roles of Dopamine and Glutamate Co-Release in the Nucleus Accumbens in Mediating the Actions of Drugs of Abuse", *FEBS Journal* 288, no. 5(August 11, 2020): 1462-74, doi:10.1111/febs.15496.

4 Maia Research Co., Ltd., "Global Monosodium Glutamate Production and Consumption from 2021-2022." 2022.

5 Centers for Disease Control and Prevention, "FastStats: Overweight Prevalence", 2019, https://www.cdc.gov/nchs/fastats/obesity-overweight.htm.

6 Centers for Disease Control and Prevention, "FastStats"; Centers for Disease Control and Prevention, "National Diabetes Statistics Report, 2017 Estimates of Diabetes and Its Burden in the United States Background", 2020, https://www.cdc.gov/diabetes/pdfs/data/statistics/national-diabetes-statistics-report.pdf.

7 Centers for Disease Control and Prevention, "Health Policy Data Requests—Percent of U.S. Adults 55 and Over with Chronic Conditions",

2020, https://www.cdc.gov/nchs/health_policy/adult_chronic_conditions. htm.

8 Johns Hopkins Medicine, "Mental Health Disorder Statistics", 2019, https:// www.hopkinsmedicine.org/health/wellness-and-prevention/mental-health-disorder-statistics.

9 2009~2017년 본 조사에 참여한 부모들을 대상으로 수집된 결과다. 보고된 진단 사례에는 자폐증, 주의력결핍과잉행동장애(ADHD), 시각 장애, 뇌성 마비 등이 포함된다. 자세한 내용은 다음을 참고하라. Centers for Disease Control and Prevention, "Data & Statistics on Autism Spectrum Disorder", December 2, 2021, https://www.cdc.gov/ncbddd/autism/data.html.

10 Substance Abuse and Mental Health Services Administration, "Results from the 2020 National Survey on Drug Use and Health: Detailed Tables", table 5.1A, Department of Health and Human Services, 2020, https://www.samhsa.gov/data/report/2020-nsduh-detailed-tables.

11 Xiaojia Chen et al., "Consumption of Ultra-Processed Foods and Health Outcomes: A Systematic Review of Epidemiological Studies", *Nutrition Journal* 19, no. 1(August 20, 2020), doi:10.1186/s12937-020-00604-1. 그리고 다음을 참고하라. Eduardo A.F. Nilson et al., "Premature Deaths Attributable to the Consumption of Ultraprocessed Foods in Brazil", *American Journal of Preventive Medicine* 64, no. 1(January 2023): 129–36, doi:10.1016/j.amepre.2022.08.013.

12 Marialaura Bonaccio et al., "Joint Association of Food Nutritional Profile by Nutri-Score Front-of-Pack Label and Ultra-Processed Food Intake with Mortality: Moli-Sani Prospective Cohort Study", *BMJ* 378(August 31, 2022): e070688, doi:10.1136/bmj-2022-070688. 그리고 다음을 참고하라. Lu Wang et al., "Association of Ultra- Processed Food Consumption with Colorectal Cancer Risk among Men and Women: Results from Three Prospective US Cohort Studies", *BMJ* 378(August 31, 2022): e068921, doi:10.1136/bmj-2021-068921.

13 Anaïs Rico-Campà et al., "Association between Consumption of Ultra-Processed Foods and All Cause Mortality: SUN Prospective Cohort Study", *BMJ* 365(May 29, 2019): l1949, doi:10.1136/bmj.l1949.

2장 멈출 수 없는 맛, 중독

1 M. Afifi and Amr Abbas, "Monosodium Glutamate versus Diet Induced Obesity in Pregnant Rats and Their Offspring", *Acta Physiologica Hungarica* 98, no. 2(June 2011): 177 – 88, doi:10.1556/aphysiol.98.2011.2.9. 그리고 다음을 참고하라. A.E. Hirata et al., "Monosodium Glutamate(MSG) – Obese Rats Develop Glucose Intolerance and Insulin Resistance to Peripheral Glucose Uptake", *Brazilian Journal of Medical and Biological Research* 30, no. 5(May 1997): 667 – 671, doi:10.1590/s0100-879x1997000500016.

2 Chiaki Sano, "History of Glutamate Production", *American Journal of Clinical Nutrition* 90, no. 3(July 29, 2009): 728S732S, doi:10.3945/ajcn.2009.27462f.

3 Jordan Sand, "A Short History of MSG: Good Science, Bad Science, and Taste Cultures", *Gastronomica* 5, no. 4(November 2005): 38 – 49, doi:10.1525 /gfc.2005.5.4.38.

4 Ichiro Shibuya & Tetsuji Odani, "Method for Producing Amino-Acid-Rich Yeast", Google Patents, November 8, 2008, https://www.google.com/patents/EP2348100A1.

5 Michael Moss, "The Extraordinary Science of Addictive Junk Food", *New York Times Magazine*, February 20, 2013, https://www.nytimes.com/2013/02/24/magazine/the-extraordinary-science-of-junk-food.html.

6 U.S. Food and Drug Administration, "Questions and Answers on Monosodium Glutamate(MSG)", February 20, 2020, http://www.fda.

gov/Food/IngredientsPackagingLabeling/FoodAdditivesIngredients/
ucm328728.htm.

7 U.S. Food and Drug Administration, "21CFR Part101 Food Labeling", 2008,
https://www.govinfo.gov/content/pkg/CFR-2008-title21-vol2/xml/CFR-
2008-title21-vol2-part101.xml.

8 TruthHurts315, "MSG on 60 Minutes(1991)", YouTube 동영상, February
11, 2011, https://www.youtube.com/watch?v=8bwBfpWT1PU.

9 Jesus A. Fernandez-Tresguerres Hernández, "Effect of Monosodium
Glutamate Given Orally on Appetite Control(a New Theory for the
Obesity Epidemic)", *Anales de La Real Academia Nacional de Medicina*
122, no. 2(2005): 341–55(discussion 355–360), http://www.ncbi.
nlm.nih.gov/pubmed/16463577. 그리고 다음을 참고하라. Geoffrey
R. Skurray & Nicholas Pucar, "L-Glutamic Acid Content of Fresh and
Processed Foods", *Food Chemistry* 27, no. 3(January 1988): 177–80,
doi:10.1016/0308-8146(88)90060-x. 그리고 다음을 참고하라. T. Populin
et al., "A Survey on the Presence of Free Glutamic Acid in Foodstuffs, with
and without Added Monosodium Glutamate", *Food Chemistry* 104, no.
4(2007): 1712–17, doi:10.1016/j.foodchem.2007.03.034.

10 Yoshitaka Toyomasu et al., "Intragastric Monosodium L-Glutamate
Stimulates Motility of Upper Gut via Vagus Nerve in Conscious
Dogs", *American Journal of Physiology-Regulatory, Integrative and
Comparative Physiology* 298, no. 4(April 2010): R1125–35, doi:10.1152/
ajpregu.00691.2009.

11 Food and Drug Administration, "Questions and Answers on Mono-
sodium Glutamate (MSG)". https://www.fda.gov/food/food-additives-
petitions/questions-and-answers-monosodium-glutamate-msg

12 International Food Information Council, "Everything You Need to Know
about Glutamate and Monosodium Glutamate", Food Insight, October
17, 2009, https://foodinsight.org/everything-you-need-to-know-

about-glutamate-and-monosodium-glutamate.

13 M. Khairunnisak et al., "Monitoring of Free Glutamic Acid in Malaysian Processed Foods, Dishes and Condiments", *Food Additives* Contaminants: Part A& 26, no. 4(April 2009): 419 – 26, doi:10.1080/02652030802596860.

14 John W. Olney, "Excitotoxic Food Additives: Functional Teratological Aspects", *Progress in Brain Research*, 1988, 283 – 294, doi:10.1016/s0079-6123(08) 60510-5.

15 John W. Olney & Oi-Lan Ho, "Brain Damage in Infant Mice Following Oral Intake of Glutamate, Aspartate or Cysteine", *Nature* 227, no. 5258(August 1970): 609 – 11, doi:10.1038/227609b0.

16 Akira Niijima, "Reflex Effects of Oral, Gastrointestinal and Hepatoportal Glutamate Sensors on Vagal Nerve Activity", *Journal of Nutrition* 130, no. 4 (April 1, 2000): 971S973S, doi:10.1093/jn/130.4.971s. 그리고 다음을 참고하라. L.A. Blackshaw et al., "Sensory Transmission in the Gastrointestinal Tract", *Neurogastroenterology & Motility* 19, no. s1(January 2007): 1 – 19, doi:10.1111/j.1365-2982.2006.00871.x.

3장 빅푸드 산업의 교묘한 눈속임

1 D.R. Lucas and J. P. Newhouse, "The Toxic Effect of Sodium L-Glutamate on the Inner Layers of the Retina", *Archives of Ophthalmology* 58, no. 2(August 1, 1957): 193 – 201, doi:10.1001/archopht.1957.00940010205006.

2 J.W. Olney, "Brain Lesions, Obesity, and Other Disturbances in Mice Treated with Monosodium Glutamate", *Science(New York, N.Y.)* 164, no. 3880(1969): 719 – 721, doi:10.1126/science.164.3880.719.

3 J.W. Olney, N.J. Adamo, and A. Ratner, "Monosodium Glutamate

Effects", *Science* 172, no. 3980(April 16, 1971): 294, doi:10.1126/science.172.3980.294; John W. Olney et al., "Acute Glutamate-Induced Elevations in Serum Testosterone and Luteinizing Hormone", *Brain Research* 112, no. 2(August 1976): 420 – 424, doi:10.1016/0006-8993(76)90298-5; John W. Olney, Chandra H. Misra, and Vesa Rhee, "Brain and Retinal Damage from Lathyrus Excitotoxin, β-N-Oxalyl-L-α,β-Diaminopropionic Acid", *Nature* 264, no. 5587 (December 1976): 659 – 661, doi:10.1038/264659a0; J.W. Olney and L. G. Sharpe, "Brain Lesions in an Infant Rhesus Monkey Treated with Monosodium Glutamate", *Science* 166, no. 3903(October 17, 1969): 386 – 388, doi:10.1126/science.166.3903.386; 그리고 다음을 참고하라. John W. Olney, Oi Lan Ho, and Vesela Rhee, "Brain- Damaging Potential of Protein Hydrolysates," *New England Journal of Medicine* 289, no. 8(August 23, 1973): 391 – 395, doi:10.1056/nejm197308232890802; John W. Olney, "Excitatory Amino Acids and Neuropsychiatric Disorders", *Biological Psychiatry* 26, no. 5(September 1989): 505 – 525, doi:10.1016/0006-3223(89)90072-3; J.W. Olney, "Excitotoxin-Mediated Neuron Death in Youth and Old Age", *Progress in Brain Research* 86 (1990): 37 – 51, doi:10.1016/s0079-6123(08)63165-9.

4   Thomas G. Neltner et al., "Navigating the U.S. Food Additive Regulatory Program", *Comprehensive Reviews in Food Science and Food Safety* 10, no. 6(October 25, 2011): 342 – 368, doi:10.1111/j.1541-4337.2011.00166. x; Thomas G. Neltner et al., "Conflicts of Interest in Approvals of Additives to Food Determined to Be Generally Recognized as Safe", *JAMA Internal Medicine* 173, no. 22(December 9, 2013): 2032, doi:10.1001/jamainternmed.2013.10559.

5   Marion Nestle, "Conflicts of Interest in the Regulation of Food Safety", *JAMA Internal Medicine* 173, no. 22(December 9, 2013): 2036, doi:10.1001 /jamainternmed.2013.9158.

6   Tonkla Insawang et al., "Monosodium Glutamate(MSG) Intake Is

Associated with the Prevalence of Metabolic Syndrome in a Rural Thai Population", *Nutrition & Metabolism* 9, no. 1(2012): 50, doi:10.1186/1743-7075-9-50; Ka He et al., "Consumption of Monosodium Glutamate in Relation to Incidence of Overweight in Chinese Adults: China Health and Nutrition Survey(CHNS)", *American Journal of Clinical Nutrition* 93, no. 6(April 6, 2011): 1328 – 1336. doi:10.3945/ajcn.110.008870; M. Hermanussen et al., "Obesity, Voracity, and Short Stature: The Impact of Glutamate on the Regulation of Appetite", *European Journal of Clinical Nutrition* 60, no. 1(August 31, 2005): 25 – 31, doi:10.1038/sj.ejcn.1602263.

7   Michael D. Rogers, "Further Studies Are Necessary in Order to Conclude a Causal Association between the Consumption of Monosodium L-Glutamate(MSG) and the Prevalence of Metabolic Syndrome in the Rural Thai Population", *Nutrition & Metabolism* 10, no. 1(2013): 14, doi:10.1186/1743-7075-10-14; R.G. Bursey, L. Watson, and M. Smriga, "A Lack of Epidemiologic Evidence to Link Consumption of Monosodium L-Glutamate and Obesity in China", *American Journal of Clinical Nutrition* 94, no. 3(August 19, 2011): 958 – 960, doi:10.3945/ajcn.111.020727.

8   Alison K. Ventura, Gary K. Beauchamp, and Julie A Mennella, "Infant Regulation of Intake: The Effect of Free Glutamate Content in Infant Formulas", *American Journal of Clinical Nutrition* 95, no. 4(February 22, 2012): 875 – 881, doi:10.3945/ajcn.111.024919.

9   L.D. Stegink, G.L. Baker, and L.J. Filer, "Modulating Effect of Sustagen on Plasma Glutamate Concentration in Humans Ingesting Monosodium L-Glutamate", *American Journal of Clinical Nutrition* 37, no. 2(February 1, 1983): 194 – 200, doi:10.1093/ajcn/37.2.194.

10   Guo-Du Wang et al., "Dietary Glutamate: Interactions with the Enteric Nervous System", *Journal of Neurogastroenterology and Motility* 20, no. 1(January 31, 2014): 41 – 53, doi:10.5056/jnm.2014.20.1.41.

11   Bursey et al., "A Lack of Epidemiologic Evidence to Link Consumption

of Monosodium L-Glutamate and Obesity in China", *American Journal of Clinical Nutrition* 94, no. 3(2011): 958 – 960; author reply 960 – 961, doi. org/10.3945/ajcn.111.020727.

12 C.A. Gobatto et al., "The Monosodium Glutamate (MSG) Obese Rat as a Model for the Study of Exercise in Obesity", *Research Communications in Molecular Pathology and Pharmacology* 111, no. 1 – 4(2002): 89 – 101, http://www.ncbi.nlm.nih.gov/pubmed/14632317; M.S. Islam and D.T. Loots, "Experimental Rodent Models of Type 2 Diabetes: A Review", *Methods and Findings in Experimental and Clinical Pharmacology* 31, no. 4(2009): 249, doi:10.1358/mf.2009.31.4.1362513; Koichi Tsuneyama et al., "Neonatal Monosodium Glutamate Treatment Causes Obesity, Diabetes, and Macrovesicular Steatohepatitis with Liver Nodules in DIAR Mice", *Journal of Gastroenterology and Hepatology* 29, no. 9(August 25, 2014): 1736 – 43, doi:10.1111/jgh.12610.

13 Kevin D. Hall et al., "Ultra-Processed Diets Cause Excess Calorie Intake and Weight Gain: An Inpatient Randomized Controlled Trial of Ad Libitum Food Intake", *Cell Metabolism* 30, no. 1(July 2019): 226, doi:10.1016/j.cmet.2019.05.020. 이 논문의 이해를 돕기 위해 다음을 참고하라. Ellen Ruppel Shell, "A New Theory of Obesity", *Scientific American*, October 2019, doi:10.1038/scientificamerican1019-38.

14 J. Lexchin, "Pharmaceutical Industry Sponsorship and Research Outcome and Quality: Systematic Review", *BMJ* 326, no. 7400(May 29, 2003): 1167 – 1170, doi:10.1136/bmj.326.7400.1167; M. Friedberg et al., "Evaluation of Conflict of Interest in Economic Analyses of New Drugs Used in Oncology," *JAMA* 282, no. 15 (October 20, 1999): 1453 – 57, doi:10.1001/jama.282.15.1453.

15 Naomi Oreskes and Erik M. Conway, *Merchants of Doubt: How a Handful of Scientists Obscured the Truth on Issues from Tobacco Smoke to Global Warming* (New York: Bloomsbury Publishing USA,

2010).

16 Jerry D. Smith et al., "Relief of Fibromyalgia Symptoms Following Discontinuation of Dietary Excitotoxins", *Annals of Pharmacotherapy* 35, no. 6(June 2001): 702–706, doi:10.1345/aph.10254; Alfred L. Scopp, "MSG and Hydrolyzed Vegetable Protein Induced Headache: Review and Case Studies", *Headache: The Journal of Head and Face Pain* 31, no. 2(February 1991): 107–110, doi:10.1111/j.1526-4610.1991. hed3102107.x; Yuko Nakanishi et al., "Monosodium Glutamate(MSG): A Villain and Promoter of Liver Inflammation and Dysplasia", *Journal of Autoimmunity* 30, no. 1(February 1, 2008): 42–50, doi:10.1016/j.jaut.2007.11.016.

17 그들이 남긴 주요 저서로는 다음이 있다. George R. Schwartz, *In Bad Taste: The MSG Symptom Complex: How Monosodium Glutamate Is a Major Cause of Treatable and Preventable Illnesses, such as Headaches, Asthma, Epilepsy, Heart Irregularities, Depression, Rage Reactions, and Attention Deficit Hyperactivity Disorder* (Santa Fe, NM: Health Press, 1999); Russell L. Blaylock, *Excitotoxins: The Taste That Kills* (Santa Fe, NM: Health Press, 1998). 은퇴한 신경외과 의사인 러셀 블레이록은 자신의 저서를 통해 음식에 포함된 MSG가 건강에 미치는 영향을 경고하며, 이에 대한 인식을 확산시키는 데 주력했다. 심리학자인 에이드리엔 새뮤얼스 박사는 수십 년간 MSG의 위험성을 알리기 위한 활동을 이어왔다. 그녀는 단체 'Truth in Labeling'을 설립해 MSG의 안전성 문제를 제기하며, 글루타메이트 산업이 자금을 지원한 임상 시험에서 발생한 심각한 오류와 투명성 부족을 비판하는 서한을 FDA와 학술기관에 전달했다. 주요 저서는 다음과 같다. *The Perfect Poison* (Adrienne Samuels, 2022), *The Man Who Sued the FDA* (Adrienne Samuels, 2013). 다음 학술 논문은 MSG의 독성과 안전성을 심층적으로 다루고 있다. "The Toxicity/Safety of Processed Free Glutamic Acid(MSG): A Study in Suppression of Information", *Accountability in Research* 6, no. 4(July 1999): 259–310, doi:10.1080/08989629908573933. 또한 캐럴 호언라인Carol Hoernlein은

MSGtruth.org를 설립해 소비자들에게 MSG의 위험성을 알리는 데 기여하고 있다. 그리고 다음 책은 MSG가 미국 사회에 미치는 부정적 영향을 조명하는 데 초점을 맞추고 있다. John E. Erb and T. Michelle Erb, *The Slow Poisoning of America* (Virginia Beach, Va.: Paladins Press, 2003).

18 FDA Letters, "You Have the Right to Know What Is in Your Food", #94P-0444, Food and Drug Administration(FDA), Department of Health and Human Services, September 15, 1995; John Erb, "Revoke the GRAS Standing of the Food Additive Monosodium Glutamate", FDA-2007-P-0178-0002, Food and Drug Administration(FDA), Department of Health and Human Services, 2008; Michael Landa, FDA/CFSAN to John Erb—Petition Denial, FDA-2007-P-0178," Food and Drug Administration, Department of Health and Human Services, 2012.

4장 체내 글루타메이트 과흥분

1 수재나 캐헐런, 박유진 옮김, 《브레인 온 파이어》, 골든타임, 2018. 수재나는 자신의 뇌염 유형(자가면역질환)과 글루타메이트 조절 장애(glutamate dysregulation) 간의 연관성을 제시한다. 수재나의 경우 질병을 유발하는 항체의 표적은 뇌의 글루타메이트 수용체였다.

2 Md Abdul Alim et al., "Glutamate Triggers the Expression of Functional Ionotropic and Metabotropic Glutamate Receptors in Mast Cells", *Cellular & Molecular Immunology* 18, no. 10(April 20, 2020): 2383–2392, doi:10.1038/s41423-020-0421-z.

3 Niamh M.C. Connolly and Jochen H.M. Prehn, "The Metabolic Response to Excitotoxicity—Lessons from Single-Cell Imaging", *Journal of Bioenergetics and Biomembranes* 47, no. 1–2(September 28, 2014): 75–88, doi:10.1007/s10863-014-9578-4.

4 John W. Olney, "Excitotoxic Food Additives: Functional Teratological Aspects", *Progress in Brain Research*, 1988, 283–294, doi:10.1016/

s0079-6123 (08)60510-5.

5 J.W. Olney, "Excitotoxic Food Additives—Relevance of Animal Studies to Human Safety", *Neurobehavioral Toxicology and Teratology* 6, no. 6(November 1, 1984): 455 – 462, http://www.ncbi.nlm.nih.gov/pubmed/6152304.

6 Yann Bernardinelli, Irina Nikonenko and Dominique Muller, "Structural Plasticity: Mechanisms and Contribution to Developmental Psychiatric Disorders", *Frontiers in Neuroanatomy* 8(November 3, 2014): 123, doi:10.3389/fnana.2014.00123.

7 Victor A. Derkach et al., "Regulatory Mechanisms of AMPA Receptors in Synaptic Plasticity," *Nature Reviews Neuroscience* 8, no. 2(February 2007): 101 – 13, doi:10.1038/nrn2055.

8 John Prescott, "Effects of Added Glutamate on Liking for Novel Food Flavors", *Appetite* 42, no. 2(April 2004): 143 – 50, doi:10.1016/j.appet.2003.08.013.

9 France Bellisle, "Glutamate and the UMAMI Taste: Sensory, Metabolic, Nutritional and Behavioural Considerations. A Review of the Literature Published in the Last 10 Years", *Neuroscience & Biobehavioral Reviews* 23, no. 3(January 1, 1999): 423 – 438, doi:10.1016/S0149-7634(98)00043-8.

10 Julie A. Mennella et al., "Early Milk Feeding Influences Taste Acceptance and Liking during Infancy", *American Journal of Clinical Nutrition* 90, no. 3(July 15, 2009): 780S788S, doi:10.3945/ajcn.2009.27462o.

11 Kunio Torii, Hisayuki Uneyama, and Eiji Nakamura, "Physiological Roles of Dietary Glutamate Signaling via Gut – Brain Axis Due to Efficient Digestion and Absorption", *Journal of Gastroenterology* 48, no. 4(March 6, 2013): 442 – 451, doi:10.1007/s00535-013-0778-1.

5장 마이크로바이옴, 몸을 구성하는 또 다른 영역

1 다음을 참고하라. 에드 용, 양병찬 옮김,《내 속엔 미생물이 너무도 많아》, 어크로스, 2017.

2 Lu Gao et al., "Oral Microbiomes: More and More Importance in Oral Cavity and Whole Body", *Protein & Cell* 9, no. 5(May 2018): 488 – 500, doi:10.1007/s13238-018-0548-1.

3 John Prescott, "Effects of Added Glutamate on Liking for Novel Food Flavors", *Appetite* 42, no. 2(April 2004): 143 – 50, doi:10.1016/j.appet.2003.08.013.

4 Nobuhiro Takahashi, Takuichi Sato, and Tadashi Yamada, "Metabolic Pathways for Cytotoxic End Product Formation from Glutamate-and Aspartate-Containing Peptides by Porphyromonas Gingivalis", *Journal of Bacteriology* 182, no. 17(September 2000): 4704 – 10, doi:10.1128/jb.182.17.4704-4710.2000.

5 Saher S. Mohammed, "Monosodium Glutamate-Induced Genotoxicity in Rat Palatal Mucosa", *Tanta Dental Journal* 14, no. 3(2017): 112, doi:10.4103/tdj.tdj_20_17.

6 Peter J. Turnbaugh et al., "The Human Microbiome Project", *Nature* 449, no. 7164(October 18, 2007): 804 – 10, doi:10.1038/nature06244.

7 Moises Velasquez-Manoff, *An Epidemic of Absence: A New Way of Understanding Allergies and Autoimmune Diseases* (New York: Scribner, 2013).

8 Andrew C. Dukowicz, Brian E. Lacy, and Gary M. Levine, "Small Intestinal Bacterial Overgrowth: A Comprehensive Review", *Gastroenterology & Hepatology* 3, no. 2(February 1, 2007): 112 – 122, https://www.ncbi.nlm.nih.gov/pubmed/21960820.

9 K. Aagaard et al., "The Placenta Harbors a Unique Microbiome", *Science Translational Medicine* 6, no. 237(May 21, 2014): 237ra65 – 65,

doi:10.1126 /scitranslmed.3008599.

10   C. De Filippo et al., "Impact of Diet in Shaping Gut Microbiota Revealed by a Comparative Study in Children from Europe and Rural Africa", *Proceedings of the National Academy of Sciences* 107, no. 33(August 2, 2010): 14691 – 14696, doi:10.1073/pnas.1005963107.

11   Peter J. Turnbaugh et al., "The human microbiome project: exploring the microbial part of ourselves in a changing world", *Nature*, 2007 Oct 18, 449(7164): 804 – 810. doi: 10.1038/nature06244.

12   Peter J. Turnbaugh et al., "A Core Gut Microbiome in Obese and Lean Twins", *Nature* 457, no. 7228(November 30, 2008): 480 – 484, doi:10.1038/nature07540.

13   Christopher L. Gentile and Tiffany L. Weir, "The Gut Microbiota at the Intersection of Diet and Human Health", *Science* 362, no. 6416(November 15, 2018): 776 – 780, doi:10.1126/science.aau5812; Michael Conlon and Anthony Bird, "The Impact of Diet and Lifestyle on Gut Microbiota and Human Health", *Nutrients* 7, no. 1(December 24, 2014): 17 – 44, doi:10.3390/nu7010017; Lawrence A. David et al., "Diet Rapidly and Reproducibly Alters the Human Gut Microbiome", *Nature* 505, no. 7484(December 11, 2013): 559 – 563, doi:10.1038/nature12820; Ian Rowland et al., "Gut Microbiota Functions: Metabolism of Nutrients and Other Food Components", *European Journal of Nutrition* 57, no. 1(April 9, 2017): 1 – 24, doi:10.1007/s00394-017-1445-8.

14   R.H. Yolken and E.F. Torrey, "Are Some Cases of Psychosis Caused by Microbial Agents? A Review of the Evidence", *Molecular Psychiatry* 13, no. 5 (May 1, 2008): 470 – 479, doi:10.1038/mp.2008.5; Michael Karin, Toby Lawrence, and Victor Nizet, "Innate Immunity Gone Awry: Linking Microbial Infections to Chronic Inflammation and Cancer", *Cell* 124, no. 4(February 2006): 823 – 835, doi:10.1016/j.cell.2006.02.016; R.J. Xavier, and D. K. Podolsky, "Unravelling the Pathogenesis of Inflammatory Bowel

Disease", *Nature* 448, no. 7152(July 2007): 427 – 434, doi:10.1038/nature06005; J.F. Cryan and S.M. O'Mahony, "The Microbiome – Gut – Brain Axis: From Bowel to Behavior", *Neurogastroenterology & Motility* 23, no. 3(February 8, 2011): 187 – 192, doi:10.1111/j.1365-2982.2010.01664.x.

15 F. Backhed, "Host-Bacterial Mutualism in the Human Intestine", *Science* 307, no. 5717(March 25, 2005): 1915 – 1920, doi:10.1126/science.1104816.

16 Ze-Meng Feng et al., "Monosodium L-Glutamate and Dietary Fat Differently Modify the Composition of the Intestinal Microbiota in Growing Pigs", *Obesity Facts* 8, no. 2 (2015): 87 – 100, doi:10.1159/000380889.

17 L.V. Hooper, "Molecular Analysis of Commensal Host-Microbial Relationships in the Intestine", *Science* 291, no. 5505(February 2, 2001): 881 – 884, doi:10.1126/science.291.5505.881; Ruixin Liu et al., "Gut Microbiome and Serum Metabolome Alterations in Obesity and after Weight-Loss Intervention", *Nature Medicine* 23, no. 7 (June 19, 2017): 859 – 868, doi:10.1038/nm.4358.

18 Filip Ottosson et al., "Connection between BMI-Related Plasma Metabolite Profile and Gut Microbiota", *Journal of Clinical Endocrinology & Metabolism* 103, no. 4(February 1, 2018): 1491 – 1501, doi:10.1210/jc.2017-02114.

19 Feng et al., "Monosodium L-Glutamate and Dietary Fat Differently Modify the Composition of the Intestinal Microbiota in Growing Pigs"; Oleksandr A. Savcheniuk et al., "The Efficacy of Probiotics for Monosodium Glutamate-Induced Obesity: Dietology Concerns and Opportunities for Pre- vention", *EPMA Journal* 5, no. 1(January 13, 2014), doi:10.1186/1878-5085-5-2.

20 J.J. Faith et al., "Predicting a Human Gut Microbiota's Response to Diet

in Gnotobiotic Mice", *Science* 333, no. 6038(May 19, 2011): 101 – 104, doi:10.1126/science.120

21 R. Hughes, E.A. Magee, and S. Bingham, "Protein Degradation in the Large Intestine: Relevance to Colorectal Cancer", *Current Issues in Intestinal Microbiology* 1, no. 2 (September 1, 2000): 51 – 58, http://www.ncbi.nlm.nih.gov/pubmed/11709869.

22 Elaine Holmes et al., "Understanding the Role of Gut Microbiome – Host Metabolic Signal Disruption in Health and Disease", *Trends in Microbiology* 19, no. 7(July 2011): 349 – 359, doi:10.1016/j.tim.2011.05.006; A. Ruhl, "Glial Cells in the Gut", *Neurogastroenterology and Motility* 17, no. 6(December 2005): 777 – 790, doi:10.1111/j.1365-2982.2005.00687.x; Keith A. Sharkey and Alfons B.A. Kroese, "Consequences of Intestinal Inflammation on the Enteric Nervous System: Neuronal Activation Induced by Inflammatory Mediators", *Anatomical Record* 262, no. 1(January 1, 2001): 79 – 90, doi:10.1002/1097-0185(20010101)262:1〈79::aid-ar1013〉 3.0.co;2-k; Emeran A. Mayer, Kirsten Tillisch, and Arpana Gupta, "Gut/Brain Axis and the Microbiota", *Journal of Clinical Investigation* 125, no. 3(February 17, 2015): 926 – 938, doi:10.1172/jci76304.

23 페놀 과다 상태는 체내 황산염의 소모를 증가시킨다. 따라서 해독 과정에는 황산화(sulfation)가 필요하기 때문에 세포를 보호하는 데 필수적인 황(sulfur)이 고갈되어 영양학적 영향을 미친다. 암과 관련된 글루타메이트 신호전달 경로 조절 이상은 다음 참고하라. T.D. Prickett and Y. Samuels, "Molecular Pathways: Dysregulated Glutamatergic Signaling Pathways in Cancer", *Clinical Cancer Research* 18, no. 16(May 30, 2012): 4240 – 4246, doi:10.1158/1078-0432.ccr-11-1217.

24 Jennifer S. Labus et al., "Evidence for an Association of Gut Microbial Clostridia with Brain Functional Connectivity and Gastrointestinal Sensorimotor Function in Patients with Irritable Bowel Syndrome, Based on Tripartite Network Analysis", *Microbiome* 7, no. 1(March 21, 2019),

doi:10.1186/s40168-019-0656-z.

25 Andreina Baj et al., "Glutamatergic Signaling along the Microbiota-Gut-Brain Axis", *International Journal of Molecular Sciences* 20, no. 6(March 25, 2019): 1482, doi:10.3390/ijms20061482.

26 Mitsuharu Matsumoto et al., "Cerebral Low-Molecular Metabolites Influenced by Intestinal Microbiota: A Pilot Study", *Frontiers in Systems Neuroscience* 7 (2013), doi:10.3389/fnsys.2013.00009; Takahiro Kawase et al., "Gut Microbiota of Mice Putatively Modifies Amino Acid Metabolism in the Host Brain", *British Journal of Nutrition* 117, no. 6(March 1, 2017): 775 – 783, doi:10.1017/S0007114517000678.

27 Arpana Gupta, Vadim Osadchiy, and Emeran A. Mayer, "Brain – Gut – Microbiome Interactions in Obesity and Food Addiction", *Nature Reviews Gastroenterology & Hepatology* 17, no. 11(August 27, 2020): 655 – 672, doi:10.1038/s41575-020-0341-5.

28 Cryan and O'Mahony, "The Microbiome – Gut – Brain Axis"; Ruth Ann Luna and Jane A Foster, "Gut Brain Axis: Diet Microbiota Interactions and Implications for Modulation of Anxiety and Depression", *Current Opinion in Biotechnology* 32 (April 2015): 35 – 41, doi:10.1016/j.copbio.2014.10.007; Gerard Sanacora, Giulia Treccani, and Maurizio Popoli, "Towards a Glutamate Hypothesis of Depression", *Neuropharmacology* 62, no. 1(January 2012): 63 – 77, doi:10.1016/j.neuropharm.2011.07.036; Dennis J. McCarthy et al., "Glutamate-Based Depression GBD", *Medical Hypotheses* 78, no. 5(May 2012): 675 – 681, doi:10.1016/j.mehy.2012.02.009.

29 Marisa Iati, "He Was Acting Drunk but Swore He Was Sober. Turns out His Stomach Was Brewing Its Own Beer", *Washington Post*, October 30, 2019, https://www.washingtonpost.com/health/2019/10/24/he-was-acting-drunk-swore-he-was-sober-turns-out-his-stomach-was-brewing-its-own-beer/.

6장 서서히 타오르는 불, 염증과 식단

1 A.K. Walker et al., "Neuroinflammation and Comorbidity of Pain and Depression", *Pharmacological Reviews* 66, no. 1(December 11, 2013): 80–101, doi:10.1124/pr.113.008144.

2 Hakan Alfredson and Ronny Lorentzon, "Chronic Tendon Pain: No Signs of Chemical Inflammation but High Concentrations of the Neurotransmitter Glutamate. Implications for Treatment?" *Current Drug Targets* 3, no. 1(February 1, 2002), doi:10.2174/1389450023348028.

3 Ebrahim Haroon, Andrew H. Miller, and Gerard Sanacora, "Inflammation, Glutamate, and Glia: A Trio of Trouble in Mood Disorders", *Neuro- psychopharmacology* 42, no. 1(September 15, 2016): 193–215, doi:10.1038/npp.2016.199.

4 Hind Abdo et al., "Specialized Cutaneous Schwann Cells Initiate Pain Sensation", *Science* 365, no. 6454(August 15, 2019): 695–699, doi:10.1126/sci ence.aax6452.

5 Kathleen F. Holton, Peter K. Ndege, and Daniel J. Clauw, "Dietary Correlates of Chronic Widespread Pain in Meru, Kenya", *Nutrition* 53(September 2018): 14–19, doi:10.1016/j.nut.2018.01.016.

6 Holton et al., "Dietary Correlates of Chronic Widespread Pain"; Julie Wieseler-Frank, Steven F Maier, and Linda R Watkins, "Glial Activation and Pathological Pain", *Neurochemistry International* 45, no. 2–3(2004): 389–395, doi:10.1016/j.neuint.2003.09.009.

7 Zumin Shi et al., "Monosodium Glutamate Is Related to a Higher Increase in Blood Pressure over 5 Years: Findings from the Jiangsu Nutrition Study of Chinese Adults", *Journal of Hypertension* 29, no. 5(May 2011): 846–853, doi:10.1097/hjh.0b013e328344da8e; Laura J. Stevens et al., "Dietary Sensitivities and ADHD Symptoms: Thirty-Five Years of Research," *Clinical Pediatrics* 50, no. 4(December 2, 2010): 279–293, doi:10.1177/0009922810384728; Jean-Claude Moubarac

et al., "Consumption of Ultra-Processed Foods and Likely Impact on Human Health: Evidence from Canada", *Public Health Nutrition* 16, no. 12(November 21, 2012): 2240 – 2248, doi:10.1017/s1368980012005009; Kathleen Feeney Holton et al., "Novel Dietary Intervention Produces Significant Improvements in Fibromyalgia Patients with Irritable Bowel Syndrome", *FASEB Journal* 24, no. S1 (April 2010), doi:10.1096/fasebj.24.1_supplement.564.23; Makoto Fujimoto et al., "A Dietary Restriction Influences the Progression but Not the Initiation of MSG-Induced Nonalcoholic Steatohepatitis", *Journal of Medicinal Food* 17, no. 3(March 2014): 374 – 383, doi:10.1089/jmf.2012.0029; Kate S. Collison et al., "Effect of Dietary Monosodium Glutamate on HFCS- Induced Hepatic Steatosis: Expression Profiles in the Liver and Visceral Fat", *Obesity* 18, no. 6(June 2010): 1122 – 1134, doi:10.1038/oby.2009.502; Jerry D. Smith et al., "Relief of Fibromyalgia Symptoms Following Discontinuation of Dietary Excitotoxins", *Annals of Pharmacotherapy* 35, no. 6(June 2001): 702 – 706, doi:10.1345/aph.10254; Robert Dantzer and Adam K. Walker, "Is There a Role for Glutamate-Mediated Excitotoxicity in Inflammation-Induced Depression?", *Journal of Neural Transmission* 121, no. 8(March 15, 2014): 925 – 932, doi:10.1007/s00702-014-1187-1.

8 이들 연구 가운데 일부는 쥐를 대상으로 진행되었으며, 식단의 다른 요소를 통제한 상태에서도 MSG가 특정한 염증의 직접적인 원인이 된다는 것을 보여주었다. 다른 연구에서는 MSG가 인간의 염증성 질환에 기여한다는 사실을 밝혔고, 또 다른 연구에서는 MSG 제거가 특정 염증성 질환 관리에 도움이 된다는 결과를 보였다. 내가 설립한 비영리 단체 '언블라인드 마이 마인드(Unblind My Mind)'의 목표 중 하나는 자폐증 인구를 대상으로 REID 식단의 효과를 검증하는 이중맹검 연구를 수행할 수 있도록 충분한 연구 자금을 확보하는 것이다.

9 연구자들은 현재 글루타메이트 기반 우울증을 연구하고 있다. 그러나 이 연구는 식이요법 권장을 위한 것이 아니라, 글루타메이트가 세포 수용체에 결합하는 것을 차단하는 약물을 개발하기 위한 목적이 더 크다. 나는 약물에

앞서 식이요법을 먼저 시도해 볼 것을 권한다.

10 Ellen A. Lumpkin and Michael J. Caterina, "Mechanisms of Sensory Transduction in the Skin", *Nature* 445, no. 7130(February 2007): 858–865, doi:10.1038/nature05662; Timothy M. Skerry and Paul G. Genever, "Glutamate Signalling in Non-Neuronal Tissues", *Trends in Pharmacological Sciences* 22, no. 4(April 2001): 174–181, doi:10.1016/s0165-6147(00)01642-4.

11 저스틴 소넨버그·에리카 소넨버그, 김혜성 옮김, 《건강한 장이 사람을 살린다》, 파라사이언스, 2016.

12 Vladimir Grubišić et al., "Enteric Glia Regulate Gut Motility in Health and Disease", *Brain Research Bulletin* 136(January 2018): 109–117, doi:10.1016/j.brainresbull.2017.03.011.

13 Anne Ruhl, "Glial Cells in the Gut", *Neurogastroenterology and Motility* 17, no. 6(December 2005): 777–90, doi:10.1111/j.1365-2982.2005.00687.x.

14 Julie Cabarrocas, Tor C. Savidge, and Roland S. Liblau, "Role of Enteric Glial Cells in Inflammatory Bowel Disease", *Glia* 41, no. 1(December 3, 2002): 81–93, doi:10.1002/glia.10169.

15 Min-Tsai Liu et al., "Glutamatergic Enteric Neurons", *Journal of Neuroscience* 17, no. 12(June 15, 1997): 4764–4784, doi:10.1523/jneurosci.17-12-04764.1997; Julie Wieseler-Frank, Steven F Maier, and Linda R. Watkins, "Glial Activation and Pathological Pain", *Neurochemistry International* 45, no. 2–3(2004): 389–95, doi:10.1016/j.neuint.2003.09.009.

16 Annette L. Kirchgessner, Min-Tsai Liu, and Frederick Alcantara, "Excitotoxicity in the Enteric Nervous System", *Journal of Neuroscience* 17, no. 22(November 15, 1997): 8804–8816, doi:10.1523/jneurosci.17-22-08804.1997.

17 Tor C. Savidge, Michael V. Sofroniew, and Michel Neunlist, "Starring

Roles for Astroglia in Barrier Pathologies of Gut and Brain", *Laboratory Investigation* 87, no. 8(July 2, 2007): 731 – 736, doi:10.1038/labinvest.3700600; Gabrio Bassotti et al., "Enteric Glial Cells: New Players in Gastrointestinal Motility?", *Laboratory Investigation* 87, no. 7(May 7, 2007): 628 – 632, doi:10.1038/labinvest.3700564.

18 Anne Cornet et al., "Enterocolitis Induced by Autoimmune Targeting of Enteric Glial Cells: A Possible Mechanism in Crohn's Disease?", *Proceedings of the National Academy of Sciences of the United States of America* 98, no. 23 (November 6, 2001): 13306 – 13311, doi:10.1073/pnas.231474098; A-C. Aube, "Changes in Enteric Neurone Phenotype and Intestinal Functions in a Transgenic Mouse Model of Enteric Glia Disruption", *Gut* 55, no. 5(May 1, 2006): 630 – 637, doi:10.1136/gut.2005.067595.

19 Viviana Filpa et al., "Role of Glutamatergic Neurotransmission in the Enteric Nervous System and Brain-Gut Axis in Health and Disease", *Neuropharmacology* 111(December 2016): 14 – 33, doi:10.1016/j.neuropharm.2016.08.024.

20 Holton et al., "Novel Dietary Intervention Produces Significant Improvements in Fibromyalgia Patients".

21 Vasiliy Zolotarev et al., "Effect of Free Dietary Glutamate on Gastric Secretion in Dogs", *Annals of the New York Academy of Sciences* 1170, no. 1(July 2009): 87 – 90. doi:10.1111/j.1749-6632.2009.03900.x.

22 Zemeng Feng et al., "Monosodium L-Glutamate and Dietary Fat Exert Opposite Effects on the Proximal and Distal Intestinal Health in Growing Pigs", *Applied Physiology, Nutrition, and Metabolism* 40, no. 4(April 2015): 353 – 363, doi:10.1139/apnm-2014-0434.

23 Hans Christian Helms et al., "In Vitro Evidence for the Brain Glutamate Efflux Hypothesis: Brain Endothelial Cells Cocultured with Astrocytes Display a Polarized Brain-To-Blood Transport of Glutamate", *Glia* 60,

no. 6(March 5, 2012): 882 – 893, doi:10.1002/glia.22321.

24 글루타메이트 분자는 혈액뇌장벽에서 조절되지만, 글루타메이트 신호전달은 그렇지 않다. 다시 말해 신체 어디서든 만성 염증이 발생하면 그 신호가 뇌로 전달되어 뇌가 과도하게 흥분하고, 뇌 자체의 신경세포에서 글루타메이트를 대량으로 방출할 수 있다. 예를 들어 염증이 생긴 장에서 생성된 사이토카인은 혈액뇌장벽을 통과해 뇌세포를 흥분시킨다.

25 N. Joan Abbott, Lars Rönnbäck, and Elisabeth Hansson, "Astrocyte – Endothelial Interactions at the Blood – Brain Barrier", *Nature Reviews Neuroscience* 7, no. 1(January 2006): 41 – 53, doi:10.1038/nrn1824; Oliver I. Schmidt et al., "Tumor Necrosis Factor-Mediated Inhibition of Interleukin-18 in the Brain: A Clinical and Experimental Study in Head-Injured Patients and in a Murine Model of Closed Head Injury", *Journal of Neuroinflammation* 1, no. 1(2004): 13, doi:10.1186/1742-2094-1-13.

26 E.A. van Vliet et al., "Blood-Brain Barrier Leakage May Lead to Progression of Temporal Lobe Epilepsy", *Brain* 130, no. 2(February 1, 2007): 521 – 534, doi:10.1093/brain/awl318; V. Rigau et al., "Angiogenesis Is Associated with Blood-Brain Barrier Permeability in Temporal Lobe Epilepsy", *Brain* 130, no. 7(May 29, 2007): 1942 – 1956, doi:10.1093/brain/awm118; S. Ivens et al., "TGF-beta Receptor-Mediated Albumin Uptake into Astrocytes Is Involved in Neocortical Epileptogenesis", *Brain* 130, no. 2(February 1, 2007): 535 – 547, doi:10.1093/brain/awl317.

27 Sarah L. Smith and Edward D. Hall, "Mild Pre-and Posttraumatic Hypothermia Attenuates Blood-Brain Barrier Damage Following Controlled Cortical Impact Injury in the Rat", *Journal of Neurotrauma* 13, no. 1(January 1996): 1 – 9, doi:10.1089/neu.1996.13.1; Huang Upadhyay and R.J. Tamargo, "Inflammation in Stroke and Focal Cerebral Ischemia", *Surgical Neurology* 66, no. 3(September 1, 2006): 232 – 45, doi:10.1016/j.surneu.2005.12.028.

28 Angela MacIntyre et al., "Chlamydia Pneumoniae Infection Alters the

Junctional Complex Proteins of Human Brain Microvascular Endothelial Cells", *FEMS Microbiology Letters* 217, no. 2(December 2002): 167 – 172. doi:10.1111/j.1574-6968.2002.tb11470.x; Itai Weissberg et al., "Blood-Brain Barrier Dysfunction in Epileptogenesis of the Temporal Lobe", *Epilepsy Research and Treatment* 2011(June 7, 2011): 1 – 10, doi:10.1155/2011/143908.

29 흥미롭게도 생후 첫해에는 영아의 혈액뇌장벽이 상대적으로 투과성이 높다. 따라서 분유에 글루타메이트 같은 흥분성 독소의 첨가를 제한해야 할 필요성이 더욱 분명하다!

30 Marcela Julio-Pieper et al., "Exciting Times beyond the Brain: Metabotropic Glutamate Receptors in Peripheral and Non-Neural Tissues", *Pharmacological Reviews* 63, no. 1(January 12, 2011): 35 – 58, doi:10.1124/pr.110.004036.

31 Jessica L.F. Teh and Suzie Chen, "Glutamatergic Signaling in Cellular Transformation", *Pigment Cell & Melanoma Research* 25, no. 3(February 20, 2012): 331 – 342. doi:10.1111/j.1755-148x.2012.00983.x.

32 Shu-Heng Jiang et al., "Neurotransmitters: Emerging Targets in Cancer", *Oncogene* 39, no. 3(September 16, 2019): 503 – 515, doi:10.1038/s41388-019-1006-0.

33 Richard G. Bakker et al., "Identification of Specific Chemoattractants and Genetic Complementation of a Borrelia burgdorferi Chemotaxis Mutant: Flow Cytometry-Based Capillary Tube Chemotaxis Assay", *Applied and Environmental Microbiology* 73, no. 4(February 15, 2007): 1180 – 1188, doi:10.1128/aem.01913-06.

34 Sébastien Bontemps-Gallo, Kevin Lawrence, and Frank C. Gherardini, "Two Different Virulence-Related Regulatory Pathways in Borrelia Burgdorferi Are Directly Affected by Osmotic Fluxes in the Blood Meal of Feeding Ixodes Ticks", *PLoS Pathogens* 12, no. 8(August 15, 2016): e1005791, doi:10.1371/journal.ppat.1005791.

35 Anna M. Hansen and Rachel R Caspi, "Glutamate Joins the Ranks of Immunomodulators", *Nature Medicine* 16, no. 8(August 2010): 856 – 858, doi:10.1038/nm0810-856.

7장 글루타메이트와 질병

1 Zach Snitzer, "40M Americans Met Criteria for Substance Use Disorder in 2020: MARC", Maryland Addiction Recovery Center, November 1, 2021, https://www.marylandaddictionrecovery.com/40-million-americans-substance-use-disorder-2020/.

2 Centers for Disease Control and Prevention, "Drug Overdose Deaths in the U.S. Top 100,000 Annually", November 17, 2021, https://www.cdc.gov/nchs/pressroom/nchs_press_releases/2021/20211117.htm.

3 American Psychiatric Association, *Diagnostic and Statistical Manual of Mental Disorders* (5th ed.) (American Psychiatric Publishing, Inc., 2013), https://doi.org/10.1176/appi.books.9780890425596.

4 Barbara H. Herman, *Glutamate and Addiction* (Springer Science & Business Media, 2002).

5 Joachim D. Uys and Kathryn J. Reissner, "Glutamatergic Neuroplasticity in Cocaine Addiction", *Progress in Molecular Biology and Translational Science* (2011): 367 – 400, doi:10.1016/b978-0-12-385506-0.00009-0.

6 Wenhan Yang et al., "Increased Absolute Glutamate Concentrations and Glutamate-to-Creatine Ratios in Patients with Methamphetamine Use Disorders", *Frontiers in Psychiatry* 9(August 31, 2018), doi:10.3389/fpsyt.2018.00368.

7 National Institute on Alcohol Abuse and Alcoholism, "Alcohol Facts and Statistics", March 2022, https://www.niaaa.nih.gov/publications/brochures-and-fact-sheets/alcohol-facts-and-statistics.

8 P. Kalivas, "Glutamate Systems in Cocaine Addiction", *Current Opinion in Pharmacology* 4, no. 1(February 2004): 23 – 29, doi:10.1016/j.coph.2003.11.002; Dana Most, Laura Ferguson, and R. Adron Harris, "Molecular Basis of Alcoholism", *Handbook of Clinical Neurology*, 2014, 89 – 111. doi:10.1016/b978-0-444-62619-6.00006-9.

9 Amaia M. Erdozain and Luis F. Callado, "Neurobiological Alterations in Alcohol Addiction: A Review", *Adicciones* 26, no. 4(2014): 360 – 370, http://www.ncbi.nlm.nih.gov/pubmed/25578004.

10 John Olney, "Fetal Alcohol Syndrome at the Cellular Level", *Addiction Biology* 9, no. 2(June 2004): 137 – 49, doi:10.1080/13556210410001717006.

11 Sophie E. Holmes et al., "Altered Metabotropic Glutamate Receptor 5 Markers in PTSD: In Vivo and Postmortem Evidence", *Proceedings of the National Academy of Sciences*, July 12, 2017, doi:10.1073/pnas.1701749114.

12 Bessel van der Kolk et al., "Inescapable Shock, Neurotransmitters, and Addiction to Trauma: Toward a Psychobiology of Post Traumatic Stress", *Biological Psychiatry* 20, no. 3(March 1985): 314 – 25, doi:https://doi.org/10.1016/0006-3223(85)90061-7.

13 Centers for Disease Control and Prevention, "Alzheimer's Disease and Related Dementias", October 26, 2020, https://www.cdc.gov/aging/aginginfo/alzheimers.htm.

14 William F. Maragos et al., "Glutamate Dysfunction in Alzheimer's Disease: An Hypothesis", *Trends in Neurosciences* 10, no. 2(February 1987): 65 – 68, doi:10.1016/0166-2236(87)90025-7.

15 M. Hynd, "Glutamate-Mediated Excitotoxicity and Neurodegeneration in Alzheimer's Disease", *Neurochemistry International* 45, no. 5(October 2004): 583 – 95, doi:10.1016/j.neuint.2004.03.007; Carolyn C. Rudy et al., "The Role of the Tripartite Glutamatergic Synapse in the Pathophysiology of Alzheimer's Disease", Aging and Disease 6, no. 2(2015): 131,

doi:10.14336/ad.2014.0423.

16 Hyoung-gon Lee et al., "The Role of Metabotropic Glutamate Receptors in Alzheimer's Disease", *Acta Neurobiologiae Experimentalis* 64, no. 1(2004): 89 – 98, http://www.ncbi.nlm.nih.gov/pubmed/15190683.

17 Olakunle James Onaolapo, Olaleye Samuel Aremu, and Adejoke Yetunde Onaolapo, "Monosodium Glutamate-Associated Alterations in Open Field, Anxiety-Related and Conditioned Place Preference Behaviours in Mice", *Naunyn-Schmiedeberg's Archives of Pharmacology* 390, no. 7(March 29, 2017): 677 – 89, doi:10.1007/s00210-017-1371-6.

18 Centers for Disease Control and Prevention, "Data and Statistics about ADHD", September 23, 2021. https://www.cdc.gov/ncbddd/adhd/data. html.

19 Gail Tripp and Jeffery R. Wickens, "Neurobiology of ADHD", *Neuropharmacology* 57, no. 7 – 8(December 2009): 579 – 589, doi:10.1016/j.neuropharm.2009.07.026.

20 Jayne Cartmell and Darryle D. Schoepp, "Regulation of Neurotransmitter Release by Metabotropic Glutamate Receptors", *Journal of Neurochemistry* 75, no. 3(January 4, 2002): 889 – 907, doi:10.1046/j.1471-4159.2000.0750889.x.

21 Gabriele Ende et al., "Impulsivity and Aggression in Female BPD and ADHD Patients: Association with ACC Glutamate and GABA Concentrations", *Neuropsychopharmacology* 41, no. 2(June 4, 2015): 410 – 418, doi:10.1038/npp.2015. 153; Jochen Bauer et al., "Hyperactivity and Impulsivity in Adult Attention-Deficit/Hyperactivity Disorder Is Related to Glutamatergic Dysfunction in the Anterior Cingulate Cortex", *World Journal of Biological Psychiatry* 19, no. 7(December 15, 2016): 538 – 546, doi:10.1080/15622975.2016.1262060.

22 Jos. J. Eggermont and Larry E. Roberts, "The Neuroscience of Tinnitus: Understanding Abnormal and Normal Auditory Perception," Frontiers in

Systems Neuroscience 6 (2012), doi:10.3389/fnsys.2012.00053.

23 Raelyn Janssen, Laura Schweitzer, and Karl F. Jensen, "Glutamate Neurotoxicity in the Developing Rat Cochlea: Physiological and Morphological Approaches", *Brain Research* 552, no. 2(June 1991): 255 – 264, doi:10.1016/0006-8993(91)90090-i.

24 Lidy M. Pelsser et al., "Effects of a Restricted Elimination Diet on the Behaviour of Children with Attention-Deficit Hyperactivity Disorder (INCA Study): A Randomised Controlled Trial", *The Lancet* 377, no. 9764(February 2011): 494 – 503, doi:10.1016/s0140-6736(10)62227-1.

25 Centers for Disease Control and Prevention, "Data & Statistics on Autism Spectrum Disorder", December 2, 2021, https://www.cdc.gov/ncbddd/ autism/data.html.

26 R. Blaylock and A. Strunecka, "Immune-Glutamatergic Dysfunction as a Central Mechanism of the Autism Spectrum Disorders", *Current Medicinal Chemistry* 16, no. 2(January 1, 2009): 157 – 170, doi:10.2174/0929867097870027 45; J.L.R. Rubenstein and M.M. Merzenich, "Model of Autism: Increased Ratio of Excitation/Inhibition in Key Neural Systems", *Genes, Brain and Behavior* 2, no. 5(October 16, 2003): 255 – 267, doi:10.1034/j.1601-183x.2003.00037.x; Mark S. Brown et al., "Increased Glutamate Concentration in the Auditory Cortex of Persons with Autism and First-Degree Relatives: A1H-MRS Study", *Autism Research* 6, no. 1(November 16, 2012): 1 – 10, doi:10.1002/aur.1260; Jennifer E. Siegel-Ramsay et al., "Glutamate and Functional Connectivity-Support for the Excitatory-Inhibitory Imbalance Hypothesis in Autism Spectrum Disorders", *Psychiatry Research: Neuroimaging* 313(2021): 111302; Sofie De Wandel et al., "Altered Glutamate and Glutamine Kinetics in Autism Spectrum Disorder", *Current Developments in Nutrition* 5, no. Supplement_2(2021): 845; Greg C. Carlson, "Glutamate Receptor Dysfunction and Drug Targets across Models of Autism Spectrum Disorders", *Pharmacology Biochemistry*

and Behavior 100, no. 4(February 2012): 850‒854, doi:10.1016/j.pbb.2011.02.003; Paromita Roy Choudhury, Sanjukta Lahiri, and Usha Rajamma, "Glutamate Mediated Signaling in the Pathophysiology of Autism Spectrum Disorders", *Pharmacology Biochemistry and Behavior* 100, no. 4 (February 2012): 841‒849, doi:10.1016/j.pbb.2011.06.023; Pinchen Yang and Chen-Lin Chang, "Glutamate-Mediated Signaling and Autism Spectrum Disorders: Emerging Treatment Targets", *Current Pharmaceutical Design* 20, no. 32(January 10, 2014): 5186‒5193, Doi:10.2 174/13816128196661401 10120725.

27 A. El-Ansary, "GABA and Glutamate Imbalance in Autism and Their Reversal as Novel Hypothesis for Effective Treatment Strategy", *Autism and Developmental Disorders* 18, no. 3(2020): 46‒63, doi:https://doi.org/10.17759/autdd.2020180306; Russell G. Port, Lindsay M. Oberman, and Timothy P.L. Roberts, "Revisiting the Excitation/Inhibition Imbalance Hypothesis of ASD through a Clinical Lens", *British Journal of Radiology* 92, no. 1101(September 2019): 20180944, doi:10.1259/bjr.20180944.

28 A.E. Purcell et al., "Postmortem Brain Abnormalities of the Glutamate Neurotransmitter System in Autism", *Neurology* 57, no. 9(November 13, 2001): 1618‒1628, doi:10.1212/wnl.57.9.1618.

29 Victor A. Derkach et al., "Regulatory Mechanisms of AMPA Receptors in Synaptic Plasticity", *Nature Reviews Neuroscience* 8, no. 2(February 2007): 101‒113, doi:10.1038/nrn2055.

30 Kwok-On Lai and Nancy Y. Ip, "Structural Plasticity of Dendritic Spines: The Underlying Mechanisms and Its Dysregulation in Brain Disorders", *Biochimica et Biophysica Acta (BBA)—Molecular Basis of Disease* 1832, no. 12(December 1, 2013): 2257‒2263, doi:10.1016/j.bbadis.2013.08.012.

31 M.M. Essa et al., "Excitotoxicity in the Pathogenesis of Autism", *Neurotoxicity Research* 23, no. 4(October 13, 2012): 393‒400,

doi:10.1007/s12640-012-9354-3.

32 R.K. Naviaux, "Metabolic Features of the Cell Danger Response",
    Mitochondrion 16(May 1, 2014): 7 – 17, doi:10.1016/j.mito.2013.08.006;
    Alan M. Smith et al., "A Metabolomics Approach to Screening for Autism
    Risk in the Children's Autism Metabolome Project", *Autism Research* 13,
    no. 8(June 18, 2020): 1270 – 1285, doi:10.1002/aur.2330.

33 Tore Midtvedt, "The Gut: A Triggering Place for Autism—Possibilities
    and Challenges", *Microbial Ecology in Health & Disease* 23(August 24,
    2012), doi:10.3402/mehd.v23i0.18982; Dae-Wook Kang et al., "Long-
    Term Benefit of Microbiota Transfer Therapy on Autism Symptoms and
    Gut Microbiota", *Scientific Reports* 9, no. 1(April 9, 2019), doi:10.1038/
    s41598-019-42183-0.

34 Martha R. Herbert and Karen Weintraub, *The Autism Revolution: Whole-
    Body Strategies for Making Life All It Can Be* (New York: Ballantine
    Books, 2012).

35 ACS Medical Content and News Staff, "2022 Cancer Facts & Figures:
    Cancer Death Rate Drops", American Cancer Society, January 12, 2022,
    https:// www.cancer.org/latest-news/facts-and-figures-2022.html.

36 Rebecca L. Siegel, Kimberly D. Miller, and Ahmedin Jemal, "Cancer
    Statistics, 2019", *CA: A Cancer Journal for Clinicians* 69, no. 1(January
    2019): 7 – 34, doi:10.3322/caac.21551.

37 T. Takano et al., "Glutamate Release Promotes Growth of Malignant
    Gliomas", *Nature Medicine* 7, no. 9(2001): 1010 – 1015. doi:10.1038/
    nm0901-1010.

38 Jessica L.F. Teh and Suzie Chen, "Glutamatergic Signaling in Cellular
    Transformation", *Pigment Cell & Melanoma Research* 25, no.
    3(February 20, 2012): 331 – 342, doi:10.1111/j.1755-148x.2012.00983.
    x; T.D. Prickett and Y. Samuels, "Molecular Pathways: Dysregulated
    Glutamatergic Signaling Pathways in Cancer", *Clinical Cancer Research*

18, no. 16(May 30, 2012): 4240‒4246, doi:10.1158/1078-0432.ccr-11-1217.

39   Teh and Chen, "Glutamatergic Signaling in Cellular Transformation". *Pigment Cell Melanoma Res.* 2012 May;25(3):331‒42. doi: 10.1111/j.1755-148X.2012.00983.x.

40   E. Haroon, A.H. Miller, and G. Sanacora, "Inflammation, Glutamate, and Glia: A Trio of Trouble in Mood Disorders", *Neuropsychopharmacology: Official Publication of the American College of Neuropsychopharmacology* 42, no. 1(January 2017): 193‒215, doi:10.1038/npp.2016.199; Anna M. Hansen and Rachel R. Caspi, "Glutamate Joins the Ranks of Immunomodulators", *Nature Medicine* 16, no. 8(August 2010): 856‒858, doi:10.1038/nm0810-856.

41   39번 리뷰 논문과 다음을 참고하라. Prickett, T.D., & Samuels, Y. (2012), "Molecular pathways: Dysregulated glutamatergic signaling pathways in cancer", *Clinical Cancer Research*, 18(16), 4240‒4246. https://doi.org/10.1158/1078-0432.CCR-11-1217; Siegel-Ramsay et al., (2021). "Glutamate and functional connectivity", Psychiatry Research: Neuroimaging, 313, 111302. https://doi.org/10.1016/j.pscychresns.2021.111302.

42   N. Müller and M.J. Schwarz, "The Immune-Mediated Alteration of Serotonin and Glutamate: Towards an Integrated View of Depression", *Molecular Psychiatry* 12, no. 11(April 24, 2007): 988‒1000, doi:10.1038/sj.mp.4002006; Hideaki Mitani et al., "Correlation between Plasma Levels of Glutamate, Alanine and Serine with Severity of Depression", *Progress in Neuro-Psychopharmacology and Biological Psychiatry* 30, no. 6(August 2006): 1155‒1158, doi:10.1016/j.pnpbp.2006.03.036; A.C. Altamura et al., "Plasma and Platelets Glutamate Levels in Major Psychoses", *Schizophrenia Research 9*, no. 2‒3 (April 1993): 215, doi:10.1016/0920-9964(93)90461-q; Kenji Hashimoto, Akira Sawa, and Masaomi Iyo, "Increased Levels of Glutamate in Brains from Patients with

Mood Disorders", *Biological Psychiatry* 62, no. 11(December 2007): 1310 – 1316, doi:10.1016/j.biopsych.2007.03.017; Thomas McGrath et al., "Emerging Evidence for the Widespread Role of Glutamatergic Dysfunction in Neuropsychiatric Diseases", *Nutrients* 14, no. 5(2022): 917, doi:10.3390/nu14050917.

43 Leah McNally, Zubin Bhagwagar, and Jonas Hannestad, "Inflammation, Glutamate, and Glia in Depression: A Literature Review", *CNS Spectrums* 13, no. 6(June 1, 2008): 501 – 510, doi:10.1017/s1092852900016734; Adejoke Yetunde Onaolapo and Olakunle James Onaolapo, "Glutamate and Depression: Reflecting a Deepening Knowledge of the Gut and Brain Effects of a Ubiquitous Molecule", *World Journal of Psychiatry* 11, no. 7(2021): 297, doi:10.5498/wjp.v11.i7.297; Cecilie Bay-Richter et al., "A Role for Inflammatory Metabolites as Modulators of the Glutamate N-Methyl-d-Aspartate Receptor in Depression and Suicidality", *Brain, Behavior, and Immunity* 43(January 2015): 110 – 117, doi:10.1016/j.bbi.2014.07.012.

44 Dennis J. McCarthy et al., "Glutamate-Based Depression GBD", *Medical Hypotheses* 78, no. 5(May 2012): 675 – 681, doi:10.1016/j.mehy.2012.02.009.

45 Centers for Disease Control and Prevention, "National DPP Customer Service Center", 2022, https://nationaldppcsc.cdc.gov/s/article/CDC-2022 -National-Diabetes-Statistics-Report.

46 Filip Ottosson et al., "Altered Asparagine and Glutamate Homeostasis Precede Coronary Artery Disease and Type 2 Diabetes", *Journal of Clinical Endocrinology & Metabolism* 103, no. 8(May 16, 2018): 3060 – 3069, doi:10.1210/jc.2018-00546; Manami Oya et al., "Amino Acid Taste Receptor Regulates Insulin Secretion in Pancreatic β-Cell Line MIN6 Cells", *Genes to Cells* 16, no. 5(April 6, 2011): 608 – 16, doi:10.1111/j.1365-2443.2011.01509.x.

MSG 쇼크

47 Centers for Disease Control and Prevention, "Adult Obesity Facts", February 11, 2021, https://www.cdc.gov/obesity/data/adult.html.

48 Robin B. Kanarek et al., "Juvenile-Onset Obesity and Deficits in Caloric Regulation in MSG-Treated Rats", *Pharmacology Biochemistry and Behavior* 10, no. 5(May 1979): 717–721, doi:10.1016/0091-3057(79)90324-1; L. Macho et al., "Late Effects of Postnatal Administration of Monosodium Glutamate on Insulin Action in Adult Rats", *Physiological Research* 49 Suppl 1 (2000): S79–85. http://www.ncbi.nlm.nih.gov/pubmed/10984075; Oleksandr A. Savcheniuk et al., "The Efficacy of Probiotics for Monosodium Glutamate-Induced Obesity: Dietology Concerns and Opportunities for Prevention", *EPMA Journal* 5, no. 1(January 13, 2014), doi:10.1186/1878-5085-5-2.

49 Tonkla Insawang et al., "Monosodium Glutamate(MSG) Intake Is Associated with the Prevalence of Metabolic Syndrome in a Rural Thai Population", Nutrition & Metabolism 9, no. 1 (2012): 50, doi:10.1186/1743-7075-9-50; Ka He et al., "Consumption of Monosodium Glutamate in Relation to Incidence of Overweight in Chinese Adults: China Health and Nutrition Survey(CHNS)", *American Journal of Clinical Nutrition* 93, no. 6(April 6, 2011): 1328–1336, doi:10.3945/ajcn.110.008870.

50 M. Hermanussen et al., "Obesity, Voracity, and Short Stature: The Impact of Glutamate on the Regulation of Appetite", *European Journal of Clinical Nutrition* 60, no. 1(August 31, 2005): 25–31, doi:10.1038/sj.ejcn.1602263.

51 Ana Andres-Hernando et al., "Umami-Induced Obesity and Metabolic Syndrome Is Mediated by Nucleotide Degradation and Uric Acid Generation", *Nature Metabolism* 3, no. 9 (2021): 1189–1201, doi:10.1038/s42255-021-00454-z. 또한 데이비드 펄머터(David Perlmutter)는 뉴클레오티드 분해 경로를 통해 요산 수치와 염증 간의 연관성에 대해 언급하고 있다. 자세한 내용은 다음을 참고하라. 데이비드 펄머

터, 김보은 옮김, 《요산 혁명》, 시공사, 2024.

52 Insawang et al., "Monosodium Glutamate (MSG) Intake Is Associated with the Prevalence of Metabolic Syndrome in a Rural Thai Population"; He et al., "Consumption of Monosodium Glutamate in Relation to Incidence of Overweight in Chinese Adults"; Alberto M. Davalli, Carla Perego, and Franco B. Folli, "The Potential Role of Glutamate in the Current Diabetes Epidemic", *Acta Diabetologica* 49, no. 3(January 5, 2012): 167-183, doi:10.1007/s00592-011-0364-z; Koichi Tsuneyama et al., "Neonatal Monosodium Glutamate Treatment Causes Obesity, Diabetes, and Macrovesicular Steatohepatitis with Liver Nodules in DIAR Mice", *Journal of Gastroenterology and Hepatology* 29, no. 9(August 25, 2014): 1736-1743, doi:10.1111/jgh.12610.

53 R.G. Bursey, L. Watson, and M. Smriga, "A Lack of Epidemiologic Evidence to Link Consumption of Monosodium L-Glutamate and Obesity in China", *American Journal of Clinical Nutrition* 94, no. 3(August 19, 2011): 958-960, doi:10.3945/ajcn.111.020727.

54 Abril Oliva Ramirez et al., "Prevalence and Burden of Multiple Sclerosis-Related Fatigue: A Systematic Literature Review", *BMC Neurology* 21, no. 1(December 2021), doi:10.1186/s12883-021-02396-1.

55 Richard Macrez et al., "Mechanisms of Glutamate Toxicity in Multiple Sclerosis: Biomarker and Therapeutic Opportunities", *The Lancet Neurology* 15, no. 10(September 2016): 1089-1102, doi:10.1016/s1474-4422(16)30165-x.

56 Russell L. Blaylock, *Multiple Sclerosis* (Atlanta, GA: Pritchett & Hull), 1988; David Pitt, Peter Werner, and Cedric S. Raine, "Glutamate Excitotoxicity in a Model of Multiple Sclerosis", *Nature Medicine* 6, no. 1(January 2000): 67-70, doi:10.1038/71555; G. Rosati, "The Prevalence of Multiple Sclerosis in the World: An Update", *Neurological Sciences* 22, no. 2(April 1, 2001): 117-139, doi:10.1007/s100720170011; Christopher

MSG 쇼크

Bolton and Carolyn Paul,"Glutamate Receptors in Neuroinflammatory Demyelinating Disease", *Mediators of Inflammation* 2006 (2006): 1 – 12, doi:10.1155/mi/2006/93684.

57 Massimo Filippi et al., "Association between Pathological and MRI Findings in Multiple Sclerosis", *The Lancet Neurology* 11, no. 4(April 2012): 349 – 360, doi:10.1016/s1474-4422(12)70003-0; Stefan D. Roosendaal et al., "Grey Matter Volume in a Large Cohort of MS Patients: Relation to MRI Parameters and Disability", *Multiple Sclerosis* 17, no. 9(September 1, 2011): 1098 – 1106. doi:10.1177/1352458511404916.

58 L. Hammit, "Glutamate Identified as Predictor of Disease Progression in Multiple Sclerosis", University of California San Francisco, April 29, 2009, https://www.ucsf.edu/news/2009/04/4227/glutamate-identified-predictor-disease-progression-multiple-sclero.

59 Terry Wahls et al., "Dietary Approaches to Treat MS-Related Fatigue: Comparing the Modified Paleolithic (Wahls Elimination) and Low Saturated Fat (Swank) Diets on Perceived Fatigue in Persons with Relapsing-Remitting Multiple Sclerosis: Study Protocol for a Randomized Controlled Trial", *Trials* 19(June 4, 2018), doi:10.1186/s13063-018-2680-x.

60 Ruth L. O'Gorman Tuura, Christian R. Baumann, and Heide Baumann-Vogel, "Beyond Dopamine: GABA, Glutamate, and the Axial Symptoms of Parkinson's Disease", *Frontiers in Neurology* 9(September 26, 2018), doi:10.3389/fneur.2018.00806.

61 Dario Cuomo et al., "Metabotropic Glutamate Receptor Subtype 4 Selectively Modulates Both Glutamate and GABA Transmission in the Striatum: Implications for Parkinson's Disease Treatment", *Journal of Neurochemistry* 109, no. 4(May 2009): 1096 – 1105, doi:10.1111/j.1471-4159.2009.06036.x; F. Blandini and J.T. Greenamyre, "Prospects of Glutamate Antagonists in the Therapy of Parkinson's Disease",

Fundamental & Clinical Pharmacology 12, no. 1(January 2, 1998): 4 – 12, doi:10.1111/j.1472-8206.1998.tb00918.x; Fabio Blandini and Marie-Therese Armentero, "New Pharmacological Avenues for the Treatment of L-DOPA-Induced Dyskinesias in Parkinson's Disease: Targeting Glutamate and Adenosine Receptors", *xpert Opinion on Investigational Drugs* 21, no. 2(January 11, 2012): 153 – 68, doi:10.1517/13543784.2012.651457.

62 Ji Wang et al., "Molecular Mechanisms of Glutamate Toxicity in Parkinson's Disease", *Frontiers in Neuroscience* 14(November 26, 2020), doi:10.3389/fnins.2020.585584.

63 B. Meldrum, "Amino Acids as Dietary Excitotoxins: A Contribution to Understanding Neurodegenerative Disorders", *Brain Research Reviews* 18, no. 3(December 1993): 293 – 314, doi:10.1016/0165-0173(93)90014-q.

64 Matteo Briguglio et al., "Dietary Neurotransmitters: A Narrative Review on Current Knowledge", *Nutrients* 10, no. 5(May 10, 2018): 591, doi:10.3390 /nu10050591.

65 Golam M. Khandaker and Robert Dantzer, "Is There a Role for Immune-to-Brain Communication in Schizophrenia?", *Psychopharmacology* 233, no. 9(June 4, 2015): 1559 – 73, doi:10.1007/s00213-015-3975-1.

66 Laura R. Lachance and Kwame McKenzie, "Biomarkers of Gluten Sensitivity in Patients with Non-Affective Psychosis: A Meta-Analysis", *Schizophrenia Research* 152, no. 2 – 3(February 2014): 521 – 527, doi:10.1016/j.schres.2013.12.001.

67 Norbert Müller, "Inflammation and the Glutamate System in Schizo-phrenia: Implications for Therapeutic Targets and Drug Development", *Expert Opinion on Therapeutic Targets* 12, no. 12(November 13, 2008): 1497 – 1507, doi:10.1517/14728220802507852.

68 Yota Uno and Joseph T. Coyle, "Glutamate Hypothesis in Schizophrenia", *Psychiatry and Clinical Neurosciences* 73, no. 5(March 6, 2019): 204 –

215, doi:10.1111/pcn.12823.

69 Peter Jeon et al., "Progressive Changes in Glutamate Concentration in Early Stages of Schizophrenia: A Longitudinal 7-Tesla MRS Study", *Schizophrenia Bulletin Open* 2, no. 1(January 1, 2021), doi:10.1093/schizbullopen/sgaa072.

70 A. Sherwin et al., "Excitatory Amino Acids Are Elevated in Human Epileptic Cerebral Cortex", *Neurology* 38, no. 6(June 1, 1988): 920 – 20??, doi: 10.1212/wnl.38.6.920.

71 Astrid G. Chapman, "Glutamate and Epilepsy", *Journal of Nutrition* 130, no. 4(April 1, 2000): 1043S1045S, doi:10.1093/jn/130.4.1043s.

72 Andrew Lutas and Gary Yellen, "The Ketogenic Diet: Metabolic Influences on Brain Excitability and Epilepsy," Trends in Neurosciences 36, no. 1 (January 2013): 32 – 40, doi:10.1016/j.tins.2012.11.005.

73 Marcela Julio-Pieper et al., "Exciting Times beyond the Brain: Metabotropic Glutamate Receptors in Peripheral and Non-Neural Tissues", *Pharmacological Reviews* 63, no. 1(January 12, 2011): 35 – 58, doi:10.1124/pr.110.004036.

74 Jerry D. Smith et al., "Relief of Fibromyalgia Symptoms Following Discontinuation of Dietary Excitotoxins", *Annals of Pharmacotherapy* 35, no.6(June 2001): 702 – 706, doi:10.1345/aph.10254; Kathleen Feeney Holton et al., "Novel Dietary Intervention Produces Significant Improvements in Fibromyalgia Patients with Irritable Bowel Syndrome", *FASEB Journal* 24, no. S1(April 2010), doi:10.1096/fasebj.24.1_supplement.564.23.

75 J. Gordon Millichap and Michelle M. Yee, "The Diet Factor in Pediatric and Adolescent Migraine", *Pediatric Neurology* 28, no. 1(January 2003): 9 – 15, doi:10.1016/s0887-8994(02)00466-6; Alan G. Finkel, Juanita Yerry, and J. Douglas Mann, "Dietary Considerations in Migraine Management: Does a Consistent Diet Improve Migraine?", *Current Pain*

and *Headache Reports* 17, no. 11(September 26, 2013), doi:10.1007/
s11916-013-0373-4.

76 M. Longoni and C. Ferrarese, "Inflammation and Excitotoxicity: Role in
Migraine Pathogenesis", *Neurological Sciences* 27, no. S2(May 2006):
s107 – 110, doi:10.1007/s10072-006-0582-2.

8장 흥분독소를 없애는 REID 식단

1 반려동물 사료에 포함된 글루타메이트 문제에 대해 경각심을 일깨우고
있는 수의사 닥터 J가 전하는 정보를 확인해 보자. "DogtorJ.com: Food
Intolerance in Pets & Their People: Home of the GARD", 2009, https://
dogtorj.com.

2 Katherine Reid, "Katie Reid and Smoothies for Health—Get
Started Now," YouTube 영상, 2013, https://www.youtube.com/
watch?v=4OsoDopmy1k.

3 KFC 치킨의 재료에 대한 정보는 영양 정보 앱 '푸듀케이트(Fooducate)'
의 "No Product Found" 참고, https://www.fooducate.com/product/KFC-
Chicken-Pot-Pie/8963DD6E-398F-11E3-A74D-1E047F0525AB (2022
년 12월 8일 접속 기준); 패스트푸드 레스토랑의 MSG 사용에 대한 정보는
내추럴뉴스(NaturalNews)의 "Busted! KFC, Chick-Fil-A, Burger King and
Other Fast Food Restaurants Caught Using Huge Quantities of MSG While
Calling Their Menu Items Fresh" 참고, https://www.naturalnews.com/
KFC-Chick-fil-A-Burger-King-Pizza-Hut-MSG-menu-items.htm (2022
년 12월 8일 접속 기준)

부록 A 가공식품 단백질에 숨어 있는 MSG

1 Jean-Claude Moubarac et al., "Consumption of Ultra-Processed Foods

Predicts Diet Quality in Canada", Appetite 108(January 2017): 512 – 520, doi:10.1016/j.appet.2016.11.006; Milena Nardocci et al., "Consumption of Ultra-Processed Foods and Obesity in Canada", *Canadian Journal of Public Health=Revue Canadienne de Sante Publique* 110, no. 1 (2019): 4 – 14, doi:10.17269/s41997-018-0130-x; Anaïs Rico-Campà et al., "Association between Consumption of Ultra-Processed Foods and All Cause Mortality: SUN Prospective Cohort Study", *BMJ* 365(May 29, 2019): l1949, doi:10.1136/bmj.l1949; Carlos Augusto Monteiro et al., "The UN Decade of Nutrition, the NOVA Food Classification and the Trouble with Ultra-Processing", *Public Health Nutrition* 21, no. 1(March 21, 2017): 5 – 17, doi:10.1017/s1368980017000234.

2   Carlos Augusto Monteiro et al., "The UN Decade of Nutrition, the NOVA Food Classification and the Trouble with Ultra-Processing", *Public Health Nutrition* 21, no. 1(January 2018): 5 – 17, doi:10.1017/ S1368980017000234.

3   Jean-Claude Moubarac et al., "Consumption of Ultra-Processed Foods Predicts Diet Quality in Canada", *Appetite* 108(January 2017): 512 – 520, doi:10.1016/j.appet.2016.11.006.

4   N. Slimani et al., "Contribution of Highly Industrially Processed Foods to the Nutrient Intakes and Patterns of Middle-Aged Populations in the European Prospective Investigation into Cancer and Nutrition Study", *European Journal of Clinical Nutrition* 63, no. 4(November 1, 2009): S206 – 225, doi:10.1038/ejcn.2009.82; Eurídice Martínez Steele et al., "Ultra-Processed Foods and Added Sugars in the US Diet: Evidence from a Nationally Representative Cross-Sectional Study", *BMJ Open* 6, no. 3(January 2016): e009892, doi:10.1136/bmjopen-2015-009892; Pan American Health Organization, "Ultra-Processed Food and Drink Products in Latin America: Trends, Impact on Obesity, Policy Implications" (Washington DC: World Health Organization, 2015), https:// iris.paho. org/bitstream/handle/10665.2/7699/9789275118641_eng.pdf; C.A.

Monteiro et al., "Ultra-Processed Products Are Becoming Dominant in the Global Food System", *Obesity Reviews* 14(October 23, 2013): 21‑28, doi:10.1111/obr.12107; Gyorgy Scrinis et al., "From Ultra-Processed Foods to Ultra-Processed Dietary Patterns", *Nature Food* 3(September 2022): 671‑673, doi:10.1038/s43016-022-00584-1.

5 Jean-Claude Moubarac et al., "Consumption of Ultra-Processed Foods Predicts Diet Quality in Canada", *Appetite* 108(November 2016): 512‑520, doi:10.1016/j.appet.2016.11.006.

6 Serena Niro et al., "Evolution of Free Amino Acids during Ripening of Caciocavallo Cheeses Made with Different Milks", *Journal of Dairy Science* 100, no. 12(December 2017): 9521‑31, doi:10.3168/jds.2017-13308.

7 Jean-Claude Moubarac et al., "Consumption of Ultra-Processed Foods Predicts Diet Quality in Canada".

8 C. Thiele, M.G. Gänzle, and R.F. Vogel, "Contribution of Sourdough Lactobacilli, Yeast, and Cereal Enzymes to the Generation of Amino Acids in Dough Relevant for Bread Flavor", *Cereal Chemistry Journal* 79, no. 1(January 2002): 45‑51, doi:10.1094/cchem.2002.79.1.45.

9 Stefan Pasiakos et al., "Sources and Amounts of Animal, Dairy, and Plant Protein Intake of US Adults in 2007‑2010", *Nutrients* 7, no. 8(August 21, 2015): 7058‑69, doi:10.3390/nu7085322.

MSG 쇼크

MSG

옮긴이 **문선진**

이학박사. 생화학을 전공했고, 제약회사에서 연구원으로 근무한 경력이 있다. 현재 바른번역 소속 전문 번역가로 활동 중이다. 옮긴 책으로는《슬픔의 해부학》이 있다.

MSG 쇼크

초판 1쇄 인쇄 2025년 6월 15일
초판 1쇄 발행 2025년 6월 20일

지은이 캐서린 리드, 바버라 프라이스
옮긴이 문선진
발행인 강선영·조민정
펴낸곳 (주)앵글북스
디자인 강수진

주소 서울시 종로구 사직로8길 34 경희궁의 아침 3단지 오피스텔 407호
문의전화 02-6261-2015
메일 contact.anglebooks@gmail.com

ISBN 979-11-94451-18-1 03510